拯救记忆
MEMORY RESCUE

〔美〕丹尼尔·亚曼 （Daniel G. Amen）◎著　黎非凡◎译

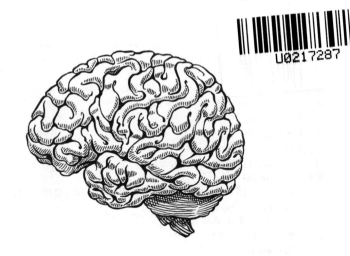

北京科学技术出版社

Originally published in English in the U.S.A. under the title:
Memory Rescue, by Daniel G. Amen, MD
Copyright © 2017 by Daniel G. Amen
Chinese-Simplified edition © 2019 by Beijing Science and Technology Press Co. Ltd. with
permission of Tyndale House Publishers, Inc. All rights reserved.

著作权合同登记号 图字：01-2020-7613

图书在版编目（CIP）数据

拯救记忆 /（美）丹尼尔·亚曼（Daniel G. Amen）
著 ; 黎非凡译. — 北京 : 北京科学技术出版社,
2021.4
　　书名原文: Memory Rescue
　　ISBN 978-7-5714-1183-1

　　Ⅰ.①拯… Ⅱ.①丹… ②黎… Ⅲ.①精神疗法
Ⅳ.①R749.055

中国版本图书馆CIP数据核字（2020）第208060号

策划编辑：刘　宁　金秋玥
责任编辑：潘海坤
责任校对：贾　荣
图文制作：艺琳设计工作室
责任印制：吕　越
出 版 人：曾庆宇
出版发行：北京科学技术出版社
社　　址：北京西直门南大街16号
邮政编码：100035
电　　话：0086-10-66135495（总编室）　　0086-10-66113227（发行部）
网　　址：www.bkydw.cn
印　　刷：三河市国新印装有限公司
开　　本：787mm×1092mm　1/16
字　　数：308千字
印　　张：23.5
版　　次：2021年4月第1版
印　　次：2021年4月第1次印刷
ISBN 978-7-5714-1183-1

定　　价：79.80元

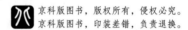

"如果你想提高记忆力，这本书对你会非常有用。为什么我通读了亚曼博士的书？因为我想保持头脑清醒。你也应该这样！"

——牧师里克·沃伦（Rick Warren）

《标竿人生》（*The Purpose Driven Life*）、《丹尼尔计划》（*The Daniel Plan*）作者

"用亚曼博士推荐的习惯来拯救你的记忆、照亮你的心灵吧！"

——穆罕默德·奥兹（Mehmet Oz）

医学博士，美国纽约长老会医院/哥伦比亚大学医学中心外科学教授

"如果你想在今后的生活中增强和保持良好的记忆力，那么《拯救记忆》这本书对你而言就非常重要。很多人发现自己健忘，但是从来都不知道可以采取一些简单的干预措施来帮助自己提高记忆力。我完全相信本书介绍的方法能够帮助你或你的亲人。"

——托尼·罗宾斯（Tony Robbins）

《纽约时报》畅销书作者、慈善家、美国杰出的人生导师和商业战略家

虽然目前还没有药物能治疗记忆力减退，但研究证实，良好的生活方式在恢复和保持记忆力方面具有强大的治疗作用。亚曼博士的《拯救记忆》以雄辩的形式拥抱这一科学，并以一种非常友好的方式呈现给读者。

——大卫·珀尔马特（David Perlmutter）

医学博士，美国营养学院院士，《纽约时报》畅销书《谷物大脑》（*Grain Brain*）、《谷物大脑完整生活计划》（*The Grain Brain Whole Life Plan*）的作者

《拯救记忆》是一本强大的书，它告诉你如何一步一步提高你的记忆力和整体健康。这本书科学规范、浅显易懂、有理有据，能指导读者锻炼出最强大脑。

——马克·海曼（Mark Hyman）

医学博士，内科医生，畅销书作家

"亚曼博士基于自己25年来治疗成千上万名脑损伤患者的临床经验，编写了一本非常简单的指南，以预防甚至有可能治愈失忆和痴呆。害怕失忆的患者和那些经常抱着听天由命的态度来对待这种流行病的内科医生，都应该去读一读《拯救记忆》这本书。亚曼博士在书中提出了科学的措施，能够预防和减缓痴呆症的发生。本书是迄今为止关于'如何预防和减缓痴呆症发生'的最新和最简洁的资料。"

——约瑟夫·马龙（Joseph Maroon）

医学博士，美国匹兹堡大学医学中心神经外科副主任、临床医学教授，匹兹堡钢人队神经外科医生

"亚曼博士的工作成果不断取得突破性的进展。任何文化都非常注重长久的生命力，但是如果我们没有良好的记忆力，那么天长地久又有什么意义呢？现在我们终于有了选择。本书充满了真知灼见和先进的科学知识，是您过上健康、充实生活的秘诀。"

——佩德兰·修贾（Pedram Shojai）

东方医学博士，Well.org网站创始人，《纽约时报》畅销书《城市修道者》（*The Urban Monk*）的作者

"虽然老年痴呆已很不幸地成为一种新常态，但是这既非自然现象，又

非不可避免，前提是你按照亚曼博士的建议去做。保持甚至提升大脑智力水平其实相当简单：你只要吸收营养、排出毒素、多动脑就可以了。"

——约瑟夫·皮泽诺（Joseph Pizzorno）

自然疗法医学博士，《毒素攻克之道》（*The Toxin Solution*）等12本著作的作者，《整合医学：临床医生期刊》（*Integrative Medicine: A Clinician's Journal*）主编

"思维是人与其他动物的本质区别，而记忆则是思维最重要的组成部分。我的朋友、心灵导师丹尼尔·亚曼博士是记忆研究领域的大师。在他的这本著作中，你会发现有关提高思维能力、增强记忆力的很多知识。每个有思维能力的人，都应该去读一读这本书。"

——马克·维克多·汉森（Mark Victor Hansen）

"心灵鸡汤"（*Chicken Soup for the Soul*）系列丛书的作者之一，变形资源能源有限责任公司（Metamorphosis Energy，LLC）联合主席

《拯救记忆》这本书可以教你如何保持强大的记忆力。如果你想保护你最重要的器官并保持它的健康，你会在这本书中找到一条清晰、简单的道路。

——大卫·路德维希（David S. Ludwig）

医学博士、哲学博士，哈佛医学院教授，《纽约时报》畅销书《总觉得饿？》（*Always Hungry?*）的作者

"记忆能力是我们拥有的一份珍贵礼物，它的存在成就了我们人类。在读《拯救记忆》这本书之前，我还没有意识到去提高自己的记忆力，或者凭借记忆力去做一些事情。本书内容非常浅显易懂且温暖人心，丹尼尔·亚曼

博士用脑部扫描图和基于科学的洞察力，帮助我们拥有保护记忆的能力这一宝贵的财富。本书不仅能够帮助我们增强记忆力，而且更主要的是为我们提供了一个健康养老和幸福生活的计划。我强烈推荐此书。"

——迈克尔·古里安（Michael Gurian）

《衰老的奥秘》（*The Wonder of Aging*）、《我们从终身亲密关系中可以学到什么》（*Lessons of Lifelong Intimacy*）的作者

"亚曼博士用《拯救记忆》这部经典作品再次告诉我们如何让大脑健康并且保持下去。本书以最新研究结果为基础，为我们提供了必要的信息，告诉我们如何才能让大脑在最佳健康状态下持续地工作。本书内容浅显易懂，每个人都能很容易了解到与大脑健康相关的知识，这本书向人们展示了如何才能保持大脑长期处于快乐和健康的状态。"

——安德鲁·纽伯格（Andrew Newberg）

畅销书《如何通过开悟改变你的大脑》（*How Enlightenment Changes Your Brain*）作者

"作为一名心脏研究者，我对亚曼博士竟有如此多的智脑方法可以运用到心脑健康领域感到不可思议。他给出了清晰的计划。只要按照计划去做，就能减缓心脏和大脑的衰老。"

——威廉·哈里斯（William S. Harris）

哲学博士，南达科他大学桑福德医学院医学教授，欧米伽量子有限责任公司（OmegaQuant, LLC）总裁

"我认识丹尼尔已有25年多了。他这一路走来非常执着，不仅执着于从生理学的角度去描述人的神经系统疾病，而且执着于推广一项有助于改善脑

功能的结构化饮食计划。本书是他在探索如何创建一个更好的大脑功能模式过程中的又一力作。在他的每一部作品里，我总能找到一些新颖且容易引发争议的内容。《拯救记忆》也不例外。我向大家强烈推荐这本书。"

——贝瑞·希尔斯（Barry Sears）

哲学博士，《区域》（*The Zone*）的作者

"生活当中各个领域的成功都离不开记忆。十多年来，只要遇到记忆、大脑、状态方面的问题，我都会去请教亚曼博士。这本书非常棒，它是一本能够帮助你改善大脑在当下和未来健康状况的完整手册。"

——乔尼·鲍登（Jonny Bowden）

哲学博士，执业营养师，《男士健康》（*Men's Health*）杂志编委会（荣誉）委员，《干净饮食》（*Clean Eating*）、《改善营养》（*Better Nutrition*）、《健康生活》（*Amazing Wellness*）杂志专栏作家，《地球上最健康的150种食材》（*The 150 Healthiest Foods on Earth*）、《低碳生活》（*Living Low Carb*）、《胆固醇大揭秘》（*The Great Cholesterol Myth*）的作者

没有健康的大脑和良好的记忆，我们的生活质量就会严重受损。亚曼博士的书是非常宝贵的资源，不仅告诉你如何阻止记忆退化，还告诉你如何修复记忆。强烈推荐，值得一读。

——约翰·汤森德（John Townsend）

哲学博士，《纽约时报》畅销书作者，心理学家，汤森德领导力和咨询研究所（Townsend Institute for Leadership and Counseling）创始人

"在健忘症越来越普遍之际，亚曼博士为我们改善这一状况指明了方向。《拯救记忆》不仅通俗易懂，而且简单实用，肯定能帮助你保护你的

大脑。"

"按照丹尼尔·亚曼的新书里所说的那样去做，不仅可以增强你的记忆力，而且还会让你的生活焕然一新。你已经很了解应该如何维修自己的车，那么体验一下当你修整大脑思维时会发生什么！"

"亚曼博士拯救了我的记忆和大脑，改变了我的人生。《拯救记忆》将教你如何采取措施快速增强记忆力和改善大脑健康状况，不仅当下管用，而且一生受用。我强烈推荐它。"

"《拯救记忆》会教你一些简单的技巧和习惯来增强记忆力，让你能够掌控自己的人生。我迫不及待地想把它推荐给我的患者们。"

丹尼尔·亚曼的其他著作

《大脑战士之路》（*The Brain Warrior's Way*），丹尼尔·亚曼与塔纳·亚曼（Tana Amen）合著，新美国图书馆（New American Library）出版社，2016年。

《大脑战士之路食谱》（*The Brain Warrior's Way Cookbook*），丹尼尔·亚曼与塔纳·亚曼合著，新美国图书馆出版社，2016年。

《改变大脑，改变人生》（*Change Your Brain, Change Your Life*）（修订版），和谐图书（Harmony Books）出版社，2015年，《纽约时报》畅销书。

《治愈注意缺陷障碍》（*Healing Attention Deficit Disorder*）（修订版），伯克利（Berkley）出版社，2013年，《纽约时报》畅销书。

《丹尼尔计划》（*The Daniel Plan*），丹尼尔·亚曼与里克·沃伦、德敏（DMin）、马克·海曼合著，宗德文（Zondervan）出版社，2013年，《纽约时报》畅销书。

《释放女性大脑的力量》（*Unleash the Power of the Female Brain*），和谐图书出版社，2013年。

《用大脑改变年龄》（*Use Your Brain to Change Your Age*），皇冠原型（Crown Archetype）出版社，2012年，《纽约时报》畅销书。

《亚曼解决方案》（*The Amen Solution*），皇冠原型出版社，2011年，《纽约时报》畅销书。

《解放你的大脑》（*Unchain Your Brain*），丹尼尔·亚曼与大卫·史密斯（David E. Smith）合著，启智（Mind Works）出版社，2010年。

《改变大脑，改变身体》（*Change Your Brain, Change Your Body*），和

谐图书出版社，2010年，《纽约时报》畅销书。

《史上最强的大脑》（*Magnificent Mind at Any Age*），和谐图书出版社，2008年，《纽约时报》畅销书。

《恋爱中的大脑》（*The Brain in Love*），三河出版社（Three Rivers Press），2007年。

《让大脑变得强大》（*Making a Good Brain Great*），和谐图书出版社，2005年，美国亚马逊书店年度最佳图书。

《如何摆脱你自己的方式》（*How to get Out of Your Own Way*），启智出版社，2005年。

《亲密关系中的注意缺陷障碍》（*Attention Deficit Disorder in Intimate Relationships*），启智出版社，2005年。

《预防阿尔茨海默病》（*Preventing Alzheimer's*），丹尼尔·亚曼与威廉·尚克尔（William R. Shankle）合著，佩瑞奇（Perigee）出版社，2005年。

《治愈焦虑和抑郁》（*Healing Anxiety and Depression*），丹尼尔·亚曼与丽萨·劳思（Lisa Routh）合著，普特南（Putnam）出版社，2003年。

《修复心灵硬件》（*Healing the Hardware of the Soul*），自由出版社（Free Press），2002年。

《轻松育儿新指南》（*New Skills for Frazzled Parents*），启智出版社，2000年。

《我从企鹅身上学到的最重要的人生经验》（*The Most Important Thing in Life I Learned from a Penguin*），启智出版社，1995年。

谨以此书献给我86岁的母亲和88岁的父亲，

他们每天仍然在激励着我。

还有你，

我亲爱的读者，

《拯救记忆》因你而作。

医疗免责声明

    本书内容源于作者多年的实践经验和临床研究，具有科普性质，而非用于取代优秀的医疗专家的评估或治疗。若您认为自己有必要就医，请尽快找医师就诊。本书中的故事均改编自真实案例，为了对患者的隐私给予保护，我们采取了匿名的形式，案例中的人物和情节有所改动。

目　录

问题、承诺、计划

问 题

记忆力的问题在人生的每个阶段都很常见。记忆力会影响我们的学习、工作、人际关系，甚至自理的能力。随着我们年龄的增长，记忆力问题会越来越严重，75%的老年人都对此苦不堪言。阿尔茨海默病（AD）与记忆力丧失最为密切相关，其是所有疾病中最令人担心、最具有破坏性的疾病之一。在当前人口老龄化的趋势下，专家预计未来30年阿尔茨海默病的发病率会激增至现在的3倍，而且目前还没有治愈的方法。根据美国疾病控制与预防中心报道，1999—2014年，美国阿尔茨海默病的死亡率增长了55%。如果你活到85岁，那么你有将近50%的概率会被诊断为阿尔茨海默病或其他类型的痴呆症，而这些疾病早在症状出现前几十年就开始存在于你的大脑内了。

承 诺

你的大脑经历过什么，并不代表那就是它的宿命。即便你现在患有脑雾或者记忆困难，也并不意味着这些问题将会持续下去。从今天起，你可以开始参与亚曼诊所开发的一项简单的拯救记忆计划——智脑计划，以增强自己的记忆力。更重要的是这项计划还可以帮助你补充精力、改善心情、缓解焦虑、促进睡眠、保持合理体重，在生活中的各个方面都能助你一臂之力。除此之外，此计划还有助于降低你患上阿尔茨海默病及其他类型痴呆症的风险。据科学家估计，在全球范围内，哪怕仅将阿尔茨海默病的发病时间推迟一年，预计到2050年，阿尔茨海默病患者将会减少920万！当然，我们要做的必须比这还要好得多。而你能够做到，也一定会做到。

计　划

《拯救记忆》的核心其实非常简单：增强记忆力、延缓大脑衰老，预防阿尔茨海默病的最好方式是通过"智脑（BRIGHT MINDS）计划"，消除、阻止或治疗所有对你的头脑造成损害的风险因素。

B——血流量（Blood Flow）：高血压或高血压前期、脑卒中、心脑血管疾病、胆固醇问题、勃起功能障碍、缺乏运动（每周运动不超过两次）。

R——退休/衰老（Retirement/Aging）：风险会随着年龄的增长（超过50岁）而增加；缺少学习（当你停止学习的时候，你的大脑就开始走向死亡了）。

I——炎症（Inflammation）：牙龈病、血液中高浓度同型半胱氨酸或C反应蛋白、低含量ω-3脂肪酸

G——遗传学（Genetics）：家庭成员患有阿尔茨海默病、其他类型的痴呆症或帕金森病；携带*APOE*-e4基因。

H——头部创伤（Head Trauma）：头部受过伤，发生过或没有发生过意识丧失；做过接触性运动，即使没有发生过脑震荡。

T——毒素（Toxins）：酗酒或药物滥用，暴露在有毒素的环境中（霉菌、污染）或接触过有毒素的个人产品，接受过癌症化疗等。

M——精神健康（Mental Health）：慢性压力、抑郁、注意缺陷障碍/注意缺陷多动障碍、创伤后应激障碍、双相障碍、精神分裂症。

I(I)——免疫性/感染性疾病（Immunity/Infection Issues）：慢性疲劳综合征、类风湿关节炎、多发性硬化等自体免疫性疾病，莱姆病、梅毒、疱疹等未经处理的感染性疾病。

N——缺乏神经激素（Neurohormone Deficiencies）：甲状腺激素、睾酮（男性和女性）、雌激素和孕酮（女性）、脱氢表雄酮水平偏低；氢化可的松（皮质醇）水平偏高。

D——糖胖病（Diabesity）：糖尿病、糖尿病前期、肥胖症。

S——睡眠问题（Sleep Issues）：慢性失眠、睡眠呼吸暂停综合征。

好消息是：几乎以上所有风险因素都是可以预防的或是可以治疗的。即使有的无法预防或治疗，比如阿尔茨海默病家族史，也可以通过正确的方法予以改善。

如果你有以下问题，那么这本书会给你想要的答案。

1. 记忆力一直都不好，现在越来越差了。

2. 现在的记忆力不如10年前那么好了。

3. 总是忘记吃药或吃补品。

4. 常常忘记把钥匙或手机放在什么地方。

5. 经常忘记自己进房间要去干什么。

6. 因忘记约会而感到尴尬。

7. 读完一本书或一篇文章后，大多数内容都记不清。

8. 得了脑雾。经常和脑雾做斗争。头脑经常混乱。

9. 注意到自己心爱的人的记忆力已衰退到影响日常生活的地步。

10. 家庭成员已被确诊为阿尔茨海默病，你感到很担心。

11. 当自己的亲属被确诊为阿尔茨海默病时，你想知道自己怎么做才能避免患上这种病。

当你在阅读《拯救记忆》这本书的时候，请注意下页面的图标。每当有智脑相关的小提示时，这个图标就会伴随出现，提醒你按照提示增强记忆力、解决目前可能存在的问题。请注意，不必一次性全部照做！绝大多数成功取得效果的人，都是从一次只做一个小小的改变开始的。当你觉得这种改变很容易做到而且感觉比以前好很多的时候，你往往会做出其他很多有益于健康的改变。

智脑小提示

爱护大脑就是要尊重它、关爱它。

前　言

"记忆是一切事物的宝库和守护者。"

——马库斯·图留斯·西塞罗（Marcus Tullius Cicero）

你能否设身处地地想一想下面这些人的经历？

史蒂夫：一位60岁的父亲，某公司CEO（首席执行官），其父亲和祖父皆因阿尔茨海默病而去世，史蒂夫担心自己也会患上这种病，因为他发现自己的记忆力正在减退。

乔尔：42岁，说话前从不思考，总是想到什么就说什么，容易伤害到其他人感情。

吉姆：61岁，一位很成功的商人，克服过上瘾，从小患有注意缺陷障碍和读写障碍。在经历过一场严重的车祸后，他开始变得越来越健忘，行为也发生了变化，他开始染上一些不好的习惯，这些习惯差点儿让他失去了家人。

谢尔曼：71岁，多年来一直承受着很大的工作压力，近年记忆力开始变差，对于一件事很难做决定，也开始感到焦虑。他常常在半夜醒来。

托德：53岁，一位工作很忙、压力很大的公司高管，记忆力越来越差。他常常忘记把东西放在哪儿了，他觉得这些毛病只是年纪大了所导致的，但是又忍不住怀疑是不是哪儿出了问题。

莎拉：62岁，6个孩子的祖母，她为自己的记忆力开始变得越来越差而整日忧心忡忡。在来亚曼诊所就诊的几个月前，她短暂性脑缺血发作，使右半身暂时瘫痪。信仰对她至关重要，她想把它传给自己的孙辈们。然而，她担心如果她失去了记忆，就没办法做到了。

巴德：52岁，对自己的记忆力、专注力、精力感到担忧。他的母亲死于阿尔茨海默病，他的妻子比自己的年龄小20岁，有两个孩子，一个5岁，另一个7岁。

贾丝明：26岁，沉浸在忧虑状态中已有一年多了，感到抑郁、焦虑，同时又很偏执。由于无法集中注意力、记忆力减退，不得不中途放弃攻读临床心理学哲学博士学位。在服用过5种抗抑郁药、看过3次医师之后，她快要放弃希望了。

肖恩：35岁，在一次冲浪事故中颈部有4处受伤。在身体出现明显好转后，他发现自己的情绪、记忆力、认知能力都出现了问题。第一次来见我们的时候，他甚至还有自杀的想法。

卢：67岁，担任了40年的海军飞行员和指导员。因为做不了飞行计划，他不得不停止飞行。他还犯过一次理财错误，损失惨重，他和妻子都被吓得不行。

大卫：62岁，过着隐居的生活。他最近被医生诊断出患有阿尔茨海默病，而在服用了新药后，他好像变得糊涂了。

杰西：42岁，最近被诊断出罹患多发性硬化症。她的情绪和记忆力都很差。服用了免疫抑制药，但是不良反应让她感到很难受。

安妮塔：38岁，3个孩子的母亲，当了多年老师，她的工作和生活一直蒸蒸日上。某天，她突然开始感到疲乏和失落，而且还健忘，每天都睡不好，也没有什么精力。她尝试过很多办法，仍然提升不了精力，心情也不见好转。

凯尔：51岁，某家族企业CEO，做肉制品包装业务，事业很成功，但是个人状况不好。他患有糖尿病、睡眠呼吸暂停征，而且没有遵从医师的治疗方案。

《拯救记忆》这本书会提及上述这些人。在过去的30年里，像这样的人，还有成千上万，他们都来过亚曼诊所寻求帮助。他们身上都有一个共同点：大脑的生理功能需要改善。

在经历了一系列事情后，帮助人们改善大脑健康、提高生活质量慢慢成为我的使命。

18岁时，我在美国陆军部队接受步兵医师的训练，从那时起我就爱上医学。在服役期间，我成为一名X线技术员，对医学成像特别感兴趣。当时我们的教授常常会说这么一句话："你不去看一看，怎么能知道？"到了学医的第二年，我爱的一个人想要自杀。我安排她去见了一位很优秀的精神病医师。当时我的想法是，如果他能帮助她，他最后也能帮助她的孩子们，因为一个开心快乐、情绪稳定的人会给孩子们带来积极的影响，后来他确实帮助了她，我开始被精神病学所吸引，因为我发现它可以改善几代人的人生。

然而在当时，精神病学是唯一一个几乎从来不研究大脑这个作为其治疗对象的医学专业，即使是现在也是如此。失望之余，我决定去学习更多脑成像的相关技术，这些技术后来彻底改变了我的人生以及我的患者、同事、家人，还有我朋友的人生。我第一次了解单光子发射计算机断层成像术（SPECT技术）是在1991年，我们的医学主任在当地一家医院举办的一场讲座中。当时，我和同事坚信这种成像技术可以提供有价值的信息，于是开始采用这种技术，构建起一个与行为相关的脑部扫描数据库。如今，它已成为全世界最大的脑部扫描数据库，这个数据库存储了25年来来自111个国家的患者的135000份脑部扫描数据。

最后，根据这些扫描数据，我得出了以下5个结论。

（1）大脑健康是人在一生中身体健康和成功的核心。如果大脑运转正常，你就会更开心、更健康（因为你能更好地决策）、更富足（也是因为你能更好地决策），而且无论做什么都会更成功。

（2）当大脑出现问题时，不管什么原因，你可能会更难过、身体状况更差、更贫穷，而且更难以成功。

（3）大脑的状态不是一成不变的。你可以让自己的大脑更好地运转，即便你过去并没有很好地爱护过它——我可以证明这一点。这是我职业生涯中总结到的最令人振奋的一个经验了，也是本书的重点内容之一。

（4）拯救大脑前，先要端正思想。很多人都会给自己生病找借口。而这些借口正是他们肥胖、抑郁、意志薄弱的罪魁祸首。我将过去这些年所听到最普遍的一些借口进行了梳理，并对提出这些借口的患者提出了忠告，如表0-1所示。

表0-1　患者的借口与医师的忠告

患者借口	忠　告
太难了。	集中精力恢复健康远比生病或失去理智容易得多。最初改变很难，因为大脑讨厌改变，而喜欢墨守成规。但是只要有正确的心态并用对方法，成效还是非常显著的。
我不想对自己太狠了。我不想剥夺自己的权利。	在健康问题上决策不好，无异于剥夺自己拥有好精力、好记忆力和健康的权利。恢复健康是充实自己，不是对自己下狠手。《拯救记忆》会帮助你避免罹患高血压、心脏病、癌症、糖尿病、抑郁症以及痴呆症。
太贵了。	生病的代价比合理配置资源去恢复健康、保持健康所要付出的成本高得多。大脑运转越好，你的决策质量就越高，所以你就会越富有。
我没时间。	只要你肯花时间、花精力去优化大脑，你就会更长寿，认知力也会变得更敏锐。而实际上，这反过来会让你获得更多的时间。
一切都还行。就一点儿没事儿。	这就意味着你离生病不远了。它往往是人们为做一些不健康的事情而找的借口。就是这种"就一点儿没事儿"的心态，会让你再抽上一支烟、再多吃一块糕点……

（5）你时刻都在为保卫大脑的健康而战。几乎每到一个地方，你都能吃到有毒的食物，这些食物可能会令你早逝。那些装在塑料罐里的深加工食品、喷过农药的食品、高糖食品和低纤维食品，才是真正的"大规模杀伤性武器"。这类食品正在摧毁美国人的健康：2/3的美国人超重或肥胖，一半的美国人都患有糖尿病或处于糖尿病前期；60%的美国人患有高血压或处于高血压前期，而所有这些疾病都会损害大脑。除此之外，新闻报道不断地向

我们的大脑灌输有毒信息，加剧了我们对无处不在的灾难的恐惧，并不断地让我们的大脑记忆中枢承受化学物质所带来的压力。科技公司也在不断地制造一些让人容易上瘾的产品，让我们沉迷其中，乃至忽视了对亲人的关爱。微软的一项研究表明，现在人类注意力的持续时间是8秒，而金鱼注意力的持续时间是9秒。

30年来，我和我的同事们也一直在不断战斗，努力为千千万万名来亚曼诊所寻求帮助的患者恢复精神健康和大脑健康。就在几年前，我们开始将那些自己主动为保护大脑参加战斗的患者称作"大脑战士"。

只有消除危害健康的隐患，你才能拯救自己的记忆。你必须成为一名"大脑战士"。

智脑小提示

我会在本书里介绍一些大脑战士，告诉你他们是如何去培养健康的心态，如何去改变自己的生活习惯，从而不仅拯救了自己的大脑，而且拯救了他们亲人的大脑。在本书中，我还会告诉你如何成为一名大脑战士和拯救记忆者。

这是因为记忆问题是大脑不健康的最主要症状之一。一旦你的记忆力开始减退，一切对你而言都会变得更加艰难，包括保持身体健康、处理人际关系、工作、理财等。这些问题甚至会让你失去自理能力。直白地说，就如同：我很爱我的孩子，但是我又不想和他们生活在一起。我不想成为他们的负担，也不想让他们替我做决定。我不想让他们拿走我的驾照，也不想让他们替我决定该穿什么、吃什么。如果你也有同感，那么你需要从现在起就开始考虑大脑健康的问题了，而不是等到20年后。好消息是：从今天起，你可以开始调整你的大脑和记忆力了。

和我一起踏上一段精彩纷呈而又无比重要的旅程，让我们一起优化大脑、提升记忆力、改善生活吧！

第一部分

记忆就是人生

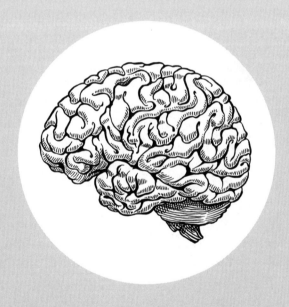

第一章

记忆问题、衰老以及阿尔茨海默病的突破性解决方案

"记忆承载着我们的全部……如果你夺走了一个人的记忆，你无异于夺走了他的全部。如果一个人的记忆被你一点一点地消除，那么他就像被你用钉子一锤一锤地狠狠地钉进颅骨内，直到被彻底摧毁。"

——马克·劳伦斯《荆棘国王》作者

记忆构建了我们的精神世界，它能够将我们在身体、思想、精神层面的经历整合起来，并让我们能够去理解。它成就了现在的我们，让我们去亲近自己所爱的人，即使与他们远隔千里。它储藏了我们的喜怒哀乐，还有所有的人生经验。它提醒我们谁才是值得信任的人，谁不值得信赖，谁帮助过我们，谁又需要我们的帮助。它能够让我们回想起生命中发生的那些重要事件，让我们心无旁骛地去成长。它还有助于塑造我们的价值观和人生观，赋予我们使命感，让我们的生命富有意义。

记忆就是这样与我们自然地融为一体，让我们觉得习以为常。然而直到它遭到损害时，我们才知道为此要付出很大的代价。记忆力减退不仅会影响我们做出正确决策的能力（因为我们会忘记重要的人生经验），而且会使我们疏远亲人。记忆力问题还会妨碍我们的职业发展，使我们失去自理能力，最终使我们容易被别人所利用。

当一个人的心智水平降低（包括记忆力减退）到足以影响个人日常生活的时候，我们会认为这个人患上了痴呆症。全世界每7秒钟就会有一个人被

确诊出患有痴呆症。在当今大约3.27亿的美国人中，有4500万人会在未来罹患阿尔茨海默病，约占总人数的15%。另外有数千万人会患上不同类型的痴呆症，75%的老年人会有记忆力方面的问题。除此之外，有200多种治疗阿尔茨海默病及其他类型痴呆症的试验药物，到目前为止都以失败告终。考虑到阿尔茨海默病的复杂程度及其在患病早期对患者脑部结构的改变，我们可能永远都无法研制出一种能够治愈它的药物。

然而，最新研究表明，一个叫作"拯救记忆"的计划（就像本书介绍的拯救记忆方法一样）可以显著增强记忆力，防止罹患甚至可以逆转某些类型的痴呆症。然而，从绝大多数医师处理这一问题的方式来看，我们不能指望传统医药来拯救记忆力。

记忆问题的传统解决办法

你可能常常会遇到这样的情况：不记得说过什么话了、忘记把眼镜放在哪儿了、在熟悉的地方开车时却有那么一瞬间感到迷路了。于是，你去找你的保健医师或当地的神经科医师。医师一般会问你一些问题，给你快速地做一些检测，再让你做一个磁共振成像（MRI），最后告诉你："随着年龄的增长，每个人都会有记忆问题，这很正常。"而且你的家人和朋友也不把你健忘的毛病当一回事儿。

大概一周以后，你又去找医生。医生告诉你，你的MRI报告结果显示"此年龄阶段特有的轻度脑萎缩症状"，而且告诉你有轻度认知障碍（MCI）。他（她）还宽慰你说这很常见，直到患病后期你还是有可能会保持自己的性格和长期记忆的能力。最后，他（她）建议你以后要整理好自己的事，让你服用安理申（又被称为"盐酸多奈哌齐"，一种常用于治疗记忆问题的药物，短期有效，但是服用18个月以后失去疗效），并被告知在6个月后再来复诊。显然，整个过程都没有谈到通过锻炼、饮食、补充营养、训练记忆力等方式来消除风险因素。

在我们接待的有记忆相关问题的患者中，80%～90%的患者几乎都有上述诊疗经历。这些患者在传统医疗体制内接受诊疗后，才来到亚曼诊所。从我们目前了解的情况来看，传统诊疗方法根本不管用。这不仅令人悲哀，而且不合情理。

近来，医疗保健专家对患者的记忆问题进行评估以后，将此类患者在认知功能上分成了3类：一是表现正常，毫无症状；二是经患者本人或其家人观察，有轻度的认知损害；三是患有阿尔茨海默病，痴呆变得越来越严重。

2011年，美国国家衰老研究所（National Institute on Aging）宣布了一项重大变革。根据新的脑成像数据，美国国家衰老研究所在上述分类中又增加了一个新类别，即"潜伏期"。因此，有记忆问题的患者在认知功能上目前主要分为四类：

1. 处于正常状态；

2. 处于潜伏期状态：没有明显的症状，但是在脑部扫描等生物标志物上可以发现一些不好的变化；

3. 有轻度认知损害；

4. 患有阿尔茨海默病。

看见没有？这就是问题所在。早在症状出现之前，可以说在你意识到你的记忆有问题的几年前，甚至几十年前，你的大脑可能就已经开始退化了。美国加利福尼亚州大学洛杉矶分校的一项研究指出，95%的阿尔茨海默病患者直到病情已发展到中度至严重状态时才被诊断出来。而如果一个人在59岁时被诊断出患有阿尔茨海默病，那么他（她）的大脑有可能在其30岁的时候就开始显现出退化的迹象。

不论年龄大小，你都应该严肃、认真地对待与记忆有关的症状。在你40多岁、50多岁、60多岁、70多岁，甚至80多岁的时候，出现脑雾症状或感觉记忆力减退是常见的，但不是正常的。这意味着不好的事情要发生了。如果你在10年前就注意到有问题出现（被称之为"主观认知能力下降"），那么你的情况恶化且最终发展为痴呆症的可能性是70%～100%。

诚然，记忆问题会随着年龄的增长而变得越来越常见，但不是不可避免的。在症状出现前，记忆问题还不严重，如果给予一定治疗，效果可能会达到最佳状态。但如果你现在就感到记忆有些吃力，那么即使症状看起来还不太严重，你都需要从现在起认真对待大脑的健康问题了。

记忆问题的突破性解决办法：拯救记忆

我们拥有在亚曼诊所长达数十年从事大脑分析工作的经验，再加上最新科学研究，让我深信传统上解决记忆问题的办法是具有误导性的，而且最终会让患者患上不必要的疾病甚至致残。

就像很多支流汇聚成一条洪流后会淹没和摧毁一个地区一样，我们发现健忘有很多不同的成因。关于轻度认知障碍或阿尔茨海默病是单一因素引起的单一病症的表述如今已经不再准确。同样，我们在亚曼诊所也不再讨论单一类型的抑郁症、上瘾、注意缺陷多动障碍（attention deficit hyperactivity disorder）、肥胖症等。在发现和解决记忆问题的每一个潜在成因的基础上，我们制订了一个能够预防甚至治愈这些顽疾的方案。而我们的方案究竟多么有效，看看下面史蒂夫的故事就知道了。

史蒂夫：战胜阿尔茨海默病

史蒂夫：一位60岁的父亲，某公司CEO（首席执行官），其父亲和祖父皆因阿尔茨海默病而去世。史蒂夫的名字取自他的祖父，在祖父生前，两人很亲近。后来，史蒂夫眼睁睁看到祖父的病情恶化，最后到了再也认不出自己的地步，他感到心如刀绞。而让他感到更心痛的是同样的事情也发生在了他父亲身上。十年来，他每天都为父亲提心吊胆。父亲会走失，会干一些违反常理的事情，还会乱花钱，差点儿挥霍完他毕生积蓄，还弄得家庭支离破碎。除此之外，史蒂夫的母亲也总是闷闷不乐，焦虑不安。

史蒂夫担心自己也会得这种病。当他的记忆力开始减退的时候，他去看了家庭医生。医生给他做了一个简单的体检，采集了一些血样，做了一个颅脑MRI检查，还让他几周后来复查。医生告诉史蒂夫他的血样指标"总体上"处于正常范围内，但是没有细说，还告诉他其MRI检查结果是"此年龄阶段特有的轻度脑萎缩症状"。医生还对他说，随着年龄的增长，大多数人都会有记忆问题，这是"正常的"。这位医生与史蒂夫同龄，说自己也有忘事的时候，而且次数越来越多。他还说，如果史蒂夫得了早期阿尔茨海默病，他也无能为力，所以没必要去担心。最后，这位医生给他交代一句："回去后尽力做好自己的事情，6个月以后再来找我。"

这次就诊后，史蒂夫极为不安，于是来亚曼诊所找我们。我们遇到过很多像史蒂夫这样的案例，但是我们采取的对策却是完全不同的。在我们看来，预防甚至治愈严重的记忆问题的最好办法就是要尽早发现，然后消除或处理所有可能引起这些问题的风险因素。为了方便记住这些风险因素，我将它们组合起来，合成了一个词组：BRIGHT MI(I)NDS。

B：血流量（Blood Flow）

R：退休/衰老（Retirement/Aging）

I：炎症（Inflammation）

G：遗传学（Genetics）

H：头部创伤（Head Trauma）

T：毒素（Toxins）

M：精神健康（Mental Health）

I(I)：免疫性/感染性疾病（Immunity/Infection Issues）

N：缺乏神经激素（Neurohormone Deficiencies）

D：糖胖病（Diabesity）

S：睡眠问题（Sleep Issues）

当我审阅史蒂夫的病例时，我注意到他有几个重要的风险因素。他处于高血压前期（血流量）；60岁（退休/衰老）；血检结果显示有炎症；有严重记忆问题的家族史（遗传学）；父亲健康每况愈下，母亲需要照顾，让他长期处于压力之下（精神健康）；不吃有机食品，也不关注自己摄入的食品（毒素）；维生素D（免疫性/感染性疾病）和睾酮（缺乏神经激素）水平都偏低；空腹血糖和糖化血红蛋白水平很高；超重（糖胖病）；3年来睡眠质量一直很差（睡眠问题）。我将史蒂夫的风险因素及我们给出的针对性干预措施（第五章至第十五章会进一步详细介绍风险因素和干预措施）整理成了下面一张表，如表1-1所示。

表1-1　史蒂夫的记忆风险因素与干预措施

BRIGHT MINDS	史蒂夫的记忆风险因素	干预措施
血流量	SPECT检查显示血流量偏低； 处于高血压前期	锻炼；改变饮食习惯； 摄入银杏提取物
退休/衰老	60岁	重新开始学习知识
炎症	C反应蛋白、同型半胱氨酸水平偏高	控制饮食；摄入 ω-3脂肪酸
遗传	阿尔茨海默病家族史	重视大脑健康
头部创伤		
毒素	每天摄入很多有毒食品； 不吃有机食品	拒绝食用有毒食品； 多吃有机食品
精神健康	长期处于压力之下	采用压力管理工具
免疫性/ 感染性疾病	维生素D偏低	补充维生素D_3
缺乏神经激素	睾酮水平偏低	进行体重控制；服用补充剂； 不要摄入糖
糖胖病	糖尿病前期；超重	拯救记忆食疗
睡眠问题	失眠了3年	采取策略促进睡眠

史蒂夫的记忆风险和拯救计划

在给史蒂夫做评估的时候，我抽取了大量的血样，并进行了单光子发射计算机断层成像（SPECT）扫描——主要检测大脑内部的血流量和活动。SPECT扫描不同于电子计算机断层扫描（CT扫描）和MRI扫描，后者主要是通过解剖型扫描来检测大脑的结构。而SPECT检测的是大脑的功能。功能性问题一般要优先于结构性问题。SPECT的检测结果可以告诉我们大脑3个方面的情况：一是血流量是否正常？二是大脑活动是否过少？三是大脑活动是否过多？

史蒂夫的SPECT扫描结果［如图1-1（a）］显示，其大脑内部血流量很少。这是未来身体出问题和罹患阿尔茨海默病的头号征兆。

史蒂夫开始重视自我调理（他成为了一名大脑战士），在参加"拯救记忆：智脑计划"9个月之内，他自己感觉比以前更加敏锐了，记忆力也更好了，而且对自己避免罹患阿尔茨海默病有信心了。一年后再做检测时，他的扫描结果［如图1-1（b）］显示其大脑内部血流量比以前有显著改善。掌握了这些信息，他开始给自己的孩子们普及大脑健康相关的知识。

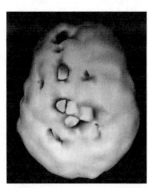 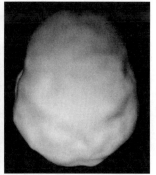

（a）整体血流量偏低　　　　（b）整体上有显著改善

图1-1　史蒂夫在治疗前后的SPECT大脑扫描图对比

拯救记忆计划的承诺

《拯救记忆》这本书将会告诉你造成健忘的最常见原因，并帮助你识别影响大脑健康的具体因素，然后，为你提供一个循序渐进的方法，教你如何恢复记忆力、增强记忆力、并终身保持好的记忆力。

你将从中学会：

1. 如何定期检查大脑状况以便尽早发现问题。

2. 如何检测每个风险因素。

3. 制订健身、营养补充、饮食计划，减少或消除可避免的风险。

4. 如何遵循拯救记忆食疗的规定（持续保持好记忆力的最强武器之一）。

5. 通过记忆训练和锻炼，保持大脑清醒。

6. 制订提高大脑功能的创新策略。

在我们深入了解这些细节之前，请与我一同踏上一段精彩纷呈而又无比重要的旅程，一起去探索我们记忆的真正来源——大脑。

第二章

大脑的工作方式：了解你身体最重要的那部分

"一位牧师看见一个女人在杂货店里，于是问她为什么最近没有去教堂。'难道你不关心来世吗？'牧师问道。'我每天都在关心，'她回答道，'不管是在厨房里，还是在卧室里，我一直都在问自己，我死之后会是什么样子？'"

——牧师查尔斯·阿拉（Charles Ara）

在谈到死亡或痴呆症等一些令人不安的话题时，我们往往会本能地开玩笑，就像牧师阿拉那样。幽默能够让我们有一种掌控感，尤其是在我们还没有受到什么影响的时候。

然而，如果你觉得记住事情有困难的话，那么健忘可不是开玩笑。过去十年来，我是富兰克林·柯维（Franklin Covey）公司的顾问医师，该公司是由史蒂芬·柯维（Stephen Covey）博士创立的一个商业咨询巨头。我在公司遇到的第一个人是托德——富兰克林·柯维公司的人力资源主管。为了公司的项目研究，托德将我们的谈话录了下来。谈话伊始，托德就告诉我，他53岁了，他的记忆力很差。

"我常常忘记把钥匙放在什么地方了，有时候会在冰箱里的鸡蛋旁边找到钥匙，"说完后他很快就把健忘归因于他的年龄。

"这种情况肯定不正常，"我对他说，并告诉他虽然我的年龄比他大，但是我的记忆力还是一如既往的好。"这不过是我们给自己的记忆问题和坏习惯找的借口而已。否认这一点只会让我们得不到应有的帮助。给我说说你的饮食和锻炼情况。"

当托德告诉我，他每周健身5次的时候，他的眼睛一下子就放光了。"我跑步可以跑很远，而且身材保持得还不错。"他补充道。

"那你的饮食呢？"我问道。

托德看上去有些不安了。"不是很好，"他说，"每次在去工作的路上，我通常会喝一瓶健怡可口可乐，还吃一包糖霜饼干。其他时间的饮食习惯更差。"

我们找到了造成托德记忆力减退的一个关键因素。如果一台豪车烧的是廉价燃油，那么无论车主在车上投入多少时间和资金，车的性能都不会好起来。同样，无论托德的锻炼强度有多大，他的大脑运转仍然很差，这是因为他给自己身体补充的是垃圾食品。

我对托德说："从现在起，你要将自己当成一个特殊的人去对待，不要再摧残自己的身体了。"在接下来的谈话中，我教给他几种爱护大脑的方法。

三个月后，当我们又在一起聊天的时候，他告诉我，他现在已经爱上自己的大脑了，并比以前更加爱护它了，他的记忆力也明显好转。

他笑着说："拜你所赐，我现在每一次吃饭都小心翼翼。"

我希望我也能够说服你去呵护自己的大脑。要想做到这一点，最好的办法或许是让你能够了解大脑到底有多么复杂、多么重要，让你明白大脑的很多部分都参与了我们记忆的塑造和维护活动。

智脑小提示　爱护自己的大脑吧！它决定了你生命中的一切。

当然，你的大脑不仅仅局限于这些功能。它还操控着你的生命，决定着你的身份，给了你思想和情感，赋予你计划的能力，控制着你的行为。它是一个让你能够去学习、去爱、去工作的器官，它也是你每一次决策的控制中心。大脑越健康，你所做出的决策就越好，而这反过来又会让你拥有更好的人际关系、工作表现、财务状况，身体也会更健康，整体的幸福感也更高。虽然大脑只占人体重量的2%左右（约1.5千克），但是它要消耗我们摄入总能量的20%~30%，以及我们体内至少20%的氧气和血流量。在感知和分析数据、决策以及实施过程中，我们的大脑会调动大约860亿个神经元，每秒钟放电18万亿次。

在了解如何增强记忆力之前，我们需要明白健康的大脑是如何工作的，以及大脑的4个部位分别在记忆创造、存储和恢复中发挥着什么作用。所以，准备好开启一段深入大脑内部的奇异旅程吧！希望你在读完这章后既能够为大脑的奇异感到惊叹，又能够对自己的大脑心存敬畏，还能够更好地理解呵护大脑的重要性。人一生中只有一个大脑，而且现代医学认为，我们在可预见的未来暂时还无法实现大脑移植。保护好自己的大脑，你会生活得更快乐、更健康，你的人生也会更加难忘。

大脑之旅

大脑分为4个主要区域（也可称为"脑叶"）：额叶、颞叶、顶叶、枕叶（如图2-1）。一般来说，大脑的后半部分（顶叶、枕叶，再加上颞叶的后部）负责感知周围环境。大脑的前半部分负责将躯体的感知信息进行综合，然后加以分析，最后进行决策并实施。小脑则位于大脑的后下方，在脑干后面。

大脑CEO：额叶和前额皮质

额叶（大脑的前半部分）分为3个区域：运动皮质（负责支配躯体的运动，比如跳跃、咀嚼、活动手指等）、前运动皮质（负责参与计划这些运动）、前额皮质（PFC）（负责前瞻性思考、判断、冲动控制等执行功能）。短期记忆和工作记忆会首先在前额皮质里被处理。

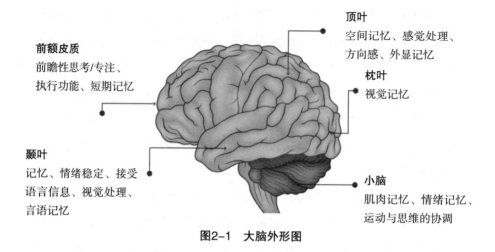

前额皮质
前瞻性思考/专注、
执行功能、短期记忆

顶叶
空间记忆、感觉处理、
方向感、外显记忆

枕叶
视觉记忆

颞叶
记忆、情绪稳定、接受
语言信息、视觉处理、
言语记忆

小脑
肌肉记忆、情绪记忆、
运动与思维的协调

图2-1　大脑外形图

前额皮质是人类成功的关键。它能够让我们从错误中汲取教训，并且制订计划。当前额皮质健康的时候，我们能够不断地实现目标。当它如预期一样正常运转时，我们会表现得有条理、有目标、有思想、有同情心，并且能够恰当地表达感情。前额皮质常常被称作大脑的执行部位，与我们的判断力、冲动控制、注意持续时间、自我监控、解决问题的能力，以及批判性思维有着密切的联系。前额皮质好比大脑的制动系统，防止我们说愚蠢的话或者做愚蠢的事。

我曾经在一个会议上遇到了一个朋友，她叫乔艾尔，42岁。几年前，在一次车祸中她大脑的前额皮质受到了损伤。在坐着等下一个人发言的时候，我们无意中听到前面一排的两个女人在谈论她们为什么瘦不下来。其中一个对另一个说道："我就是不明白为什么我还是超重，我吃的明明还没鸟吃得多。"

这时传来了一个让我们周围所有人都听得到的声音，我的这位朋友发话了："对啊，没秃鹰吃得多。"

当时我就震惊了，赶紧给乔艾尔使了一个眼色——为什么那么大声说话？与此同时，那两个女人既尴尬又恼火地从座位上离开了。乔艾尔赶紧用手捂住嘴说："不会吧，我刚才说的话让她们听到了吗？"

显而易见，当前额皮质出现状况的时候，人就会表现出一系列问题，比如冲动、注意力分散、条理不清、决策错误、时间观念差、缺乏同情心等。

当这些问题终身伴随着一个人的时候，发育障碍可能是罪魁祸首，比如注意缺陷障碍（ADD），又被称为注意缺陷多动障碍（ADHD）。如果这些问题出现在一个人年轻的时候，就像乔艾尔那样，那么有可能是头部创伤所造成的。如果这些问题出现在一个人年老的时候，那么这个人可能正在加速衰老，或者正在向痴呆的方向发展，比如额颞叶痴呆、阿尔茨海默病晚期。如果你的祖父一辈子都很讲文明，但是他逐渐开始说更多的脏话，做一些不体面的事情，比如开一些低俗的玩笑或不适当地触碰别人等，这可能意味着他的前额皮质正在恶化。

卡尔，74岁，曾经来找过我们，当时他有抑郁、易怒、疲劳、情绪低落等一系列的问题。他的爱人还发现了他有短期记忆障碍的迹象。另外，做决定对他来说更加困难。在经过多年失败的治疗后，他的神经科医生最终诊断出他患有阿尔茨海默病。当他第一次考虑离开旧金山去亚曼诊所找布莱德·约翰逊（Brad Johnson）医学博士的时候，他几乎要放弃希望了。他的精神病医生认为他没有必要去拍医学影像，不建议他来见我们。而在扫描完卡尔的大脑后（如图2-2），我们发现他的前额皮质里有一块较大的良性肿瘤挤压着他的大脑。后来，我们切除了这块肿瘤，他的抑郁和认知功能得到了明显改善。

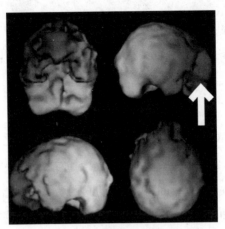

前额皮质出现严重缺陷

图2-2 卡尔大脑SPECT扫描图

社交秘书：颞叶

颞叶位于太阳穴下方和眼睛后方，参与从记忆编码到长期存储信息的过程，还参与让人保持情绪稳定、接受语言（阅读与听觉）信息、社会暗示信息，以及精神体验等活动。颞叶也是大脑"路径"所在，让你可以通过视觉识别事物并叫出它们的名字。

颞叶内部还有一对拇指大小的结构，它们对我们的学习和记忆能力至关重要。由于这种结构的外形很像海马（如图2-3），所以其被称为海马体。海马体是一种非常独特的脑结构，因为其内部有干细胞，干细胞在一定条件下又可以产生新的海马体细胞。最新研究结果表明，如果给海马体创造良好的环境，比如，锻炼（更好地吸入氧气、增加血流量）、合理补充营养、摄入ω-3脂肪酸，以及通过参加脑力训练和社交活动对它进行刺激，它一天就能够产生多达700个新细胞。

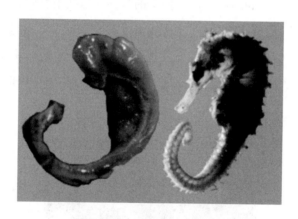

图2-3 海马体与海马对比图

我们的海马体对新信息进行编码后可以存储数周之久。如果信息能得到强化，存储时间会更长。在电影《初恋50次》（*50 First Dates*）中，德鲁·巴里摩尔（Drew Barrymore）饰演的露西（Lucy）遭遇了严重的车祸，她的海马体遭到了损害。结果，每天晚上她睡着后，她前一天的记忆就会被抹去。尽管这种情况在现实生活中很少见，但也不是没有可能出现的。智脑计划中提到的每一个风险因素都有可能损害你的海马体，让它们变得越来越小、越来越脆弱。本书会为你提供很多方法，让你的海马体变得越来越强大。

智脑小提示　　海马体是对我们记忆至关重要的一种脑结构，也是本书的灵魂。没有海马体，我们就无法存储新的信息和新的体验。所以，要不惜一切代价地去保护它。

在海马体的前面有一个非常重要的结构，它被称为"杏仁核"（源自希腊语中"杏仁"，因为它的形状很像杏仁），是大脑边缘系统的一部分，负责协调你对周边发生情况的情绪反应（如图2-4）。（就像你有两个海马体一样，你也有两个杏仁核。）情绪越强烈，人的记忆就越深。还记得你的初吻吗？如果你现在60多岁，那么你可能记得1963年约翰·肯尼迪（John F.Kennedy）总统被枪杀时你在什么地方（我当时在圣母学校上三年级，我还记得当时学校的修女们听到这个消息后都开始抱头痛哭），或者你可能还记得1986年"挑战者号"航天飞机爆炸时你在什么地方（我当时在欧湖岛的利凯利凯高速公路上开车，在欧湖岛期间我主要从事儿童和青少年精神病学

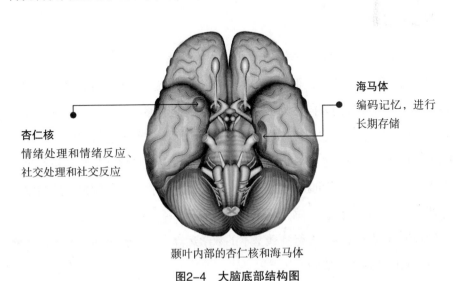

杏仁核
情绪处理和情绪反应、社交处理和社交反应

海马体
编码记忆，进行长期存储

颞叶内部的杏仁核和海马体

图2-4　大脑底部结构图

方面的研究）。除此之外，绝大多数美国人还能够回忆起"9·11"事件发生时他们在做什么（我当时在纽波特比奇的家里刚刚睡醒，打开电视就看到了这个新闻）。

对记忆进行情感编码后，我们就能记住一些事情，有些是令人悲痛的事情，比如心理创伤，这样你就可以在以后避免它重复出现，而有些则是愉快的经历，记住了这些经历以后可以再次去寻觅。杏仁核会对某些经历的存储给予特别的"照顾"，让你以后在面对同样的事情时能够适当而又迅速地做出反应。例如，让你远离某些隐藏在公共楼梯间里的人，说不定就能救你一命。当你的杏仁核正常运转的时候，你对这个世界做出的反应是合乎逻辑的。如果你的杏仁核过度活跃，你可能会对身边发生的事件做出过激反应。而当你的杏仁核不活跃的时候，你可能会无法准确地认清形势，做出不合适的反应。一个典型的例子就是当你的老板告诉你他母亲去世的消息时，如果你哈哈大笑，这说明你的杏仁核就有问题。

颞叶出现问题不仅会影响人的短期和长期记忆，而且还会造成阅读困难、交流困难、社交困难，还会使情绪不稳定。颞叶，尤其是左侧颞叶，还与一个人的负面想法和坏脾气息息相关。

导航员：顶叶

顶叶位于大脑的后上方，参与与视觉处理相关的一系列重要的过程，比如，观察物体的运动，跟踪它们的动态——类似空中的风筝和足球这类物体。顶叶还参与我们方向感的形成过程，让我们能够区分左右、阅读，以及在脑海中构建地图。它们被称为"导航员"，因为它们能告诉我们物体在空间中的位置。正因为它们对空间意识的参与，所以一旦顶叶受损，我们往往会失去方向感，接球都变得吃力，停车也停得歪歪斜斜。右侧顶叶感知躯体左侧的信息，而左侧顶叶感知躯体右侧的信息。除此之外，顶叶还可以帮助我们理解阅读的内容，进行一些基本的数学运算（比如数字加减等），在脑海中对某些物体进行旋转。

顶叶是阿尔茨海默病患者脑中最先受损的区域之一。由于顶叶与人的方向感有很大的关联，所以阿尔茨海默病患者的方向感都很差，开车很困难，还容易迷路。由于这类患者可能会难以感知自己所处的位置、难以追踪物体的运动，所以他们可能会不小心把碗打碎，不容易把车停好，也不知道怎么把物体拼接起来（比如组装一棵人造圣诞树）。他们还可能会觉得穿衣、算数、写作很困难；他们左右不分，在模仿、绘画、裁剪等方面有障碍。另外，顶叶受损患者的另一症状就是否认自己有这些问题。所以，有些顶叶受损的患者可能甚至都还没有意识到自己在方向感、开车、与人交流上已存在严重的问题。

智脑小提示

小心你大脑内的GPS，搞不好它会让你形成一种错误的"记忆"安全感。

为什么阿尔茨海默病事后才确诊

这个问题的答案就是归因于我们的智能手机。20年前，如果有人开车迷路了，找不到自己住了几十年的家，结果被困在城市的某个角落，直到第二周才会被家人焦虑不安地接回家，他（她）很快就被确诊为阿尔茨海默病。现在，由于绝大多数智能手机都内置了极其精确的GPS功能，如果迷路了，只要使用手机就能找到回家的路了，这样会延迟确诊和治疗。但是，对于这种病来说，越早发现，治疗效果可能就会越好。

视觉控制者：枕叶

枕叶位于大脑后方，负责处理视觉信息。光线进入视网膜后，每个视网膜会给对侧的枕叶发送信号。枕叶会对光线、颜色、基本形状进行整理。如果枕叶受损,视觉和知觉往往也会受到影响。我们偶尔会出现视幻觉、错觉、失明的现象。当一侧枕叶不工作的时候,我们就看不到自己所处环境中对侧的事物。也就是说,如果左侧枕叶出现了问题,那么我们就看不到自己右边的物体了。路易体痴呆(DLB)是痴呆症的一种,与帕金森病有关联,初期往往会有枕叶受损的症状,比如视幻觉。

协调员:小脑

小脑位于大脑底部、脑干后方,负责躯体的协调性,对运动和时间进行精确控制,还参与调节思维速度、讲话速度,以及躯体的运动速度。小脑受损可能会导致人的思维速度、讲话速度、运动速度变慢。大脑各区域的功能和可能引起的问题如表2-1所示。

最新研究表明,小脑可能还参与更高级思维的调节,包括注意力、学习、工作记忆、语言、判断、思维协调,以及新信息整合能力。左侧小脑参与调节大脑右半球的工作任务,比如,综观全局、社交等;而右侧小脑则协助调节大脑左半球的工作任务,比如,语言。额叶或颞叶的一侧受损往往会导致对侧小脑"关闭",这种情况被称为交叉性小脑失联络征。跳舞、网球运动、乒乓球运动、打太极拳等协调性训练可以增强小脑的功能。

表2-1 大脑各区域的功能和可能引起的问题

大脑区域	功　能	问　题
前额皮质	专注力 前瞻性思维 判断力 冲动控制 条理性 计划性 同情心 经验总结	注意持续时间短 做事欠思考 判断能力差 难以控制冲动 缺乏条理性 缺乏计划性 缺乏同情心 经验总结能力差

大脑区域	功　能	问　题
颞叶	听觉 阅读能力 解读包括语调在内的社会暗示 短期和长期记忆 通过视觉识别物体 情绪稳定 说出事物的名称	误听 阅读障碍 社交行为不得体 难以解读社会暗示 记忆力差 表达困难 视觉识别困难 情绪不稳定 感官知觉不正常 易怒、烦躁、想法负面
顶叶	方向感 感官知觉 空间处理 观察物体运动 通过视觉引导来抓住物体等 通过触觉识别物体 了解自己在空间中所处位置的能力 区分左右 看懂地图并能够在脑海中形成地图	方向感差 穿衣困难/组装物体困难 难以区分左右 否认自己有问题或疾病 难以感知自己所处位置 算数或写作有困难 易忽视或根本意识不到别人看到的事物 模仿、绘画、裁剪方面有障碍
枕叶	视觉 颜色感知 深度感知	视觉障碍 感知障碍 视幻觉 视觉错误 功能性失明
小脑	运动协调 思维协调 冲动控制 条理性 思维速度（类似计算机的时钟速度）	协调性差 走路慢 思考慢 说话慢 易冲动 缺乏条理性 学习能力差

大脑神经元之间的沟通方式

大脑的每个区域之间是如何相互沟通的呢？与其他器官一样，大脑也有自己特有的细胞。神经元是大脑的主要工作细胞，大脑中约有860亿个神经元。神经元除了有两种突起（如图2-5）外，其在结构上与机体内的其他细胞相似。树突在外形上与灌木或树枝相似，负责接收来自其他大脑细胞的信息。轴突则像一条尾巴，负责向其他的神经元发送信息。树突和轴突在其整个生命周期内都会不断成长和不断被修正，而这取决于我们的经历和我们生活的环境。

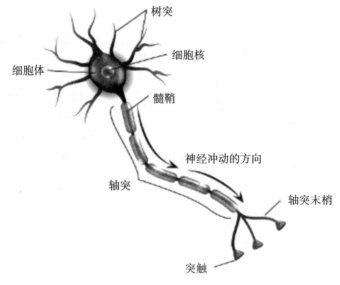

图2-5 健康的大脑神经元

神经元构成了大脑内部的"电子信息高速公路网"，其主要职责是产生电信号来刺激其他神经元，闪电般地在轴突上传导，速度高达400千米/时。电信号在抵达轴突末端时，会刺激神经递质（又被称为"化学信使"）释放到突触中或神经元之间的空间里，引起附近的神经元兴奋或对其产生抑制作用。谷氨酸是最常见的一种兴奋性神经递质，大脑中75%的神经元都可以释放谷氨酸。大约20%的神经元释放伽马氨基丁酸（GABA），它是最常见的抑制性神经递质，有助于调节焦虑。其他神经递质还包括血清素，有助于增加愉悦感、减少烦恼；多巴胺有助于提高积极性、专注力；乙酰胆碱有助于提高学习能力、改善记忆力。当足够多的神经元受到刺激时，它们就会形成一种网络效应，以执行特定的大脑功能，比如行走、思考等。

每个神经元都与1000多个其他的神经元相连。据科学家估计，神经元会通过100万亿个连接神经元的突触交换信号。显然，大脑的存储容量是巨大的，但是要想精确地计算出人类大脑究竟能够存储多少信息是几乎不可能做到的。

记忆的形成方式

虽然与记忆相关的生物学知识很复杂，但你对它了解得越多，你就越能明白如何去增强记忆。记忆形成的过程主要分为3个阶段：编码、存储、提取。当我们的感觉——味觉、视觉、触觉、嗅觉、听觉——与情绪联系在一起的时候，构成了形成记忆的基础。我们的大脑会对我们的经历进行处理，从而形成记忆，包括通过有意识地专注于某件事（比如学习）或无意识地创造某些联系（就像给新信息赋予情感意义——想想你第一天上学的感觉）。在每一次新的体验之后，你的大脑都会形成新的联系，同时进行自我微调，这种现象被称为神经功能重塑。

编码是形成记忆的第一步。当大脑为新体验赋予一定的含义或者确定某件事情发生的原因时，编码就会产生。研究表明，当我们将某些事情赋予一定的目的性时，我们往往会更好地记住它们，并留存更长时间。

存储是形成记忆的第二步。研究表明，大脑无法将记忆存储在可以轻松调取的某些完整、准确的记忆库里。记忆只能被分散地存储在大脑的不同区域里。海马体是记忆长期储存的关键通道。如果海马体受损，我们说不定连昨天发生过什么事情都记不起来了。

提取是大脑调取记忆的方式。在提取的时候，大脑会从存储的那些较小的记忆碎片中重构记忆。如果你对某件事有记忆，比如，如果你还"记得"去年夏天抓了一条3米长的鲇鱼，这种记忆并不是对过去经历的一种确切的"回放"，更像是某种创造性的再想象。这就是为什么记忆会随着时间的推移而逐渐变化。当你的大脑提取某个记忆的时候，它会刺激这个上次形成记忆时所创建的神经通路。所以，反复调动记忆的工作状态会逐渐增强记忆。

形成记忆是细胞膜与细胞内外的化学物质（尤其是谷氨酸和乙酰胆碱）之间发生复杂化学反应的一个过程。随着年龄的增长，我们体内的谷氨酸会增加，而这会过度刺激细胞且对细胞有毒害作用，与此同时，乙酰胆碱则会减少，从而导致我们的记忆力变差。

记忆变化

表2-2和表2-3列出了记忆的各种类型、持续时间，以及与记忆有关联的大脑区域。你可以看看你的记忆问题是出在哪儿了。

表2-2　记忆解码

记忆类型	持续时间	关联区域
感觉记忆	不到1秒（由于没有被编码，所以绝大多数信息会丢失）	视觉-感觉皮质（顶叶/枕叶）
短期记忆	60秒以内（比如记住电话号码）	前额皮质
工作记忆	短则数秒，长则数小时（比如考前记住知识点）	前额皮质
长期记忆	从数小时到几个月不等	海马体类似于大脑中记忆输入的"入口"结构。长期记忆通过海马体，然后被分散存储在大脑的各个区域：视觉记忆被存储在枕叶，感觉记忆被存储在顶叶，听觉记忆被存储在颞叶……
长期持久性记忆	短则数月，长则一生	先是海马体，接着遍布大脑的所有区域

表2-3　长期记忆

长期或长期持久性记忆的类型	描　述
外显记忆	有意识的记忆
陈述性记忆	与事实和知识相关的记忆
情节记忆	与生活事件和经历相关的记忆
语义记忆	与字词、思想、概念等含义相关的记忆
闪光灯记忆	感受深刻的记忆
内隐记忆	无意识的记忆
肌肉记忆	与骑自行车、游泳等自发运动相关的记忆
情绪记忆	无意识的情绪反应
言语记忆	字词、语言的抽象记忆
空间记忆	与空间导航相关的记忆
视觉记忆	眼睛看到事物后形成的记忆
联想记忆	将不相关事物联系起来的记忆，比如将一个人的名字与其香水的香味联系起来

脑细胞的诞生与死亡

新生脑细胞的诞生过程被称为神经发生，但是新生脑细胞却是从死亡开始的。举个例子来说，某人去参加了一场跨年派对，喝了不少香槟酒，回家后倒头便睡，等到他醒来时，其大脑内几十万个神经元可能已经死于酒精中毒。于是，他的大脑会尽力去补充储存的神经元。神经元的死亡会触发脑源性神经营养因子（BDNF）等一些生长因子的释放，刺激新神经元的生长。但是大量毒素的长时间积累会压制神经发生，造成死亡的细胞多于新生的细胞，于是大脑就开始出现萎缩了。

幸运的是，面对大脑的萎缩，你并非束手无策。在接下来的几章里，我将提供大量建议，从改变饮食结构到选择合适的锻炼方式，再到摄入有益的补充剂等，教你如何促进大脑的神经发生。如果你爱护自己的大脑，那么你应该让它更健康，同时增强记忆力。

 拯救记忆：智脑小贴士

1. 爱护你的大脑，它是你身体里最重要的一部分。

2. 前额皮质是大脑的制动系统，它可以阻止我们说愚蠢的话或者做愚蠢的事。所以，要保护好它。

3. 海马体是记忆输入的关口。

4. 情绪可以锁定记忆。

第三章
问题曝光：脑成像的作用

"如果你夺走了一个人的大脑，你也就夺走了他的全部。"

——马里安·戴蒙德（Marian Diamond），

加利福尼亚大学伯克利分校医学博士

如果你知道有一列火车将要撞到你，你会躲开吗？曾经有一则新闻：两个女人被困在印第安纳州一座24米高的铁路桥上，一列货运火车正向她们疾驶而来，她们根本无法逃离轨道！最后，她们躺在铁轨中间才活了下来。但问题是她们去那座正在运营的却没有逃生路线的铁路桥上做什么？我经常会在做讲座时举这个例子，因为它时刻提醒着我：现在绝大多数人对自己大脑的健康是多么无知！他们就像这两个女人一样，走在一条充满着致命风险的道路上。如果你知道自己的大脑会出问题，你会从今天开始做出更好的决策来预防这些问题吗？

我们所有人都需要对大脑的健康做一个基本的评估，来看看自己的大脑是不是出了问题。遗憾的是很少有人这样做。在我50岁的时候，我的医生让我去做结肠镜检查。我问他为什么不检查一下我的大脑。"我身体的另一端（大脑）难道不也同样重要吗？"我问道。从结肠镜检查到心脏负荷检查，再到X线乳腺摄影检查和宫颈刮片检查，这些基础性检查和预防性筛查涵盖了我们绝大多数的器官，唯独漏掉了一个最重要的器官——一个决定着我们生命的器官。在未来几十年里，像阿尔茨海默病这样能够影响人的精神的疾病预计会大幅增加。所以，忽视对大脑的检查是完全错误的。

本章将探索一些疾病的早期征兆，了解一下如何通过简单的检测来评估自己的认知能力，以及我们在亚曼诊所所运用的脑成像检查技术。即使你从来没有做过脑部扫描，本书汇集的一些经验为拯救记忆奠定了基础。

在亚曼诊所，当我们每接待一位新患者时要做的第一件事就是对其过去进行一次详细了解。了解一个人的生活经历对做出正确诊断、制订有效的治疗方案而言是至关重要的。由于大脑内部问题通常在人们出现病症前很多年就开始了，所以了解一些早期的征兆是很有必要的。

这与温水煮青蛙是一个道理。如果把青蛙突然丢进沸水里，青蛙会马上跳出来；而如果把青蛙丢进冷水里，再慢慢把水烧热，青蛙就不会觉察到危险，慢慢就会被烫死。我们和我们的家人往往会错过或忽视那些细小的、渐进的变化。久而久之，这些小问题就会累积起来变成大问题。

避免犯这种错误有一个简单的办法，就是定期进行自我评估，从现在起，以后每年都坚持这样做。长此以往，一些明显与记忆问题相关的早期征兆就会暴露出来。

亚曼诊所的疾病早期征兆问卷调查

回答下面问题，并请从0～4这5个选项中选择一个答案。

0：从没有；1：很少；2：偶尔；3：经常；4：很频繁。

与记忆相关的问题

问题一：容易健忘？

问题二：记忆力本来一直不好，现在越来越差了？

问题三：有没有过不记得把钥匙或钱包放哪儿了？

问题四：有没有过自己进了房间却不知道要做什么？

问题五：有没有感觉记住别人的名字很困难？

问题六：有没有过因忘记预约而尴尬？

问题七：有没有过在读完一本书或一篇文章后，大部分内容都不记得了？

问题八：有没有觉得对于最近发生的事情回想起来有困难？

问题九：有没有出现过脑雾？

问题十：有没有不记得要吃药或补充剂的时候？

问题十一：是否越来越依赖手机上的记忆辅助功能或事项提醒工具了？

问题十二：有没有过当天记住某件事之后第二天就忘记了？

问题十三：有没有过说着说着就忘记接下来你要说的话了？

问题十四：对于超过一两个步骤的指示，是否觉得不容易记住？

问题十五：有没有怀疑过自己的记忆力比10年前要差？

问题十六：有没有过忘记跟别人说过什么话的时候？

问题十七：有没有过把东西放错地方（比如，把钥匙放在冰箱里）？

问题十八：有没有因为认为别人拿走了你的东西而对他们发脾气，而事后才发现是自己放错地方了？

计划性差、解决问题的能力差

问题十九：有没有觉得制订计划和坚持计划很困难？

问题二十：有没有觉得很难按照某种方法或指导去梳理某件事情？

问题二十一：有没有觉得难以将注意力集中在较为复杂的任务上（尤其是与算数相关的任务）？比如，有没有觉得管账和算账很困难？

时空感变差

问题二十二：有没有开车不知如何去自己很熟悉的地方？

问题二十三：是不是容易犯糊涂或者心情不好？

问题二十四：有没有发现自己比以前越来越容易迷路了或者越来越依赖GPS？

交流能力下降

问题二十五：是否觉得越来越找不到合适的表达方式？

问题二十六：有没有叫错过别人的名字？

问题二十七：是不是很少与人交流，而且根本不会主动与人说话？

问题二十八：在和别人的谈话时，有没有跟不上别人思维的时候？

问题二十九：有没有不断重复表达自己思维的时候？

判断力下降

问题三十：有没有发现自己决策失误越来越多了？

问题三十一：有没有搞错过自己的财务状况？

社交回避

问题三十二：有没有感觉自己越来越远离朋友？

问题三十三：有没有过因为你对工作不那么在乎而对工作不太上心？

问题三十四：有没有对以往觉得有意思的事情而现在不感兴趣了？

问题三十五：有没有越来越不在乎自己的外表了？

评　分

将为"3（经常）"和"4（很频繁）"的所有问题加起来，获得分值。

如果分值为0，说明你有严重记忆问题的风险很低；

如果分值为1~2，说明你有严重记忆问题的风险不大；

如果分值为3~5，说明你有严重记忆问题的风险适中；

如果分值为6以上，说明你有严重记忆问题的风险很高。

当然，不论分值多少，每个人都要认真对待自己的大脑健康问题，还有我们的智脑方法。分值越高，说明你越要引起重视。如果你的风险范围在适中到很高之间，那么你就需要去做一次彻底的医学评估，这是很重要的。

可靠的认知能力测验

在线做几次认知能力的测验，你就能感觉到与同龄人相比自己的大脑功能的状况。在亚曼诊所，我们使用的是一种叫作"大脑健康-网络神经（Brain Fit Web Neuro）"线上综合测验，主要是检测各种认知和情感功能。这个测验会对大脑的17个特定区域的工作情况进行客观评估，并以1~10的分值区间对每个区域进行打分，最后得出一个大脑健康总分，全部完成大概需要35分钟。其衡量指标具体如下：

1.运动协调性；

2.处理速度（即处理信息的速度）；

3.注意的持久性（即保持持久注意的能力）；

4. 注意的控制性（即在需要时停止反应的能力）；

5. 灵活性（即转移注意的能力）；

6. 抑制作用（即自制力）；

7. 工作记忆（即短期存储信息的能力）；

8. 记忆提取（即记住信息的能力）；

9. 执行功能（即计划信息和组织信息的能力）；

10. 情绪识别（即看人脸色的能力）；

11. 情绪偏见（即情绪对决策的影响）；

12. 压力值；

13. 焦虑值；

14. 抑郁；

15. 正面–负面偏见（即注意到正面或负面情绪的倾向）；

16. 适应力（即在面对逆境时处理问题的能力）；

17. 社交能力（即建立和维护关系的能力）。

你可以通过我们的线上项目"大脑健康生活（BRAIN FIT LIFE）"（网址：www.mybrainfitlife.com）做这个测验。测试结束后，你会得到一个基础分值。过一段时间再测试一遍，你就可以对两次测试结果进行对比，通过测试结果，看看你的脑功能是改进了还是变差了。根据这两次的得分，我们的项目会给你推荐有针对性的锻炼，比如做一些有趣的智力游戏，以此对功能薄弱的大脑区域进行强化。

通过这种基础性的测验来检测大脑的健康状况，对长期保持强大的大脑功能非常重要。研究表明，多一种简单的客观评估工具，可以使早期发现问题的可能性提高9倍以上！最新研究表明，在诊断前，根据记忆和思维得分值的评估方法可以提前18年检测出阿尔茨海默病的征兆，这个时候采取预防措施的效果可能会更好。

如果你的记忆问题已处于适中或很高的风险水平，那么你应该开始考虑每几个月去做一次"大脑健康–网络神经"的测试，并把情况记录下来。我还建议40岁以上的人每年都做一次这个测试，以便尽早发现问题。基础性检测和定期体检还可以帮助你及时发现问题。

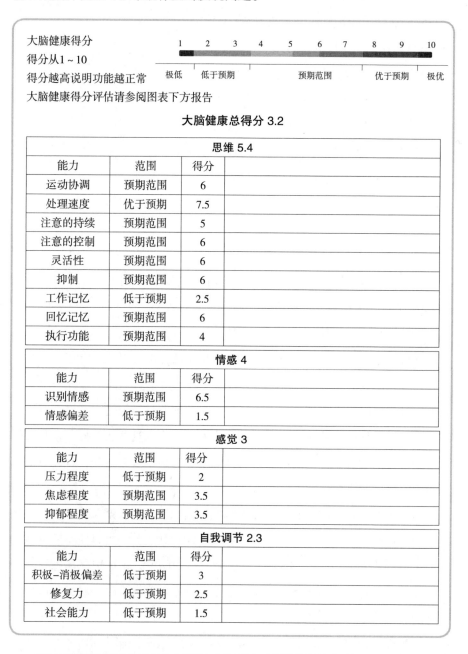

大脑健康得分
得分从1~10
得分越高说明功能越正常
大脑健康得分评估请参阅图表下方报告

| 1 | 2 | 3 | 4 | 5 | 6 | 7 | 8 | 9 | 10 |
| 极低 | 低于预期 | | | 预期范围 | | | 优于预期 | | 极优 |

大脑健康总得分 3.2

思维 5.4

能力	范围	得分
运动协调	预期范围	6
处理速度	优于预期	7.5
注意的持续	预期范围	5
注意的控制	预期范围	6
灵活性	预期范围	6
抑制	预期范围	6
工作记忆	低于预期	2.5
回忆记忆	预期范围	6
执行功能	预期范围	4

情感 4

能力	范围	得分
识别情感	预期范围	6.5
情感偏差	低于预期	1.5

感觉 3

能力	范围	得分
压力程度	低于预期	2
焦虑程度	预期范围	3.5
抑郁程度	预期范围	3.5

自我调节 2.3

能力	范围	得分
积极–消极偏差	低于预期	3
修复力	低于预期	2.5
社会能力	低于预期	1.5

　　请注意得分在5以下的所有单个指标。通过以上示例的检测得分可知，被测人的工作记忆和执行功能（判断力）有问题。情绪偏见、压力值、焦虑值、抑郁、负面偏见、适应能力差，社交能力似乎也有问题，这些问题都会削弱记忆力。

亚曼诊所的脑成像工具

如果担心自己的记忆力，你可以通过几种方式来检查自己的大脑。绝大多数医师会让你做一个影像学检查，比如MRI或CT扫描，检查大脑结构的完整性。而绝大多数检查结果不是"正常"就是"此年龄阶段特有的轻度脑萎缩"。

然而根据我的经验来看，脑功能成像技术更有用，如SPECT、正电子发射计算机断层扫描（PET）、定量脑电图（QEEG），因为解决功能性问题几乎总是要优先于结构性问题。这些脑功能成像技术通常在症状出现之前就能探测出问题，而这个时候正是治疗的最佳时机。

功能性研究可以作为领先指标来发现问题，因为它在病症出现几年前就能够呈现出疾病的发展过程。而像CT和MRI这样的解剖学研究则是滞后指标，只能在疾病症状出现后才能检测出问题，这时再进行干预往往就不会有较好的效果。

在亚曼诊所，我们发现两种脑功能成像技术非常有用。

（1）SPECT脑部扫描：用于检测大脑血流量和活动模式，可以呈现功能健康、活动不足、过度活跃的大脑区域。

（2）QEEG检测：用于检测大脑内部的电活动。

PET扫描有时会用来检测大脑内与阿尔茨海默病相关的斑块（参见第48页"用PET扫描做淀粉样蛋白成像会如何"）。但是由于成本较高，其使用并不普遍。

SPECT脑成像：眼见为实

年轻时，我迷上了功能成像技术，尤其是SPECT技术，因为它能让我成为一名更好的医师。1991年，我去听了人生中第一堂关于SPECT脑成像技术的讲座，主讲人是医学博士杰克·帕尔迪（Jack Paldi）——一位有前瞻性思维的核医学医师。帕尔迪博士在讲座中说过，SPECT技术可以为我们提供更多的信息来帮助我们的患者。事实上，在我建议使用SPECT技术进行检查的首批10位患者中有8位患者的SPECT扫描结果让我推翻了先前为他们制订的治疗方案。关于记忆问题，一个女患者的故事让我记忆犹新。我常常会拿她来举例子，这是因为她的经历让我对SPECT的巨大价值坚信不疑。

痴呆症不仅仅是阿尔茨海默病

阿尔茨海默病是最常见的一种痴呆症。在所有痴呆症病例中，阿尔茨海默病病例占60%～80%。神经元停止"工作"并不再与其他神经元联系就会死亡。伴随着神经元的死亡，大脑会出现大面积的损伤。当然，其他类型的痴呆症也会造成严重的问题。

血管性痴呆：常见的痴呆症类型，其普遍性仅次于阿尔茨海默病，往往因一次或多次脑卒中造成脑血管堵塞后形成。

路易体痴呆：又称帕金森病，或路易小体痴呆，因蛋白质异常沉积影响大脑的正常运转而形成。

额颞叶痴呆：因各种罕见的紊乱造成额颞叶萎缩，进而导致额叶或颞叶的进行性神经细胞逐渐丢失而形成。

玛格丽特真的得了阿尔茨海默病吗

玛格丽特，68岁，已被家庭医师确诊为患有阿尔茨海默病。她想一个人继续独立生活，但是她的5个女儿都很担心她，想让她住进有人看护的老年公寓里。有一次，玛格丽特不小心把什么东西放在炉子上了，结果差点烧了整个屋子，最后她被送进了医院。她的家人希望在申请监护令强制将她送进看护式公寓之前，再做一次检查。

那是20世纪90年代早期，我第一次给玛格丽特做检查。那时就发现她似乎患有阿尔茨海默病，因为她记忆力很差，根本不在意自己的外表，而且开车常常迷路。但是在研究完她的SPECT扫描结果后，我发现她的大脑并不像阿尔茨海默病患者的大脑那样。20世纪80年代末，科学文献对阿尔茨海默病描述是顶叶和颞叶的血流量减少。而玛格丽特脑内顶叶和颞叶的血流量正常，但是其大脑内与情感相关的区域血流量却有明显增加的迹象（如图3-1）。

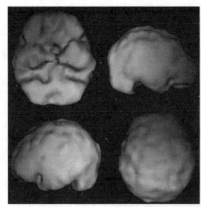

（a）充分、均匀、对称的脑活动，不是阿尔茨海默病的典型症状

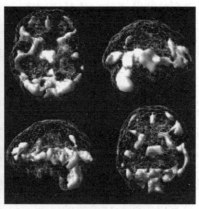

（b）大脑内负责调节情感区域的活动增强

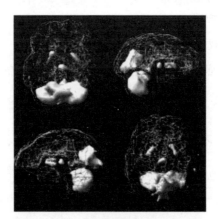

（c）活动正常的脑部扫描图：在一个健康大脑的SPECT扫描图中，最活跃的区域位于大脑后方，即小脑

图3-1　玛格丽特的大脑SPECT扫描图

根据SPECT扫描结果，我当时怀疑她可能有假性痴呆。假性痴呆实际上是一种抑郁的表现，只不过症状上看起来很像痴呆症。于是，我给她开了一种有刺激性的抗抑郁药——安非他酮（Wellbutrin/bupropion），希望她的病

情能够有所好转。果然，3周之后，玛格丽特的精神状况出现了明显改善。她开始变得更健谈了，更加注意自我形象了，甚至还在医院给别人上起了烹饪课。这种惊人的转变令我至今难忘。后来，她一个人又生活了15年。

SPECT脑成像技术让我明白了一件事，那就是很多记忆问题其实都是可以医治的。但是，如果你不去了解大脑的工作方式，你永远都不会知道如何解决问题。很多被诊断为阿尔茨海默病或其他类型痴呆症的患者都有潜在的可治疗的问题，甚至他们可能根本就没有患痴呆症。2017年，加利福尼亚大学旧金山分校便用PET成像技术做了一项研究：研究人员对4000名有轻度认知障碍或痴呆症的患者进行了脑部扫描，检测其大脑内淀粉样斑块的情况，以作为诊断阿尔茨海默病的依据之一。结果显示，只有54.3%的轻度认知障碍患者脑内有淀粉样斑块，而在痴呆症患者中这一比例高达70.5%。那些大脑内没有出现淀粉样斑块的患者，包括那些前期被确诊为阿尔茨海默病的患者都被证明没有罹患阿尔茨海默病。于是，医生们根据脑成像结果更改了2/3就诊患者的治疗方案。

事实上，很早我就了解到SPECT成像技术可以很好地区分阿尔茨海默病与其他类型的痴呆症。这让我想到了另一个案例，它对我后来进一步了解SPECT成像技术至关重要。

爱德的"龙虾状"大脑扫描图

爱德，72岁，他的女儿坎迪丝对他的健忘很担忧，所以来到亚曼诊所就诊。他的情绪很差，判断力也很差。当坎迪丝查看他的财务状况后发现，有的同一张账单他竟然支付了两次，而有些账单却忘记支付。当地神经科医生将爱德诊断为患有阿尔茨海默病。坎迪丝以前读过我写的一本书——《改变大脑，改变人生》（*Change Your Brain*，*Change Your Life*），对SPECT成像技术比较了解。所以，她对医生没有做扫描就直接给出诊断的做法感到不满，于是带父亲来找我们。

从爱德的SPECT扫描图（如图3-2）中，我们发现其大脑内的脑室很大，我将之称为"龙虾状"，因为在上面的脑切片图像中它看起来就像一只倒立的龙虾。除此之外，这个扫描图还显示爱德的小脑（大脑底部）活动较少。所以，他绝对没有患典型的阿尔茨海默病。

与正常人的脑室（如图3-3）相比，爱德的脑室（如图3-4）较大。发现脑室扩大之所以很重要是因为这是正常颅压脑积水的典型现象。在这种情

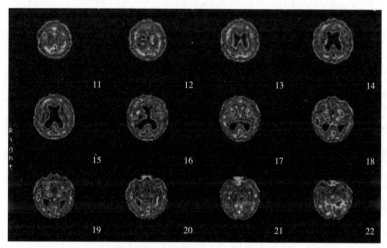

本图为爱德大脑从顶部到底部的切片图，标号15和16的"龙虾状"切片图表明爱德患的不是阿尔茨海默病

图3-2　爱德的大脑SPECT扫描图

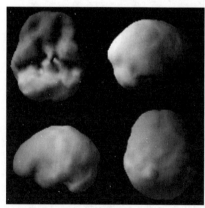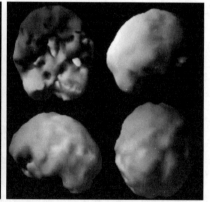

活动完整、均匀且对称　　　　　　除了脑室（中间的孔状物）和小脑（底部）很大之外，没有出现典型的阿尔茨海默病的迹象

图3-3　正常人的大脑SPECT扫描图　　**图3-4　爱德的大脑SPECT扫描图**

况下，脑脊液的正常排出会逐渐受阻，大量脑脊液会慢慢累积。这种紊乱还会常常伴有尿失禁和行走困难，但并不总是会出现。爱德没有其他这些症状，所以他的神经科医生从未怀疑过他有正常颅压脑积水。随后，爱德的大脑疾病持续恶化。在看了他的大脑扫描图之后，我建议他赶紧去神经外科就诊。结果，神经外科医生也同意我的观点，还给他做了一个脑内分流术。3周后，爱德的记忆力恢复了。所以，还是那句话："你不去看，怎么会知道呢？"

不能"一刀切"

就像我在之前出版的其他几本书里所说的那样，我们在亚曼诊所做的脑成像工作中的最大收获之一就是所有的精神疾病，包括注意缺陷多动障碍、焦虑症、抑郁症、成瘾，并不是大脑内出现的单一性或单纯性障碍，而是多类型的，因此在治疗时需要区别对待。

SPECT告诉我们，记忆问题都是相似的。像导致抑郁有很多种原因一样，导致记忆力减退的原因也各种各样。本书在后面将会介绍SPECT在诊断各类记忆问题上发挥的作用。SPECT不仅能够帮助诊断阿尔茨海默病或其他类型的痴呆症，而且还能够探测头部创伤、感染、毒素、抑郁等引起的轻度认知障碍。

用PET扫描做淀粉样蛋白成像会如何

很多科学家认为，阿尔茨海默病是由有毒的β-淀粉样蛋白斑块沉积和有炎症的tau蛋白在神经元内部形成纤维缠结所致。β-淀粉样蛋白斑块是有黏性的块状蛋白质，可以造成大脑短路。在阿尔茨海默病症状出现之前，斑块和tau蛋白就已经开始形成了（如图3-5）。

有观点认为，越早发现这些过程就能越早检测到阿尔茨海默病，对阿尔茨海默病患者来说结果可能也会越好。基于这一观

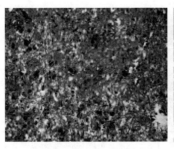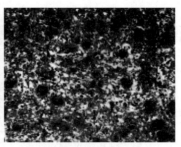

健康的神经元：没有　　　　　不健康的神经元：充斥着
淀粉样蛋白斑块　　　　　　　淀粉样蛋白斑块

图3-5　显微镜下的脑组织解剖图

点，一些公司已经研制出了大脑淀粉样蛋白显像剂，tau蛋白显像剂也在研制过程之中。遗憾的是，淀粉样蛋白扫描只能用来做一种判断，即被检测者是否患有由淀粉样蛋白引起的典型的阿尔茨海默病。此外，用于清理这两种有毒蛋白质的所有药物的临床试验均以失败告终，并且在淀粉样蛋白斑块和tau蛋白对大脑造成损伤后，再对它们进行清除并没有多大帮助。这说明找到阿尔茨海默病比找到一种万能的解决方案还要复杂。

　　SPECT成像技术可以结合智脑的风险因素，提供造成记忆丧失的10种成因的有关信息（如表3-1所示，不同类型的记忆丧失和痴呆症对应的SPECT检测结果）。再结合其他问题进行评估，我们就能够弄清楚引起记忆丧失的具体原因。

表3-1　智脑：临床问题与SPECT检测结果

风险因素	临床问题	SPECT检测结果
血流量	记忆力逐步减退，而非持续减退	整体血流量偏低；脑卒中较明显
退休/衰老	随着年龄增长，记忆力逐步减退	整体血流量偏低，尤其是在顶叶和颞叶区域
炎症	记忆力逐步减退，与抑郁和疼痛有关	整体血流量偏低，大脑所有区域均如此

风险因素	临床问题	SPECT检测结果
遗传	记忆力逐步减退，方向感和思维能力差	顶叶和颞叶区域血流量减少
头部创伤	有反复性头部创伤的历史	局部脑损伤，尤其影响额叶和颞叶
毒素	有中毒或过量摄入酒精的历史	整体血流量逐渐减少
精神健康	自己或家庭成员有抑郁史	边缘系统活动增强；与其他类型相比，活动减少较不明显
免疫性/感染性疾病	有自身免疫史，或罹患莱姆病、梅毒等感染性疾病，后未接受治疗	整体血流量逐渐减少
缺乏神经激素	甲状腺激素、睾酮、雌激素、孕酮水平偏低	整体血流量偏低
糖胖病	身体质量指数（BMI）和血糖水平偏高	整体血流量偏低
睡眠问题	睡眠呼吸暂停综合征、慢性失眠	血流量减少，尤其是在顶叶区域

SPECT检测结果示例

SPECT检测结果，如图3-6所示。

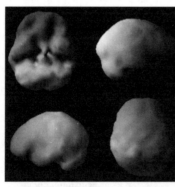 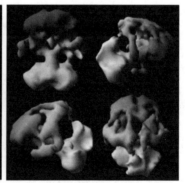

血流量整体上完整、均匀且对称　　　顶叶/颞叶血流量减少

（a）健康的大脑　　　（b）典型的阿尔茨海默病
　　　　　　　　　　　患者的大脑

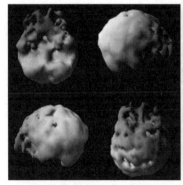
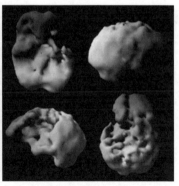

额颞叶血流量减少由血管变化、
一次严重的脑卒中引起

（c）额颞叶痴呆患者的大脑

多次短暂性脑缺血发作引起

（d）血管性痴呆患者的大脑

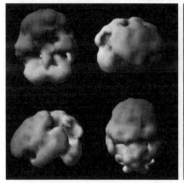
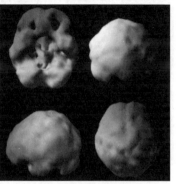

枕叶血流量减少

（e）路易体痴呆（与帕金森病有关）

脑室扩大，大脑切片上呈现
"龙虾状"

（f）正常压力脑积水（NPH）

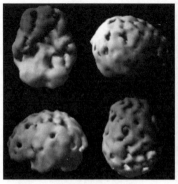
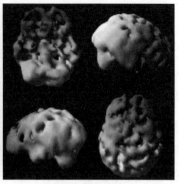

整体血流量减少

（g）酗酒者的大脑

整体血流量减少

（h）感染性疾病（莱姆病）
患者的大脑

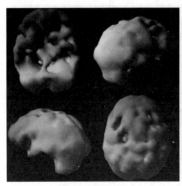 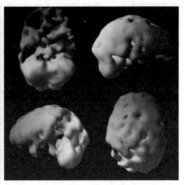

整体血流量减少 | 受伤区域血流量减少

（i）轻度中毒者的大脑 | （j）创伤性脑损伤者的大脑

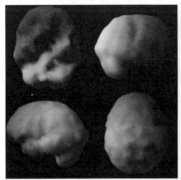 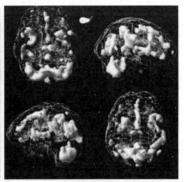

一般外表面更加健康 | 边缘系统活动增强

（k）抑郁症患者的大脑 | （l）抑郁症患者的大脑

图3-6 SPECT检测结果示例图

QEEG

QEEG是我们给孕妇或者那些出于各种原因担心辐射的患者所使用的工具。如果需要进一步了解引起症状的根本原因，我们可以将QEEG与SPECT扫描结合起来使用。借助QEEG，强大的计算机程序从患者的大脑中提取电信号，将这些电信号划分成5种不同的脑电波波段，并用同龄和同性别健康人的脑电波波段做参照，显示出每种脑电波波段分别存在多少。目前，关于用QEEG检测记忆问题、焦虑症、抑郁症、创伤性脑损伤、注意缺陷多动障碍等各种临床适应证的研究成千上万。

脑电波的5种常见类型，按照从慢到快的顺序依次为δ波、θ波、α波、β波、高β波。

δ波（每秒1～4次）：极慢的脑电波，主要出现在睡眠状态。

θ波（每秒5～7次）：较慢的脑电波，主要出现在白日梦和昏昏沉沉的状态。

α波（每秒8～12次）：正常的脑电波，主要出现在放松状态。

β波（每秒13～20次）：较快的脑电波，主要出现在精神集中或脑力工作状态。

高β波（每秒21～40次）：很快的脑电波，主要出现在精神高度集中或焦虑状态。

当大脑产生的δ波或θ波过多时，往往就会出现记忆问题。而QEEG则可以帮助我们确定脑神经反馈疗法是否有助于治疗患者。

QEEG检测结果示例

没有颜色代表正常的频率变动范围；灰色越深表示每个波段的活跃度越高，参见图3-7。

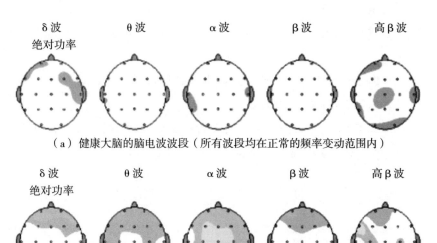

（a）健康大脑的脑电波波段（所有波段均在正常的频率变动范围内）

（b）有经验的冥想者大脑的脑电波波段（α波很活跃）

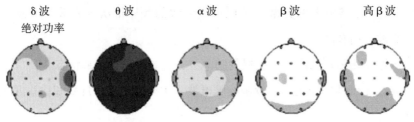

| δ 波 | θ 波 | α 波 | β 波 | 高 β 波 |

绝对功率

（c）痴呆症患者大脑的脑电波波段（θ 波极其活跃）

图3-7　QEEG检测结果示例图

在我的职业生涯中，我常常会说这样一句话："如果说一幅画值千言万语，那么一张地图则值1000幅画，因为你不仅可以在地图上找到你所在的位置，而且可以根据地图去你任何想去的地方。"

没有地图，你就会迷路。如果不知道正确路线，你就会花很多宝贵的时间去寻求帮助。在亚曼诊所，我们认为SPECT和QEEG就是引导人们走向改善大脑健康、提升生活质量的地图。

 拯救记忆：智脑小贴士

现在，你已经知道如何开始评估大脑的健康了，再想一想以下这几个问题。

1. 你有没有一些值得早期注意的症状？如果有，是什么症状？

2. 你会什么时候去检测大脑？

3. 如果有机会的话，你会做一次脑部扫描吗？我的建议是最好在50岁的时候做一次。如果有痴呆症家族史，最好在40岁的时候就去做一次。

第二部分

智脑：终极记忆配方

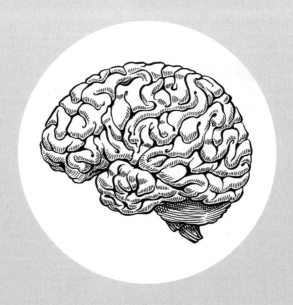

第四章

拯救记忆的智脑方法：预防或治疗记忆力减退和阿尔茨海默病的最佳方法就是了解并解决所有风险因素

"如果你坐立不安，不要每隔3~4小时就去吃两粒艾德维尔（Advil），应该想办法解决让你坐立不安的问题。要治本而非治标。如果你更加坐立不安，解决一部分问题并不会让你相应地减少一部分疼痛。复杂的情况是有其'复杂性'的。找出所有的根本原因加以解决才是有效的做法。"

——西德尼·贝克（Sidney Baker），医学博士，医学领域先锋人物

如果想拥有好的记忆力，你首先需要了解所有可能造成记忆力减退的因素，然后逐个击破。正如耶稣对其信徒所说，"你们必晓得真理，真理必叫你们得以自由"（约翰福音，《圣经新译本》）。但是，真理可能会让你感到痛苦，至少在培养更健康的生活方式这件事情上是如此。

我们总是不愿意面对真实的自己，包括我们的弱点、坏习惯，还有缺陷。然而如果我们不正视这些问题，认真想办法去改变，我们可能就无法长期坚持健康的生活方式。

我们必须做出改变。我坚信一粒药永远无法治愈记忆力减退、衰老、阿尔茨海默病等问题，因为问题出现的方式实在是太多了。这是一场战役，而我们需要多方位作战。

根据智脑模型，在接下来的内容中，我对关键风险因素进行了细分，并依照大脑和记忆力的损害程度，为每一种细分因素赋予了权重。在接下来的

几章里，我将详细介绍这些风险因素，并提供有针对性的对策。但是在此之前，你需要了解自己目前的状况。

标出与自己情况相符的风险因素。如果你不确定自己存在哪几个风险因素，请参考每个风险因素对应的具体章节。当你完成评估时，将所有的分值加起来。每个风险因素右边的括号里都有一个数字，这个数字表示：相对于没有风险因素的人，有风险因素的人会出现记忆问题、加速衰老和阿尔茨海默病的相对风险增加值。比如，1.3=风险增加30%，1.5=风险增加50%，2=风险增加1倍，3=风险相当于原来的3倍，等等。

血流量

1. 有脑卒中的历史（5）。

2. 有心血管疾病的历史，包括冠状动脉疾病、心脏病、心力衰竭、心律失常（2）。

3. 中年处于高血压前期或患有高血压（2）；后来又出现低血压（1.3）。

4. 勃起功能障碍 ［所有年龄段（1.7）；年龄为50～64岁（6.1）；65岁及以上的男性（27.2）］。

5. 运动量有限（每周不到2次）（2）。

退休/衰老

6. 年龄为65～84岁（2）；年龄在85岁及以上（38）。

7. 看电视时间过长（每天超过2小时）（2）。

8. 工作中不需要学习新知识，或者退休后没有学习新知识（2）。

9. 孤独或者远离社交（2）。

炎 症

10. 牙周（牙龈）病（2）。

11. 体内有炎症：同型半胱氨酸或C反应蛋白水平偏高（2）。

12. ω–3脂肪酸水平偏低（参见第112页"ω–3指数测试"）（2）。

遗传学

13. 家庭成员中一人患有阿尔茨海默病或痴呆症（3.5）；家庭成员中一人以上患有阿尔茨海默病或痴呆症（7.5）。

14. 一个载脂蛋白E e4等位基因（APOE-e4）（2.5），或者两个APOE-e4基因（10）（根据基因检测可得知）。

头部创伤

15. 一次头部受伤后失去知觉（2）。

16. 多次头部受伤后未失去知觉（2）。

17. 失去嗅觉（2）。

毒　素

18. 吸烟超过10年（现在或过去）（2.3）。

19. 有酒瘾或有毒瘾（现在或过去）（4.4）。

20. 有头颈癌放疗史（3）、乳腺癌化疗史（1.5），结直肠癌以及其他癌症（1.25）。

21. 长期接触重金属，如铅、镉、汞、砷、铝（1.5）。

22. 长期接触霉菌（1.5）。

23. 肾功能障碍（2）。

精神健康

24. 创伤后应激障碍（4）、双相障碍（2）、精神分裂症（2）、抑郁（3.5）、慢性压力（2）。

免疫性/感染性疾病

25. 自身免疫性问题，如多发性硬化（1.5）、类风湿关节炎（3）、系统性红斑狼疮（2）、克罗恩病（1.5）、重度银屑病（3）。

26. 成人哮喘（1.3）。

27. 慢性莱姆病或大脑/身体内处于感染过程中尚未得到治愈（2）。

28. 唇疱疹或生殖器疱疹（2）。

缺乏神经激素

29. 甲状腺激素水平偏低（2），（女性）雌激素水平偏低（2），（男性和女性）睾酮偏低（2）。

30. 未采用雌激素替代疗法进行子宫切除术（2）。

31. 有前列腺癌的历史，采用过睾酮降低疗法（2）。

糖胖病

32. 糖尿病前期或糖尿病（3）。

33. 中年时超重或肥胖（3）。

34. 老年时体重过轻（2）。

睡眠问题

35. 长期失眠（2.3）。

36. 睡眠呼吸暂停综合征（2.3）。

总分：你存在的风险因素的总数，加上每个风险因素对应括号内的数字的总和（相对风险因素）。

风险因素总数：

相对风险因素（括号内的数字之和）：

结　论

如果总分为0~6，说明你罹患阿尔茨海默病的风险较低。

如果总分为7~14，说明你处于中度风险，建议你在50岁以后每年都做检测（包括：实验室检测，用我们的线上"网络神经"测试对认知功能进行反复测试，去医疗机构进行检测）。

如果总分大于14，建议你在40岁以后每年都做检测（包括：实验室检测，用我们线上"网络神经"测试对认知功能进行反复测试，去医疗机构进行检测）。

结合风险因素来检测记忆力减退的风险并不是一种创新，在芬兰就曾做过类似的大规模研究。确切地说，在对中年群体进行大规模的抽样后，芬兰研究人员对他们的年龄、性别、受教育的程度、血压、体重、胆固醇、体能活动等指标进行了分析，结果发现风险因素越多的人在20年内罹患痴呆症的可能性越大。

消除所有风险因素，保持大脑健康

亚曼诊所的拯救记忆计划可以消除上述风险因素。按照我们的计划去做，不但你的心情会得到改善，而且你的体重、血压、血糖都会恢复正常，牙龈会更加健康，睡眠质量也会提高。如果你想达到最佳状态和最健康的水平，你需要了解所有的风险因素，并尽可能多地听取与每一个风险因素相对应的建议。如果你存在的风险因素较少，那么只需要在"智脑"这一章节里关注与你的问题相关的建议就可以了。这些风险因素就是偷走你记忆的罪魁祸首。第五章至第十五章，我会逐一介绍这些风险因素，教你如何对其进行诊断，以及如何正确对待、减少或消除它们。

如何积极做出改变并保持下去

无论影响你大脑和记忆的风险因素是多还是少，你都应该坚持自己从"智脑"计划中养成的新的习惯，研究人员已经在这方面开展了研究。当你第一次对自己的生活方式做出很大调整时，你会非常积极主动并感觉充满力量。你想让自己变得更加健康，想改善自己的记忆力，所以你会下定决心在生活方式上做出必要的改变。但是最后你可能会因为分心，或者因为工作太忙，而放弃锻炼，重新开始吃快餐、熬夜。

我想在这里提醒你的是：千万不要放弃！暂时退回到过去的生活习惯是很正常的，因为你的大脑对过去的行为路径更熟悉。但是你的大脑实际上有很强的可塑性，只要你不断地重复健康的习惯，它就能够学习这些习惯所对应的新的路径。以下几种方法可以帮助你坚持健康的习惯。

做出承诺。研究表明，下定决心或者设定目标后再记在纸上（或电脑上）会更有利于自己完成目标，尤其是当最初的热情开始减退的时候。如果能够给支持你的朋友分享一下你的计划，并定期给他（或她）汇报一下进展情况，效果则会更好。

记录下来。另一种能够让你坚持完成目标的方法，就是将促进健康的行动记录下来。你可以开始写日志，将进展情况记录下来。

提前规划。有一些活动的开展是需要时间的。为了成功，你需要在你的家人和生活中的其他人身上为自己的这些新的行为创造一定的联系，这样他们才能支持你的计划。如果你成功了，他们也会受益！你可以想各种办法来制订计划，比如，抽出一些时间来锻炼，或者自己做更健康的饭菜，并且把这些活动当成重要的事情来对待。

庆祝每一次小小的胜利。与其展望你还没有完成的事情，不如每隔几天或每周抽出一点儿时间来回顾自己已经取得的进步。这就是所谓的"地平线效应（horizon effect）"。它可以让你保持热情，继续坚持下去，也是持续激励自己的一种方式。

当你犯错误时，要去寻找错误的原因，而不要对自己不满，这样你才能从中汲取教训。每一个人都会有犯错的时候，你也不例外！不要有任何消极的想法，要提醒自己已经取得的进步（实在不行的话，可以找一个支持你的朋友或家人来帮助你）。改善记忆力和大脑健康的关键在于日积月累和坚持不懈。

每一个人的必修课

我们每一个人都应该按照以下五个步骤来保护自己的记忆力和大脑。

第一，定期检测大脑。如前一章所述，亚曼诊所使用名为"大脑健康-网络神经"的线上测试（网址：www.mybrainfitlife.com）。你可以选择不用我们的测试，但是要确保每年都对自己的大脑进行检测。

第二，了解重要的健康指标。很多企业领导者都信奉这样一句格言："你无法改变你衡量不了的事物。"这句话也同样适用于健康管理。所以，你需要了解一些重要的健康指标（本书会详细介绍）。这一点很关键。例如，如果你的BMI过高，你可能就需要好好注意自己的体重了；如果你的ω-3指数过低，你可能需要多吃鱼或者服用ω-3脂肪酸补充剂；如果需要通过血检来评估风险，你可以去医疗机构验血。

常规性指标

身体质量指数（BMI）

腰高比（参见第241页）

血压

血　检

全血细胞计数（CBC）

综合代谢检查（肾功能和肝功能为主）

血脂检查

空腹血糖

糖化血红蛋白（HbA1c）

空腹胰岛素

同型半胱氨酸

C反应蛋白（CRP）

铁蛋白水平（铁储量指标）

甲状腺激素检查

睾酮水平

脱氢表雄酮（DHEA）

维生素D

叶酸

维生素B_{12}水平

血浆锌

血清铜

镁

ω−3指数

*APOE*基因型

第三，了解、处理、消除特定的风险因素（参见第五章至第十五章）。

第四，遵循"拯救记忆的饮食"的建议调整饮食习惯（参见第十六章）。这是维持健康状态的最重要的策略之一。

第五，每天摄入一些基础性补充剂，包括含量100%的复合维生素无机盐补充剂，再加上维生素B_6、维生素B_{12}、叶酸、维生素D，以及二十碳五烯酸（EPA）和二十二碳六烯酸（DHA）等ω–3脂肪酸。然后根据自己的智脑需要（在第十一章有详细解释）有针对性地摄入保健营养品（我把它定义为具有药用价值的补充剂）。

保健营养品背后的科学依据

很多医生会对你说，你不需要补充剂，那是在浪费钱。但是我同意我的朋友马克·海曼的观点。马克是克利夫兰诊所功能医学中心主任，也是一位医学博士。他认为"如果食用的是在富含纯净无机盐和营养丰富的土壤里生长出来的野生的、新鲜的、完整的、有机的、当地非转基因食品"，而且这些食品"既没有被存储数月之久，又没有经过长途运输"，就可以不用再另外摄入补充剂，但前提是需要"多在户外工作和生活，呼吸新鲜的无污染空气，饮用纯净水，每晚睡眠9个小时，每天都要进行身体运动，没有慢性压力，也不暴露在环境毒素之中"。但是我们生活在一个快节奏的社会当中，很容易去享受免下车服务，不按规律饮食，购买经过化学处理和加工的食品，并沉迷于甜品，所以我们每一个人都需要或多或少地摄入一些复合维生素／无机盐补充剂。

令人振奋的是，过去25年以来的研究表明，摄入高质量的、有针对性的补充剂会对大脑产生积极的影响。对此，我们有一个有力的例子：2009年，亚曼诊所对美国国家橄榄球联盟（NFL）的现役和退役球员做了一次全球首个最大规模的脑成像研究。其中很多球员都表示自己有记忆力方面的问题，而且在我们给出的认知测试中得分很低。整体而言，他们的大脑SPECT的扫描结果也很糟糕。在治疗方面，我们选择进行大脑健康教育和补充有针对性的保健营养品。在实施了这一治疗方案后，我们发现球员大脑内前额皮质和海马体等多处区域的血流量都有所增加，而且他们的记忆力、注意力和处理问题的速度也得到了提高。

在用大脑SPECT扫描来帮助理解和治疗患者后，我萌生了对保健营养品的兴趣。那时，SPECT让我明白，一些药物，尤其是治疗焦虑症和疼痛的药物，会对扫描产生负面影响，使大脑某些区域呈现血流量减少的现象〔参见图4-1（a），（b），（c），健康的大脑和用药后的大脑SPECT〕。后来，我又从某些研究中得知，这些药物还会增加罹患痴呆症和脑卒中的风险。我在医学院读书时学到的是："不要先去伤害患者，而要采用毒性最小、效果最好的治疗方法。"

当我寻找这些药物的替代品来帮助我所服务的儿童和成年人时，我发现很多天然补充剂比处方药的不良反应要小，这一点也得到强有力的科学证明。所以，我在每一个与智脑相关的章节里都提出了关于保健营养品的具体建议。

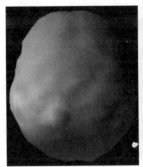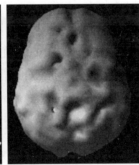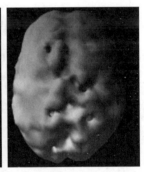

（a）健康的大脑　（b）服用抗焦虑症药物（苯　（c）服用止痛药后的大脑
　　　　　　　　　　二氮平类药物）后的大脑

图4-1　服用有毒药物后的大脑SPECT扫描图

保健营养品的利与弊

在选择保健营养品时，了解其利弊很重要。首先，很多保健营养品都接受了大量研究，其有效性得到大量科学研究的证明。相比绝大多数处方药，保健营养品的不良反应要小很多，而且也便宜很多。另外，开具药物处方会被记录在病例中，影响可保性（因为我们服用了某些药物，在购买健康险、人寿险、残疾险、长期护理险的时候往往会遭到拒绝，或者被迫支付更高的保费）。所以，有的时候，天然保健营养品是更好的选择。

然而保健营养品也有其缺陷。它们也可能造成不良反应，所以需要谨慎地使用（天然并不一定说明其无毒害作用，砷和氰化物也是天然的！）。而且虽然它们通常比药物便宜，但是成本可能会更高，因为它们通常都不会被纳入保险范围之内。

关于保健营养品，我们主要担心的是其生产过程中缺乏质量控制。研究表明，补充剂有时会与其标签上所描述的不符，这意味着它们可能是无效的，甚至对人体有害。很多人都是从保健食品商店的店员那里得到有关这些产品的建议，而这些店员掌握的信息可能并不是最准确的。所以，你可能需要自己去做功课，找一些信得过的品牌。要想买到高质量的补充剂，最好的办法就是与生产厂家取得联系，向他们的技术和质量控制人员提出自己的疑问。

尽管保健营养品存在以上这些问题，但是其具有的优势（以及相对于药物的低风险性）还是说明它们是值得被选择的，尤其是在相关研究能够证明其功效的情况下。我每天都会有针对性地摄入一定量的保健营养品，因为我相信它们会对我的人生产生积极的影响。

服药有没有让你感到不适？

很多药物会消耗有助于我们保持身体健康的重要营养物质。其中，一些最常见的药物有以下几种。

抗酸药：服用后会减少胃酸（不利于食物消化）、钙、磷、叶酸、维生素K。

雌激素药：服用后会减少叶酸、镁、B族维生素、维生素C、锌、硒、辅酶Q_{10}（CoQ_{10}）。

降糖药：服用后会减少CoQ_{10}和维生素B_{12}。

降压药：服用后会减少维生素B_6、维生素K、CoQ_{10}、镁、锌。

布洛芬等抗炎药：服用后会减少钙、锌、铁、叶酸、维生素

B_6、维生素C、维生素D、维生素K。

降胆固醇药：服用后会减少CoQ$_{10}$、ω-3脂肪酸、肉毒碱。

抗生素药：服用后会减少维生素B和维生素K。

口服避孕药：服用后会减少B族维生素、叶酸、镁、锌、硒、酪氨酸（多巴胺的基本成分）、血清素（对调节情绪至关重要）。口服避孕药会使患抑郁症的风险增加40%。

在停药之前，切记要先咨询医师。

 拯救记忆：智脑小贴士

你可以根据以下建议制订并开启自己的拯救记忆计划。

1. 了解自己面对的具体风险因素。

2. 学会如何做出积极的改变和如何保持好的习惯。

3. 每年对自己身体的重要的健康指标进行评估。

4. 针对每个智脑风险因素采取简单的对策。

5. 开始简单摄入补充剂：复合维生素/无机盐补充剂，以及EPA和DHA等ω-3脂肪酸。了解自己体内的维生素D含量并进行适当调节。

第五章

"B" 代表血液流动：开启生命的钥匙

"运动是催化剂，是人体正常运转的前提。消化、排泄、性生活、皮肤、头发，你身体的一切都依赖于血液循环。"

——杰克·拉兰内（Jack Lalanne）

吉姆：记忆问题的标志

吉姆，61岁，是一位成功的企业家，由于近几年记忆力减退和行为变得古怪，他的生活变得一塌糊涂。后来，他来到了我们位于华盛顿特区外的诊所。他一直都有注意力持续时间短、注意力容易分散和坐立不安的毛病。他跟我们说，自己没办法安静地坐着，"总是想动起来"。

他身边的朋友都说他可能得了注意缺陷障碍。他从小就有阅读障碍，在上小学六年级之前还不会阅读。但是他擅长踢足球，而且当了10年的中后卫（从初中到高中再到大学），在足球阵型中，中后卫是大脑损伤情况最严重的位置之一。成年后，他开始酗酒、抽烟、抽大麻。虽然吉姆遇到过不少挫折，但这些都没有妨碍他成为一名拥有7家汽车经销公司的优秀企业家。

在来找我们的两年前，吉姆遭遇了一次严重的车祸。在那次车祸中，吉姆失去了意识而且曾经停止呼吸3次。急救人员使用除颤器对他的心脏进行起搏。他告诉我们，在住院期间医生没有给他检查是否有脑震荡。后来，他的记忆力越来越差，行为也一反常态地变得古怪。他还说自己常常忘记给员工交代过什么事情，所以总是会向员工反复交代同一件事情。他还喝起了伏特加马提尼酒，他表示自己经常会喝多。他变得愈加焦虑而且开始失眠，所以医生给他开了赞安诺（Xanax）和安必恩（Ambien）。他的父亲在70岁出头时出现了严重的记忆问题，最后被确诊为患有阿尔茨海默病。正因为这一点，吉姆担心自己身上可能已经出现早发性记忆问题的迹象。

在我们第一次见到吉姆时，他的体重超标，血压和胆固醇水平都偏高，糖摄入量"高出正常标准"，空腹血糖水平、HbA1c水平偏高、铁蛋白、同型半胱氨酸、C反应蛋白等含量也偏高，维生素D水平偏低。认知功能的测试结果表明，他有严重的记忆问题。他的大脑SPECT扫描结果显示，其大脑血流量整体上大幅减少。而血流量偏低是预测患者是否会出现严重记忆问题的一个首要指标。针对吉姆存在的智脑风险因素，我们为他制订了干预措施，如表5-1所示。

表5-1　吉姆的智脑风险因素和对应的干预措施

BRIGHT MINDS	吉姆的风险因素	干预措施
血流量	SPECT检测结果显示血流量严重偏低；高血压；在被撞失去意识后曾经3次停止呼吸	运动；改变饮食习惯；摄入银杏提取液等补充剂
退休/衰老	铁蛋白（铁）含量偏高	学习新知识
炎症	C反应蛋白和同型半胱氨酸水平偏高	改变饮食习惯；摄入EPA和DHA、维生素B_6、维生素B_{12}、叶酸
遗传	父亲曾患有阿尔茨海默病	
头部创伤	10年踢足球史；在车祸中失去意识	
毒素	酗酒史；抽大麻史	不再饮酒
精神健康	注意缺陷障碍；因焦虑问题服用过赞安诺	服用治疗注意缺陷障碍的药物；停止服用赞安诺
免疫性/感染性疾病	维生素D水平偏低	摄入维生素D_3补充剂
缺乏神经激素	睾酮水平偏低	服用睾酮促进剂；进行负重训练；不吃糖

BRIGHT MINDS	吉姆的风险因素	干预措施
糖胖病	HbA1c、空腹血糖水平偏高；肥胖	减轻体重，将血糖控制在合理范围之内
睡眠问题	车祸发生以后出现睡眠问题；因失眠服用过安必恩	采取其他催眠方法代替安必恩

认知功能测试和大脑扫描结果出来后，吉姆非常重视。他完全按照精神病医生、医学博士兰蒂尔瑞·乔兰德比（Lantie Jorandby）的要求去做。他不再喝酒了，调整了饮食习惯，开始锻炼，服用了治疗注意缺陷障碍的药物，还根据大脑所需有针对性地摄入补充剂。经过这些调整，再加上利用改善睡眠质量的方法，吉姆终于不再服用赞安诺和安必恩。9个月以后，他感觉好了很多，认知功能测试分数提高了不少，大脑SPECT扫描结果也有大幅改善。参见图5-1、图5-2。他的妻子还写了一封感谢信给乔兰德比博士：
"感谢您的帮助。您和亚曼诊所不仅拯救了吉姆，而且也拯救了我们的婚姻和家庭。我们对此深表感激。"

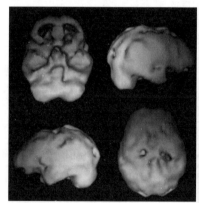

血流量整体偏低

图5-1 治疗前吉姆的大脑
SPECT扫描图

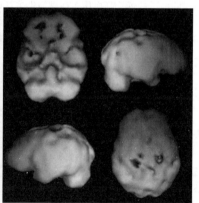

血流量整体上有所改善

图5-2 治疗9个月后吉姆的大脑
SPECT 扫描图

大脑血流量偏低是预测患者是否会出现记忆问题、

罹患阿尔茨海默病以及大脑退化速度的首要指标。

血液是为细胞提供营养物质、清除毒素的通道。保护好血管对长期保持敏锐和健康的大脑至关重要。脑细胞衰老的速度实际上并没有我们过去所认为的那么快。研究表明，衰老其实是为神经元提供支持的血管老化了。

我们体内20%的血流量都被大脑所使用。所以，我常常跟我的患者说："凡是对心脏有好处的，对大脑也一定有好处；凡是对心脏不利的，对大脑也一定不利。"不但如此，如果你身体某处有血流量的问题，那么你全身都可能存在这个问题。

举一个典型的例子。现在，各种治疗勃起功能障碍的药物广告在电视上很常见。而当勃起功能障碍在男性中越来越普遍之际，他们的大脑问题也在快速增加。2007年，当我在写《恋爱中的大脑》这本书的时候，我突然意识到自己过去忽视了这两者之间的联系。而现在，我会告诉你："凡是对心脏有好处的，不仅对大脑有好处，而且对生殖器也有好处。凡是对心脏不利的，对大脑和生殖器也一定不利。这些都与血流量有关。"血液会通过循环流入大脑和生殖器里。性功能障碍和低血流量如今在女性群体中也越来越多见。

马萨诸塞州男性衰老研究（Massachusetts Male Aging Study）的调查结果表明，40%的40岁男性有勃起功能障碍。这意味着，40%的40岁男性可能也同时有脑功能障碍。而在老年男性群体中，患有勃起功能障碍的比例高得惊人。该项调查结果显示，70%的70岁男性都有勃起功能障碍。而这意味着70%的70岁男性可能也同时有脑功能障碍。

除了勃起功能障碍和缺氧经历（比如溺水，或者像吉姆经历过的那种心脏骤停等）之外，还有其他一些与血管疾病或血流量相关的风险因素。

1.心血管疾病，主要包括以下几种。

（1）动脉粥样硬化（主要表现为动脉变硬且变窄）

（2）低密度脂蛋白胆固醇（LDL-C）或总胆固醇水平偏高

（3）心脏病

（4）心房颤动

（5）高血压或高血压前期

2.脑卒中或短暂性脑缺血发作（TIA）

3.每周锻炼不足两次，行走速度缓慢

血脑屏障：注意不要渗漏

当我们讨论大脑血流量的时候，血脑屏障（BBB）是一个绕不开的话题。血脑屏障是血管与脑组织之间的一层保护膜，允许水、氧气、葡萄糖、维生素、激素类进入脑组织，而将二氧化碳等废物排出，充当着守门员的角色。血脑屏障还可以保护大脑免受毒素、变应原的侵害。

虽然这一保护层只有一个细胞那么厚，但是构成它的细胞可以紧密连接起来，形成一个强大的屏障。然而，衰老、高血压、创伤、炎症、缺氧，以及其他对大脑的攻击，会磨损、破坏这种细胞连接。而当细胞连接变得松散，出现"渗漏"的时候，患病的可能性也就会大大增加，因为像毒素这种大脑不需要的物质会趁虚而入，进入大脑。（参见图5-3）

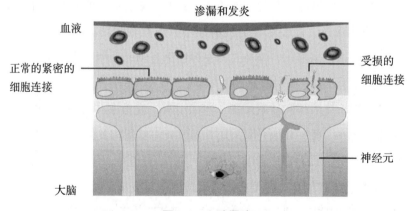

图5-3　血脑屏障

同样，像梅毒、莱姆病等一些感染可以穿过血脑屏障。这可能就是这些疾病往往会与认知和情绪问题联系在一起的原因。随着我们年龄的增长，海马体将会成为第一个出现血脑屏障渗漏的大脑区域。这可能在很大程度上解释了为什么年龄越大记忆问题越普遍。关于如何增强血脑屏障，请参见第82页。

关于血流量的风险因素

心血管疾病

血流量对大脑和心脏非常重要。因此，心血管疾病是记忆力减退的一个主要风险因素。心血管疾病主要有以下几类。

动脉粥样硬化：心血管疾病的罪魁祸首，由动脉内壁上脂肪沉积物形成的所谓"斑块"而引发。随着斑块逐渐变大，动脉会逐渐变窄并被阻塞，从而阻止血液流向需要的区域。同时，血管的弹性也会减弱（即所谓"动脉硬化"），造成血压升高，血管变得脆弱，更易破裂（引起脑卒中）。携带*APOE*-e4型基因的人易患冠状动脉（给心脏输送养分的动脉）疾病和阿尔茨海默病。引起动脉粥样硬化的最常见的风险有：血液中低密度脂蛋白胆固醇偏高（参见下段）、年龄增长、男性（女性在更年期之后往往会受到更大影响）、高血压、糖尿病、吸烟、肥胖、缺乏身体锻炼。如果有近亲在年轻时就患有心脏病或脑卒中，那么你出现动脉粥样硬化的风险也更大。

低密度脂蛋白胆固醇偏高：低密度脂蛋白胆固醇偏高会增加罹患痴呆症的风险，而高密度脂蛋白胆固醇偏高似乎会降低罹患痴呆症的风险。一项针对1037名年龄在80岁以下患有冠状动脉疾病的女性进行为期4年的研究表明，低密度脂蛋白胆固醇偏高的女性出现记忆丧失、认知障碍或者患有痴呆症的风险几乎增加了一倍，而低密度脂蛋白胆固醇浓度降低到正常范围内以后，可以消除这种风险的增加。有一点值得注意的是，如果一个人的总胆固醇降低到4.16mmol/L（160mg/dl），那么这个人出现抑郁和攻击性的风险就会增加。所以，将胆固醇值维持在合理的水平对*APOE-*e4型基因携带者非常重要。

心脏病：患有心脏病会增加未来出现记忆问题的风险，因为心脏在受到损害后，其泵血和保持血液循环的能力就会受到影响。

心房颤动（简称：房颤）：房颤是一种心脏节律异常（心律失常）的表现，会减少心脏的泵血量。房颤还会引起血液凝块，形成的血凝块则会被泵入血液之中。房颤常常被称作"A-fib"，是一种公认的能够引起脑卒中和痴呆症的风险因素。

高血压：高血压会增加出现记忆问题的风险。血压正常对大脑健康至关重要。高血压，甚至是处于正常范围内的偏高血压（高血压前期），都与脑功能下降和流入大脑的血流量减少有关。美国疾病控制与预防中心调查显示，约1/3的美国人都有高血压，另外1/3的美国人则处于高血压前期。高血压是第二大可预防的致死性疾病，而且与心脏病、脑卒中以及可能造成记忆问题的其他风险都有关系。长期较高的血压会导致血管壁扩大、变硬、收窄，甚至可能破裂，很像动脉粥样硬化那样。常见的高血压成因有：遗传、超重、睡眠呼吸暂停综合征、肾脏疾病。高血压还是口服避孕药的不良反应之一。

脑卒中或短暂性脑缺血发作

当血管破裂或血凝块阻止血液向大脑输送细胞时，就会发生脑卒中。发生过脑卒中的人罹患痴呆症的风险是正常人的6～10倍。即使脑卒中是由一个比橡皮擦还要小的血凝块所引起，罹患痴呆症的风险也会增加。如果脑卒中发生过一次或多次，血管就会变得更加脆弱。然而，高血压、吸烟、心脏病、糖尿病等风险因素的形成是长期性的。也就是说，我们完全可以尽早解决它们。解决得越早，对大脑就越有利。近期，加拿大研究人员称，安大略省的一项脑卒中预防计划取得了非常积极的意外收获——10年以来80岁及以上的老年人罹患痴呆症的比例下降了15.4%。该计划包括：培养健康的饮食习惯、加强锻炼、不吸烟，以及在必要情况下服用降压药。

为了方便记忆，我们将表示与脑卒中相关的初期迹象的单词和会出现问题的身体区域的单词写成"BE-FAST"这一缩略语。其中，各个字母的含义如下。

B表示平衡（Balance）： 平衡性或协调性突然丧失

E表示眼睛（Eyes）： 一只或两只眼睛突然失去视觉

F表示脸部（Face）： 一侧脸部下垂

A表示双臂（Arms）： 双臂无力，无法同时上举

S表示说话（Speech）： 含糊不清或语无伦次

T表示时间（Time）： 立即就医

有时，脑卒中的迹象只在出现几分钟之后就消失了。但是这并不代表问题就解决了。短暂性脑缺血发作（TIA）是脑卒中的一种，其持续时间不长，也不会造成永久性损伤，但是它的出现是未来发生更严重的脑卒中和渐进性记忆问题的风险大大增强的主要警示信号。

如果你曾经发生过脑卒中或短暂性脑缺血发作，并且想拯救你的记忆，那么你必须要非常重视自己的健康。我曾见过有脑卒中史的人在改善大脑健康后记忆力得到了显著增强。他们执行了所有的智脑方案，还采取了高压氧疗（HBOT），这有助于促进与脑卒中相关的大脑区域的血液流动。图5-4（a）、（b）为右侧额叶脑卒中和颞叶脑卒中的大脑扫描图，对比了脑卒中治疗前与治疗后的大脑情况。

缺　氧

大脑是需要氧气的。当大脑缺氧时，它就会过早衰老且受损。与溺水、心脏停搏、自发性窒息一样，睡眠呼吸暂停综合征也会切断氧气的输送，比绝大多数人想象的更常见。在我治疗的患者当中，很多患者都有屏住呼吸潜水的经历，还有一些患者会刻意对自己进行性窒息，而他们不了解这种行为对大脑的伤害。

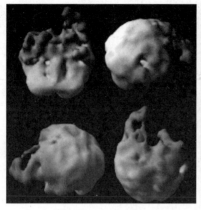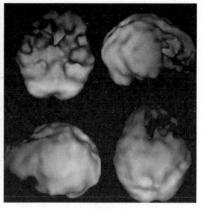

（a）治疗前（活跃程度整体上　　　（b）治疗后（请注意出现明显
严重下降）　　　　　　　　　好转的区域）

图5-4　右侧额叶脑卒中和颞叶脑卒中的大脑扫描图

缺乏运动或不运动

不运动是记忆丧失的一个重要风险因素，这在很大程度上是因为体能运动可以保持血管的健康。运动会促使血管壁内释放一种叫作"一氧化氮"的化学物质，这种物质有助于控制血管的形状。如果血管壁接收不到运动定期带来的血流冲击，它们就会开始扭曲、变平，限制整体血液流动。而这会导致机体的组织，包括脑组织，吸收不到所需的营养物质，无法通过有效的机制来排出堆积在体内的毒素。如果大脑深处缺乏氧气和葡萄糖，我们的肢体协调性和处理复杂思维的能力就会出问题，在深度交谈时即如此。定期进行体能运动是预防记忆丧失的一个有效办法，不论你从什么时候开始运动。

"Yalla imshi"。在我小的时候，我常常听到父亲说这句黎巴嫩语。它的意思是"快走""赶快"。当时，我们家一共有7个孩子，我是老三。我们常常会健步如飞地去学校，去棒球场，去商店。直到现在，在我脑海中仍然能够听到这句话。而且我还对自己的孩子说过一两次这句话。只是我的父亲并不知道这句话有多么重要。随着我们年龄的增长，我们走得越快，我们活的时间就越长，我们的思维也会更加敏锐。如果一个80岁的老人每小时走1.6km，那么他（或她）活到90岁的可能性只有10%。如果这个80岁的老人能够加快行走速度，比如每小时走5.6km，那么他（或她）活到90岁的可能性有84%。走得越慢，我们的执行功能和决策能力也会变慢。如果你很久没有疾步走路了，那么你应该先慢点儿走，然后再逐渐加快速度。跌倒也是造成记忆丧失的一个主要原因。

运动的奇迹

为什么体能运动应该成为我们日常生活的一部分？原因有很多。例如，它可以刺激神经提高大脑产生新神经元的能力。研究表明，实验鼠在进行体能运动时，其额叶和海马体区域会产生新的神经元，这些新的神经元可以存活4周左右，如果得不到刺激，它们就会死亡。如果你在精神或社交层面去刺激新的神经元，它们就会与其他神经元建立联系，然后被整合到脑回路里不断发挥作用。这就是为什么那些在运动完以后去图书馆或上音乐课的人比那些运动完以后什么事情都不做的人要更聪明。

运动可以保护海马体免受氢化可的松等与压力相关的激素类物质的影响。这些激素类物质通常会造成海马体萎缩。有研究表明，即使是散步，也有助于女性大脑内海马体的增大。

除此之外，体能运动还可以给我们的健康带来以下好处。

1. 增大海马体的体积，海马体是所有记忆力改善计划的核心。

2. 刺激脑源性神经营养因子（BDNF）等生长因子产生，促进干细胞的形成。

3. 抑制 β-淀粉样蛋白斑块的形成。

4. 提高认知灵活性和认知功能。

5. 改善情绪，提高注意力。

6. 增强心脏为大脑和全身泵血的能力，促进氧气和营养物质的输送。

7. 促进一氧化氮产生和增强血管的弹性，降低患高血压、脑卒中和心脏病的风险。

8. 增强胰岛素降低高血糖水平的能力，降低患糖尿病的风险。

9. 帮助你保持身体的协调性、灵活性和速度。

10. 增加脱氢表雄酮的含量，有助于保持大脑健康。

11. 调节血压。

12. 增强协调性和灵活性。

13. 运动出汗有助于排毒。

14. 改善睡眠质量。

15. 提高免疫力。

 检测血流量问题

血 压

你需要了解以下指标。

正常状态下：

收缩压：12.0~16.0kPa（90~120mmHg）

舒张压：8.00~10.7kPa（60~80mmHg）

高血压前期：

收缩压：16.0~18.5kPa（120~139mmHg）

舒张压：10.7~11.9kPa（80~89mmHg）

高血压：

收缩压：≥18.7kPa（140mmHg）

舒张压：≥12.0kPa（90mmHg）

如果你有糖尿病或慢性肾病，那么你的血压目标值应该低于17.3/10.7kPa（130/80mmHg）。但是血压过低也会引起问题。

低血压：

收缩压：<12.0kPa（90mmHg）

舒张压：<8.00kPa（60mmHg）

实验室检测

全血细胞计数（CBC）：主要是用于检测血液健康状况，包括红细胞和白细胞计数。如果红细胞计数偏低（贫血），你会有焦虑和疲乏的感觉，并且记忆力也会出问题，原因可能是内出血、缺乏维生素、缺铁等。如果红细胞计数偏高，说明你可能饮酒太多了。如果白细胞计数偏高，则说明体内有感染，你需要去医疗机构问诊。

血脂检查：血液中胆固醇和三酰甘油（甘油三酯）（脂肪）含量也很重要，因为它们会对流向大脑的血液输送产生负面影响。胆固醇过高或过低都对大脑有害。老年人胆固醇偏高与认知能力提高和罹患痴呆症的风险降低有关。血液中胆固醇和三酰甘油的正常值范围如下：

总胆固醇（3.51~5.2mmol/L）：总胆固醇水平低于4.16mmol/L（160mg/dl）往往与抑郁、自杀、谋杀、各种原因导致的死亡有关，所以理想范围应该是4.16~5.2mmol/L（160~200mg/dl）。

高密度脂蛋白胆固醇：≥1.56mmol/L（60mg/dl）。

低密度脂蛋白胆固醇：<2.6mmol/L（100mg/dl）。

三酰甘油：<1.7mmol/L（150mg/dl）。

了解你的低密度脂蛋白胆固醇的颗粒大小（可以让医师给你做一下检测）很重要，因为大的低密度脂蛋白胆固醇颗粒毒性低于小的低密度脂蛋白胆固醇颗粒的毒性。如果你担心自己的胆固醇水平，我推荐你看两本书：一本是医学博士斯蒂芬·辛纳特拉（Stephen Sinatra）和哲学博士乔尼·鲍登合著的《胆固醇大揭秘》（The Great Cholesterol Myth），另一本是医学博士马克·休斯顿（Mark Houston）写的《医生没有告诉你的心脏病知识》（What Your Doctor May Not Tell You about Heart Disease）。

平衡性测试：你可以单脚站立多久

一生中，在眼睛、耳朵、肌肉、大脑（尤其是小脑）、神经的协同配合下，我们才能够直立地、平衡地、稳定地站立起来。然而随着年龄的增长，这种平衡性会逐渐减弱，尤其是没有定期做协调性运动的话。如果站立不稳，我们就很难进行任何习惯性体能运动，导致患心血管疾病的风险增加。平衡性差和步态不稳也与跌倒和记忆问题频发有关。

有一个简单的方法可以用来检查身体的平衡性，叫作"静平衡测试"（参见表5-2）。闭上眼睛后，你可以单脚站立多久？按照下面的步骤来测试一下。

1. 找一个有手表或计时器的人帮忙。

2. 赤脚站在平坦、坚硬的地面上，靠近某个可以扶住的东西，或者叫朋友站在你的旁边看着你，以防跌倒。

3. 闭上眼睛。

4. 将一只脚抬离地面大约15cm，再将这条腿弯曲45°（如果你平时习惯用右手，那就抬起左脚；如果你是平时习惯用左手，那就抬起右脚）。

5. 准备好后，让朋友开始计时。

6. 不要抖动、摇晃、摔倒，也不要睁开眼睛，尽量保持静止状态。

7. 重复试验3次，将3次时间累加起来后除以3得到平均值，再对照下表找到对应的年龄。

表5-2 静平衡测试表

平均时间	年 龄
4秒	70岁
5秒	65岁
7秒	60岁
8秒	55岁
9秒	50岁
12秒	45岁
16秒	40岁
22秒	30～35岁
28秒	25～30岁

 降低大脑血流量风险

方　法

以下方法可以帮助你增加整体血流量、提高高密度脂蛋白胆固醇水平、改善血压。

1. 不要做任何伤害血管健康的事情。比如，久坐不动、摄入咖啡因和尼古丁（阻止血液流向大脑及其他器官）、脱水等。

2. 血液流动受影响后，一定要去治疗。一定要重视医治冠状动脉疾病、心律失常、糖尿病前期、糖尿病、高血压前期、高血压、失眠以及睡眠呼吸暂停综合征等，注意不要吸毒和酗酒。

3. 如果BMI超过25，一定要减肥。BMI是身体质量指数（Body Mass Index）的缩写，是用身高和体重来衡量体脂的一种标准。你可以用BMI公式来计算自己的BMI（美国国立卫生研究院官网上有相关参考：https://www.nhlbi.nih.gov/health/educational/lose_wt/BMI/bmicalc.htm）。

4. 每天花10～20分钟的时间祷告或冥想。研究表明，祷告和冥想可以促进血液流入大脑，尤其是与记忆和思维能力有关的大脑区域。

祷告和冥想不仅能够促进血液流入大脑，而且能够很好地释放压力。

5. 强化血脑屏障（BBB）。排除含谷蛋白、牛奶蛋白和毒素的物质，对任何感染都要进行治疗。我在拯救记忆计划里推荐的很多补充剂对保护血脑屏障的完整性似乎也有一定的作用，如叶酸、维生素B$_6$、维生素B$_{12}$、维生素D、乙酰左旋肉碱、α-硫辛酸、α-GPC、姜黄素、白藜芦醇、EPA和DHA等ω-3脂肪酸。

6. 采用自然的方法保持血压健康。

（1）多吃植物性食物。

（2）食用适量的奶制品。

（3）限制食盐的摄入量（建议每天摄入1500mg食盐即可，最多不要超过2300mg）。

（4）多吃含镁量高的食物（如南瓜子）和含钾量高的食物（如竹笋、卷心菜）。

（5）多吃有降血压作用的食物，如西蓝花、芹菜、大蒜、鹰嘴豆、菠菜、蘑菇等。

（6）不要饮酒，不要摄入咖啡因，也不要喝果汁和碳酸饮料（包括无糖碳酸饮料）。

（7）多喝水！有观点认为，每天至少喝5杯水的人患高血压的风险是每天喝水量不到两杯的人的一半。

（8）保证每晚睡眠时间在7～8小时，如果有睡眠呼吸暂停综合征，一定要去检查和治疗。

（9）服用那些有研究结果证明可以降低血压的补充剂，包括含有镁、钾、辅酶Q10、维生素C、维生素D、以及EPA和DHA等ω-3脂肪酸的补充剂。

7. 如有必要，服用药物。在亚曼诊所，我们一般倾向于采用自然的方法来解决健康问题。但是如果处理不当，血压或胆固醇过高也会造成危机。所以，谨慎用药也是很有用的。

8. 运动！定期运动有助于产生一氧化氮，保持血管的通畅性和弹性。（如想了解更多相关知识，请参见第77页"运动的奇迹"。）以下4种运动对大脑很有好处。当然，在开始进行任何新的运动之前，一定要先咨询医师。

（1）爆破式训练。由多组高强度的练习组成，每组持续30～60秒，每组高强度的练习结束后，会有几分钟的低强度体能恢复练习。要想把这种训练变成常规性训练，其实很简单，那就是每天走30～45分钟，其中包括4～5组的一分钟"爆破式"练习（尽可能地快速步行或跑步），以及每组"爆破式"练习之间花2～3分钟的时间以正常速度行走。加拿大圭尔夫大学在2006年进行的一项研究表明，"爆破式"训练比持续性的中强度训练燃烧脂肪的速度更快。除了能促进内啡肽的分泌、改善心情、激发活力之外，短期"爆破式"训练还可以改善你的健康和线粒体的数量，线粒体是细胞内的能量工厂。所以，当你在日常生活中行动时，一定都要尽可能地快走。走得越快的老年人寿命越长，其大脑的执行功能也越好。

（2）力量性训练。要制订一个目标：每周或者每1～2天完成2组30～45分钟的负重训练。一组训练下半身（包括腹肌、下背部和腿部），另一组训练上半身（包括双臂、上背部和胸部）。随着年龄的增长，你越强壮，你患阿尔茨海默病的可能性就越小。加拿大研究人员发现，抗阻力训练有助于预防认知功能的下降，同时对轻度认知障碍患者也有好处。

（3）协调性训练。跳舞、打网球、打乒乓球（全世界最好的健脑运动）等运动都可以增强小脑的活动。小脑不仅参与身体协调性的调节，而且参与思维协调性的调节。虽然小脑只占整个大脑体积的10%，但是它却包含了整个大脑一半的神经元。

（4）正念训练。研究表明，瑜伽、太极拳等正念训练有助于缓解焦虑、抑郁，同时能够提高注意力和精力。尽管这种训练不会像有氧运动那样产生脑源性神经营养因子，但是这些类型的运动仍然能够改善我们的大脑健康。

乒乓球、网球等运动可以延年益寿

如果想从运动中获得最大限度的益处，那就拿起乒乓球拍或者网球拍去打球吧！《英国运动医学杂志》（*British Journal of Sports Medicine*）在2016年发表的一项研究，对8万多名成年人进行了将近10年的追踪调查，结果发现，打网球、乒乓球、羽毛球、壁球等球拍类运动的受访者比进行其他运动的所有受访者的死亡率都低。他们比不进行球拍类运动的受访者由各种原因死亡的概率低47%，比因罹患心血管疾病（血液流动的问题）死亡的概率低56%。

乒乓球是我最喜欢的健脑运动，因为它是速度最快的球拍类运动之一，乒乓球飞向人的速度最高可达到90km/h。乒乓球对视觉和空间感的要求很高，还可以训练人的战略性思维，同时让人进行有氧运动，因此对大脑有很大的益处。一项针对164名年龄在60岁及以上的韩国女性的研究表明，乒乓球比跳舞、步行、体操运动、抗阻力训练更能改善认知功能。其他研究还表明，打乒乓球对注意缺陷障碍患者可能也有好处。

如果不喜欢球拍类运动，不妨试试水上运动。英国的一项研究发现，游泳的人比做其他运动的人由各种原因死亡的概率低28%，比因罹患心血管疾病死亡的概率低41%。或者可以尝试跳尊巴、有氧健身操。研究表明，跳尊巴或有氧健身操的人比做其他运动的人由各种原因死亡的概率低27%，比因罹患心血管疾病死亡的概率低36%。

保健营养品

1. 银杏提取液。研究表明，银杏提取液有助于增加大脑血流量、增强记忆力。事实上，我看到的最好的大脑SPECT扫描图往往都来自那些服用这种中药浓缩液的人。成人剂量一般是每天两次、每次60～120mg。我建议开始的前几周服用较少剂量，然后再慢慢加大剂量，一直增加到对你的注意力、精力、记忆力提升都是最合适的剂量为止。

智脑小提示

要想增加大脑血流量，不妨试试每天服用60mg的银杏提取液。

---

2. 可可黄烷醇。研究表明，可可黄烷醇能促进血液流向大脑，保证血压处于健康水平，并改善部分认知功能，甚至对失眠的人也有好处。我建议每天食用一片不含糖、不含乳制品的黑巧克力。我的祖父是做糖果生意的，所以我对这一发现感到非常开心。

3. ω-3脂肪酸。ω-3脂肪酸可以增加血流量，抑制脑萎缩，增强工作记忆和执行功能，改善心情，减少炎症。EPA（二十碳五烯酸）和DHA（二十二碳六烯酸）是常见的ω-3脂肪酸。EPA和DHA的每日可靠有效摄入剂量大概在1000mg（即1g）以上。针对绝大多数成年人，我建议按照6∶4的EPA∶DHA比例每天至少摄入1.4g的剂量。（关于ω-3脂肪酸的更多相关知识，请参见第112页"ω-3指数"。）

4. 绿茶儿茶素（尤其是表没食子儿茶素没食子酸酯）。研究表明，儿茶素有助于增加血流量，提高血管张力，调节血压。也有研究表明，每天摄入一定量的儿茶素可以降低脑卒中的风险。还有研究指出，儿茶素有助于调节胆固醇和血糖。此外，每天摄入儿茶素还可以治疗抑郁症，同时大幅降低认知功能减退的风险，对女性和有阿尔茨海默病遗传风险的人尤其有好处。但是需要提醒的是，每天服用的剂量最好不要超过600mg。

5. 碧萝芷。碧萝芷是一种从海岸松树皮中提取的标准的黄酮提取物，具有强大的抗氧化和抗炎的功效，有利于血液循环和大脑健康，尤其是内皮组织——一种脆弱的单层细胞，位于血管的内表面，有调节血管的功能。碧萝芷是被研究最多的保健营养品，对学生和老年人的记忆力、注意力，以及其他认知功能都有好处。每日有效剂量为30～150mg，偶尔服用过量也没有关系，因为碧萝芷是比较安全的保健营养品。

6. 白藜芦醇。每天摄入75mg的白藜芦醇可以促进血液流向大脑。

7. 益生菌。越来越多的证据表明益生菌对人体有好处，比如可以减少低密度脂蛋白胆固醇含量，降低血压，减少炎症标志物，降低血糖水平和BMI。如想了解更多相关知识，请参见第108页相关内容。

食　物

不摄入或少摄入以下食物。

含咖啡因的食物，研究表明，咖啡因会抑制血液流向大脑。

含糖或无糖碳酸饮料，含糖或无糖碳酸饮料不仅不利于身体的健康，而且对大脑有害。含糖碳酸饮料会使血压升高，引起心脏方面的其他问题。同时，研究表明，无糖碳酸饮料与罹患阿尔茨海默病、脑卒中的风险增加有关。

烘焙食品，烘焙食品会造成动脉阻塞、高血压、心力衰竭。

炸薯条以及其他油炸食物。

反式脂肪，一些加工过的食品以及很多人造黄油和粉末状咖啡奶精里都含有反式脂肪。

低纤维快餐。

酒精（我建议每周饮酒最多不超过2～4次）。

多摄入以下食物。

香料：辣椒粉、生姜、大蒜、姜黄粉、香菜、豆蔻、肉桂、迷迭香、佛手柑（有助于降低胆固醇）。

富含精氨酸的食物（有助于产生一氧化氮，促进血液流动）：甜菜、猪肉、火鸡肉、普通鸡肉、牛肉、三文鱼、大比目鱼、鳟鱼、蛤蜊、开心果、核桃、羽衣甘蓝、菠菜、芹菜、卷心菜、萝卜。研究表明，饮用富含硝酸盐的甜菜汁有助于降低血压，增加运动的耐力和老年人的体力，促进血液流向大脑。

富含维生素B_6、维生素B_{12}及叶酸的食物：绿叶蔬菜、卷心菜、白菜、甜椒、花椰菜、扁豆、芦笋、鹰嘴豆、菠菜、西蓝花、欧芹、三文鱼、沙丁鱼、羊肉、金枪鱼、牛肉和鸡蛋。

富含维生素E的食物（有助于血管扩张，减少阻塞）：绿叶蔬菜、杏仁、榛子、葵花子。

富含镁的食物（有助于血管扩张）：南瓜子、葵花子、杏仁、菠菜、瑞士甜菜、芝麻、甜菜叶、西葫芦、藜麦、黑豆、腰果。

富含钾的食物（有助于调节血压）：甜菜叶、瑞士甜菜、菠菜、白菜、甜菜、芽甘蓝、西蓝花、芹菜、哈密瓜、番茄、三文鱼、香蕉、洋葱、青豆、甘薯、鳄梨、扁豆。

富含纤维的食物（有助于降低血压和提高高密度脂蛋白高胆固醇）。

富含维生素C的食物：参见第208页相关内容。

富含多酚的食物：参见第126页相关内容。

富含蒜素的食物（有助于降低胆固醇）。

富含ω-3脂肪酸的食物：参见第116页相关内容。

玛卡：一种原产于秘鲁的根茎类蔬菜/药用植物，有助于降低血压。

 养成健脑习惯，从今天开始就坚持下去。

1. 多喝水，因为血液主要由水构成。

2. 不要摄入咖啡因和尼古丁。

3. 开展一项球拍类运动。*

4. 吃一小片无糖黑巧克力。

5. 摄入银杏提取液。

6. 在你吃的食物上放点香料，比如撒点辣椒粉。

7. 多吃甜菜等富含精氨酸的食物。

8. 多吃绿叶蔬菜等富含维生素E的食物。

9. 多吃南瓜子等富含镁的食物。

10. 喝绿茶。

---

* 注：标注的建议是开始解决某种特定风险因素最有效的办法。

第六章

"R" 代表退休和衰老：停止学习的那一刻起，你就开始走向死亡了

> "虽然摩西死的时候已经120岁了，但是他的眼睛没有昏花，精神没有衰败。"
>
> ——《申命记》，《新美国标准版圣经》

谢尔曼：我很害怕

我的一个好朋友曾经非常担心她的丈夫——谢尔曼。谢尔曼是一个才华横溢的艺术家，71岁就开始有决策困难、记忆力减退、每天忧心忡忡的毛病，会在半夜醒来，满脑子都是所谓的自动消极想法（ANTs）。他总是郁郁寡欢，感到生活没有乐趣。他感觉自己就是在"应付"而已，并没有真正地投入到工作中去，也没有真心与人交往，甚至没有勇气真正面对自己。谢尔曼与自己的这种疏离感让他感到陌生而且害怕。他对自己的未来感到越来越失望。

扫描完谢尔曼的大脑后，我发现他的情况很糟糕，他脑部的情况很像阿尔茨海默病。我非常震惊，想知道他的病症为什么会恶化到如此境地。翻开他的病历后，我才了解到他以前胆固醇水平偏高、甲状腺激素和睾酮水平都偏低，不过这些症状后来经过治疗都得到了控制。为了缓解焦虑，他服用过苯二氮䓬类药物（氯硝西泮）。苯二氮䓬类药物会减少流向大脑的血流量，而且一些研究表明这种药物还会增加罹患痴呆症的风险。十几岁时，他曾被

汽车撞倒后失去了意识。经检测，他的血糖水平、铁蛋白含量、同型半胱氨酸含量都偏高，维生素D含量偏低，ω-3指数也偏低。他还超重9kg，而且喜欢晚上喝3杯苏格兰威士忌让自己放松，这个习惯已经有好多年了。针对谢尔曼的智脑风险因素，我们为他制定了干预措施，如表6-1所示。

表6-1　谢尔曼的智脑风险因素和干预措施

BRIGHT MINDS	谢尔曼的风险因素	干预措施
血流量	血流量偏低；胆固醇水平偏高	运动；调整饮食习惯；摄入银杏提取物
退休/衰老	71岁；铁蛋白含量偏高	献血；学习新的知识
炎症	同型半胱氨酸含量偏高；ω-3指数偏低	调整饮食习惯；摄入EPA和DHA等ω-3脂肪酸、维生素B_6、维生素B_{12}、叶酸
遗传	母亲有痴呆症	
头部创伤	十几岁的时候被车撞到失去意识	
毒素	每天喝3杯苏格兰威士忌；服用过苯二氮䓬类药物	戒酒；停止服用氯硝西泮
精神健康	抑郁；慢性工作压力	运用压力管理工具；并学会如何驱赶消极的想法
免疫性/感染性疾病	维生素D含量偏低	摄入维生素D_3补充剂
缺乏神经激素	甲状腺激素和睾酮偏低	服用促进甲状腺激素分泌的药物；进行负重训练；不摄入糖
糖胖病	糖尿病前期；超重	减重；控制血糖
睡眠问题	睡眠不规律	采用睡眠策略

谢尔曼第一次在我们诊所看到自己的大脑扫描图的时候就吓呆了，当时就下定决心要让自己的大脑好起来。有些人在第一次尝试做出的小改变失败后就怨天尤人。而谢尔曼在意识到自己状况的严重性以后，开始尽全力按

照我所说的去做。他戒了酒，不再服用氯硝西泮，完全按照"拯救记忆的饮食"里的建议去做，还通过献血来降低铁蛋白水平，而且有针对性地摄入补充剂并进行锻炼。三个月后，他瘦了10kg，并为自己的体重回到了大学时代的水平感到非常高兴。他还注意到自己的记忆力和情绪也有所好转。他感觉没有以前那么焦虑了，对自己的进步充满信心。六个半月以后，他觉得自己比以前更加健康了。他的大脑扫描图显示其大脑健康状况有了很大改善（参见图6-1、图6-2），他还为此庆祝了一天——但没有喝苏格兰威士忌。

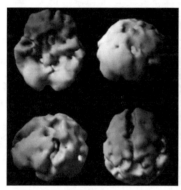 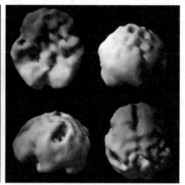

整体血流量偏低，类似于
阿尔茨海默病

治疗后有显著改善

图6-1　治疗前谢尔曼的大脑　　图6-2　六个半月后谢尔曼的大脑
　　　　SPECT扫描图　　　　　　　　　　SPECT扫描图

随着年龄的增长，我们的大脑会逐渐衰退，这是正常的，但并非不可避免。衰老是导致记忆丧失和阿尔茨海默病的最大临床风险因素。研究表明，绝大多数人在衰老的过程中都会出现大脑衰退和活跃度降低的问题。当血流量减少时，我们就会很容易出现记忆问题、脑雾，以及抑郁症。

图6-3是一位有轻度记忆问题的55岁男性的大脑SPECT扫描图。

图6-4是一位有记忆问题、精神不振，还患有抑郁症的82岁女性的大脑SPECT扫描图。她几乎从来都没有考虑过爱护自己大脑的问题，所以造成了这样的结果。

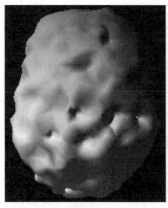 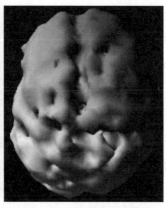

图6-3　有轻度记忆问题的　　图6-4　有记忆问题、精神不
　　55岁男性大脑　　　　　　　振，还患有抑郁症的82岁女
　　　　　　　　　　　　　　　性的大脑SPECT扫描图

　　现在，将以上两个扫描图与医学博士多丽丝·拉普（Doris Rapp）的大脑扫描图进行对比。多丽丝是全球知名的变态反应专家，图6-5是她在80岁的时候的大脑扫描图。她一直都非常爱护自己的大脑，现在仍然坚持行医和打网球，图6-6为多丽丝·拉普近照。

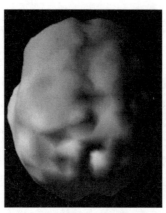 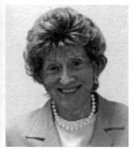

图6-5　多丽丝·拉普80岁时　图6-6　多丽丝·拉普
大脑SPECT扫描图

> 看过所有这些大脑的扫描图以后，我得出了一个令人振奋的结论，
> 那就是大脑的恶化是可以避免的。只要稍微有点儿先见之明，
> 你就可以延缓甚至阻止大脑的衰老。

最近我遇到了一位女性。她告诉我，现在她已经60岁了，她不想再为自己吃什么或是否运动而烦恼了。她说她的后半辈子就那样了。如果你也抱有这种想法，那么我就要问了：你可以接受精神不振、脑雾、抑郁、决策能力低下等大脑退化的一系列后果吗？随着年龄的增长，如果想保持活力和健康，就要尽可能避免犯错。只有对健康状况时刻保持警惕，我们才能达到最佳状态和拯救自己的记忆。

自从2008年经济衰退以来，很多本来打算退休的人不得不继续工作。平均退休年龄也从60岁提高到了62岁。而工作时间越长，其实对人越有好处。一项针对50万人的研究发现，工作时间每增加一年，罹患痴呆症的风险就下降3.2%。工作可以让我们有体力活动、与外界保持联系、精神振奋，而这些都有助于防止认知功能减退。但是如果你的大脑不健康，你就难以与年轻人竞争了。不要让自己变成那样。

我的父亲现在88岁，仍然坚持每周工作5天。他拥有一家杂货连锁店，而且是联合杂货商（Unifiedgrocers）—— 一家市值40亿美元的公司的长期董事会主席，他积极地参与董事会事务。他告诉我，他坚持去上班是因为他的朋友们在退休后不是去世了就是精神出现了问题。他说的不无道理。当然，如果你在退休后还能够积极运用大脑，你也会过得很好。但是不要忘了，你的大脑就像一块肌肉：你必须要去使用它，否则它就会慢慢萎缩。当你停止学习的时候，你的大脑也就开始走向死亡了。

注意不要有"老人般的絮叨"

我的父亲在86岁的时候健康状况开始出现好转（之前他出现过一次健康危机，我和塔纳在《大脑战士之路》中写过这件事）。而在此之前，他有一

个毛病，我称之为"老人般的絮叨"，比如他会说以下这些话。

"我太老了。"

"我太累了。"

"别管我。"

"我知道我很快就会死了。"

"为什么我还要管那么多？"

"我一辈子都是这样，改不了。"

"我宁愿得阿尔茨海默病，也不能不吃糖、不喝酒、不吃薯条……"

智脑小提示　　　　自言自语的时候要说一些正能量的话。记住，你对自己说的话就是你大脑播放的电影剧本。

你的大脑非常强大，可以将你的所说所想在脑海中展现出来。如果你认为自己老了，行动缓慢了，那么你在行动和感觉上就会觉得自己老了和行动缓慢了。

衰老的机制

目前，有一些公认的会加速衰老的机制，包括血流量降低、炎症、血糖偏高、能量摄入过多，以及自由基产生过量——会对全身造成很大伤害。血流量、炎症、血糖相关知识会在本书的其他章节和"智脑计划"中进行介绍。本章主要介绍如何保护好我们的线粒体（细胞的能量工厂）以及如何应对衰老的其他风险因素，风险因素包括以下几点。

1. 自由基和氧化应激。

2. 铁含量过多/过少。

3. 端粒长度。

4. 晚期糖基化终末产物（AGEs）。

5. 神经递质的缺失（包括血清素、多巴胺、乙酰胆碱等）。

6. 社交隔离。

线粒体：身体（大脑）的能量工厂

在我们的细胞里有一些小小的能量工厂，它们被称为线粒体，主要负责将氧气转化成以ATP（三磷酸腺苷）形式存在的能量。不同种类的细胞，其内部的线粒体数量不同。红细胞内没有线粒体，肝细胞内的线粒体最多可达2000个，并且能量需求量最大的细胞（心脏细胞、视网膜细胞、脑细胞）每个细胞内最多有10000个线粒体。前额皮质（负责参与调节注意力、前瞻性思维、判断力、冲动控制等）是大脑内线粒体最集中的区域。当线粒体正常工作时，就会合成ATP，你能感到精力充沛；线粒体工作效率低下或受损时，你就会感到疲惫，出现脑雾，觉得自己老了。

衰老是线粒体工作效率降低的最常见的原因。我们的年龄从30多岁增长到70多岁的过程中，我们的线粒体工作效率大概会下降一半。这就可以解释为什么像阿尔茨海默病或帕金森病等疾病往往都发生在老年阶段。

自由基和氧化应激

线粒体在合成能量的过程中会自然地产生一种副产品，它们以高度活跃的分子形态存在，被称为自由基。正常情况下，我们的机体是可以抵御这些不稳定的分子的。但是当自由基产生的数量过多或者机体消灭它们的能力受到抑制时，它们就会破坏我们的细胞，并且让我们加速衰老，这一过程被称为氧化应激，其作用类似于金属生锈一样。很多事情都会促进自由基的生成和氧化应激的发生，比如抽烟、长时间在太阳底下暴晒、吃烤肉、接触杀虫剂和汞、肝功能异常、铁含量偏高。

铁含量过多/过少

铁很容易使氧气变成自由基。机体内含铁量过多会促进氧化应激的发生，并且导致内部"生锈"。含铁量偏高往往与炎症、胰岛素抵抗、神经系统变性疾病（比如，阿尔茨海默病、帕金森病）等有关。含铁量偏低则往往与贫血、不宁腿综合征、注意缺陷多动障碍、积极性不强、疲劳有关。所以，含铁量的平衡很关键。很多女性在绝经前的含铁量往往低于男性的含铁量，原因是女性在每个月月经期间都会排出一定量的血。有些科学家认为，这是女性往往比男性长寿的原因之一。

端粒长度

说到大脑，大小很重要！你肯定是不想让自己的大脑萎缩。同样，端粒的大小也很重要（染色体末端的外壳，类似于鞋带末端的小塑料帽，参见图6-7）。端粒的作用是防止细胞在复制过程中出现"磨损"。随着细胞的衰老，其端粒会变得越来越短，最终短到无法进行精确复制，细胞就会死亡。2003年，犹他大学医学博士、哲学博士路易斯·卡森（Richard Cawthon）发现，端粒较长的人比端粒较短的人更长寿。任何促进氧化应激和慢性炎症的事情（比如，抽烟、喝碳酸饮料、摄入反式脂肪、食用加工食品、感染、接触重金属）都会造成端粒变短，而富含抗氧化物质的食物则可以抑制氧化应激，从而延缓端粒的缩短。

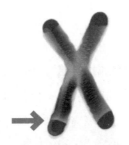

类似于鞋带的末端结构

图6-7 端粒：染色体末端的外壳

晚期糖基化终末产物（AGEs）

每次看到这个首字母缩写语，我就觉得很有意思，因为它很清楚地表达了糖与加速衰老之间的联系。想一想在锅里用焦糖熬洋葱会怎样，好吃归好吃，但是黏糊糊的。这一过程叫作糖化，即糖与蛋白质和脂肪发生反应产生晚期糖基化终末产物（AGEs）这种黏糊糊的分子的过程。当AGEs在血液中循环时，它们会堵塞你的生物系统，同时通过增加自由基和炎症来加速机体的衰老。AGEs不但会导致你的皮肤产生皱纹，损伤你的细胞，还会参与心脏病、眼疾、肝病、胰腺病、记忆力减退的发生过程。少吃或者不吃糖有助于减少AGEs，让自己显得年轻、没有皱纹。

血清素、多巴胺、乙酰胆碱等神经递质的缺失

随着年龄的增长，我们会逐渐失去能够产生重要神经递质的脑细胞，神经递质是能够帮助神经元进行有效沟通的化学物质，主要有以下几种。

1. 血清素（缺少血清素会增加抑郁的风险）

2. 多巴胺（缺少多巴胺会增加罹患帕金森病、积极性减弱、丧失乐趣的风险）

3. γ-氨基丁酸（简称GABA，缺少GABA会增加焦虑的风险）

4. 乙酰胆碱（缺少乙酰胆碱会影响学习能力和记忆力）

保护大脑有助于促进神经递质的产生，降低随着年龄增长而"正常出现的"记忆力减退的风险。多巴胺和乙酰胆碱对记忆力尤其重要。

社交隔离

我们每一个人都具备社会属性。这种社会属性被刻进了我们的大脑里，当我们感到孤独、远离他人的时候，它会对我们的身体和神经产生负面影响。随着我们年龄的增长，社交隔离会越来越普遍，而且社交隔离与认知功能下降有关。近期一项研究发现，1/8以上的人都没有亲密朋友。另外，作为美国健康与退休研究（the US Health and Retirement Study）的一部分，在

1998年至2010年期间的每两年对8300名65岁及以上的老年人进行评估；研究人员报告说在不考虑其他因素的情况下，孤单的人要比不孤单的人认知功能减退快20%左右。

 检查退休/衰老的问题

年龄！

随着年龄的增长，我们的自然愈合机制的有效性会大大降低，所以我们要更加关注自己的健康状况。

实验室检测

以下测试检测的是血液里能够反映衰老程度的标志物，每年都应该做一次这样的检查。

1. C反应蛋白（CRP）：一种炎症指标。正常的范围为：0～3.0mg/L。（CRP的更多相关知识，请参见第111页）

2. 空腹血糖和糖化血红蛋白（HbA1c）：两种用于检查糖尿病前期和糖尿病的血检指标。年龄是两者的主要风险因素之一。（关于具体检测数据，请参见第241页）

3. 脱氢表雄酮（DHEA）和睾酮：两种必检的神经激素。脱氢表雄酮会随着年龄的增长而减少。越长寿的人，脱氢表雄酮的含量越高。无论男性还是女性，睾酮水平太低会造成抑郁、记忆力减退、性欲低下。（DHEA的更多相关知识，请参见第225页）

4. 铁蛋白：铁蛋白血检检测的是储铁量。理想的储铁量为50～100μg/L（50～100ng/mL）。储铁量偏低会引起问题，但是一般来说储铁量偏高会更麻烦。超过100μg/L（100ng/mL）后，储铁量越高，铁超载就会越严重，超过300μg/L（300ng/mL）后会有很大的毒性。储铁量若长期居高不下，最终可能会给大脑造成严重的损伤。

5. 端粒长度：很多的医疗企业都可以检测端粒长度。测血后将血检结果与"健康人"或"普通人"的血检结果进行对比即可。然而，有些研究人员认为端粒长度反映的是与炎症、血糖控制等其他衰老相关的问题。因此，检测C反应蛋白（炎症指标）和HbA1c（血糖的长期生物标志物）是功能类似，价格更便宜的检测端粒长度的方法。

 ## 如何降低退休/衰老的风险

方 法

1. 引起重视。看过成千上万的老年人的脑部扫描后，我知道是时候关注自己的健康了，毕竟我已经60多岁了。我也看到过很多92岁高龄的老人的大脑仍然很健康，我的目标就是朝这个方向努力。当我不想锻炼或者不想健康饮食时，我就会这样问自己："你希望你的大脑变成什么样子？是垂垂老矣的大脑还是年轻的大脑？"

2. 专注于学习新知识。如果你想保持大脑的敏锐性，你就必须终身学习（参见第十七章）。

3. 持续关注铁的摄入量。长期饮酒是过量摄入铁的一个常见原因，因为饮酒会促进身体对食物中铁的吸收。如果你边吃牛排边喝葡萄酒，那么你吸收的铁可能会高于你所需求的量。用铁锅做饭、食用含铁量高的谷物等加工食品、饮用含铁量高的井水、服用含铁的维生素或无机盐补充剂等也会使我们过多地摄入铁。除此之外，有的人从食物中过多地摄入铁的原因与其遗传因素有关。

但是如果你的含铁量偏低，那么你就要考虑摄入含铁补充剂了。如果摄入的铁太多，你可以通过献血来降低含铁量，这不仅对自己有好处，也帮助了别人。或者，还有没有别的办法？答案是：喂水蛭（被水蛭吸血）。没开玩笑！几年前，我在伊斯坦布尔逛一个香料市场时，看到有人在卖水蛭。当然了，我还是更愿意去献血。

绿茶和迷迭香富含对人有好处的多酚类物质，有助于减少铁吸收。姜黄素也有消除铁的作用。

4. 间歇性禁食。前面已经讲过，记忆力减退与大脑产生过多损害细胞的有毒蛋白质有关。而大脑可以通过自噬（源于希腊语，本意为"自我吞噬"）的过程来摆脱这些蛋白质。可以想象一下，一些小小的垃圾收集器会将那些堆积在你大脑里的毒素以及死亡或病变的细胞清理干净。这一清理过程有助于减少炎症、延缓衰老。

研究表明，保证每晚12～16小时空腹（即间歇性禁食）可以启动自噬过程。举例来说：如果你在晚上7点钟吃饭，那么从吃完后一直到第二天早上7点钟（或者上午11点钟，让空腹时间更久一些）都不要再进食。24小时空腹也会有效果。

据报道，美国国立卫生研究院衰老研究所（National Institute on Aging）神经科学实验室主任、间歇性禁食领域领先的研究专家、哲学博士马克·马特森（Mark Mattson），每日进食不超过8 kJ，而且周一、周三和周五都不吃早餐和午餐。

5. 增强端粒。避免一切有可能导致端粒变短的事情，包括以下这些。

（1）抽烟

（2）饮酒

（3）发炎、C反应蛋白含量偏高

（4）同型半胱氨酸含量偏高

（5）氧化应激

（6）饮食中β胡萝卜素、维生素C、维生素E的摄入量偏低

（7）睡眠质量差

（8）慢性情绪压力、氢化可的松含量偏高

（9）2型糖尿病

（10）BMI偏高

保护端粒的方法有以下几种。

（1）运动

（2）减压

（3）持续学习

（4）正念冥想

（5）摄入EPA和DHA等ω-3脂肪酸

（6）服用黄芪草本补充剂

（7）摄入维生素D

（8）降低低密度脂蛋白胆固醇含量

（9）每日摄入复合维生素（可以使端粒延长5%）

6. 社交。多与家人在一起，多参加集体活动，这样有助于减少孤独和孤立的风险。还可以去上课，结交新的朋友，给别人分享自己的经历，锻炼身体，经常与人保持联系等。最新研究表明，关心别人的人一般会更长寿。例如，关心自己孙辈的老人一般会比那些不闻不问的老人寿命更长。

7. 定期过性生活。最新研究表明，性爱不仅可以保护端粒，而且有助于改善老年人的认知功能。特别是如果老年人每周都有性生活，这种效果会更明显。

保健营养品

1. L-α-甘油磷酸胆碱：是我们的细胞内自然产生的一种磷脂。研究表明，它可以改善阿尔茨海默病患者的记忆力及其他认知功能。GPC可以提供胆碱——基因调控和大脑产生乙酰胆碱所必需的一种营养物质。在一项为期两年的阿尔茨海默病的双盲测试中，同时服用GPC保健品和阿尔茨海默病的治疗药物安理申，比只服用安理申在改善认知功能及其他临床措施上更加有效。过去几十年来，欧洲一直在用GPC治疗阿尔茨海默病、脑卒中、昏迷，甚至儿童自闭症。GPC还可以促进生长激素的分泌。生长激素是促进组织维护和组织再生的一种主要的激素。母乳里有高浓度的GPC，是婴儿生长所需胆碱的主要来源。GPC对大脑也有很大的保护作用，最新研究表明，GPC可以保护线粒体，提高其工作效率。对成年人而言，开始的剂量一般是600mg/d，后续根据需要可以增加到每日两次、每次600mg。

2. 磷脂酰丝氨酸：构成细胞膜的一种不可或缺的磷脂成分，对细胞膜的功能至关重要，为所有细胞尤其是神经元提供能量。磷脂酰丝氨酸主要存在于脑组织中，尤其是在神经元之间传递信号的突触里。磷脂酰丝氨酸有助于维持神经元的完整性、受体密度，保证神经递质正常发挥作用、神经元网络工作的高效性，从而确保大脑能够继续形成和保留记忆。随着年龄的增长，脑细胞膜开始逐渐失去神经递质受体和生长因子受体，导致细胞通讯减少，干扰记忆存储，导致记忆力减退。临床试验发现，磷脂酰丝氨酸可以改善认知功能下降的老年人的注意力、学习能力、记忆力以及语言能力，也有可能抑制大脑衰老。蛋黄、肌肉、内脏里面都含有磷脂酰丝氨酸，但是含量很低，所以最好摄入补充剂。治疗剂量一般是：200~300mg/d。

3. 乙酰左旋肉碱（ALCAR）：我们的细胞内自然产生的一种物质，对线粒体的工作至关重要。研究表明，当记忆问题发展到阿尔茨海默病的阶段时，乙酰左旋肉碱含量会减少。乙酰左旋肉碱有很多作用，包括增强燃烧脂肪的能力、缓解疲劳、提高胰岛素敏感性、改善血管健康、减少炎症、保护神经元、修复由糖尿病和糖尿病神经病变引起的神经细胞损伤。还有研究表明乙酰左旋肉碱对轻度认知障碍也有积极影响。乙酰左旋肉碱常用于增强脑功能、增加能量、提高警惕性。正常剂量一般是：500～2000mg/d。我常常建议患者先少量服用，然后再逐渐加大剂量。

4. N-乙酰半胱氨酸（NAC）：一种口服的半胱氨酸。细胞可用NAC来合成谷胱甘肽（GSH）——一种强大的抗氧化物质（半胱氨酸本身很不稳定，无法用作保健营养品）。半胱氨酸是血液中含量最多的抗氧化物质，可以与谷胱甘肽一起发挥调节作用，消除重金属，排出环境污染物。NAC还可以减少炎症，延缓阿尔茨海默病患者的脑萎缩。对成年人而言正常剂量一般是600～2400mg/d，但是剂量超过1800mg后就会引起胃不适。所以，我建议患者在一开始每日服用两次，每次服用600mg。

5. 石杉碱甲：一种神奇的化合物，在中国已有将近20年的研究史，能够抑制乙酰胆碱酯酶，从而保证更多的神经递质能够正常发挥作用，改善学习能力和记忆力。研究表明，石杉碱甲能够有效改善阿尔茨海默病、血管性痴呆等痴呆症患者的认知障碍问题。研究人员还发现，石杉碱甲还可以抑制氧化应激。但是它可能也有一些不良反应，比如，会引起肠胃问题、头痛、头晕、排尿增加等。这里要注意的是：石杉碱甲与盐酸多奈哌齐片等能够促进乙酰胆碱合成的药物在一起服用时，可能会产生额外的不良反应，所以务必要在医师的指导下服用。成年人服用剂量一般是：每日两次，每次50～100μg。

6. 藏红花：3000多年来，藏红花在世界各地一直都是一种名贵的调料，在波斯、印度、欧洲、土耳其、阿拉伯的菜肴中被广泛使用，主要用于调味和调色，也可作为传统药材使用，能够治疗90多种疾病。藏红花富含150多种潜在的活性化合物。近期研究发现，藏红花有缓解抑郁症和经前期综合征、提高性欲的功效。还有研究发现，藏红花有强大的抗氧化作用，还可以保护神经、增强记忆力，甚至对有轻度认知障碍和阿尔茨海默病的患者也有好处，在功效上不亚于美金刚（Namenda）等治疗痴呆症的药物。藏红花似乎可以通过保护海马体、促进血液流动、促进乙酰胆碱合成、保护神经元免受β–淀粉样蛋白的毒害作用和异常tau蛋白的攻击来增强记忆力。藏红花浓缩液的正常剂量一般是30mg/d。还有一种用藏红花提取物制成的专利产品Satiereal（往往用作自然减肥辅助剂）的正常剂量是176.5mg/d。

7. 假马齿苋：一种印度传统草药，古往今来一直被用来增强记忆力、提高学习能力、改善其他大脑功能等。假马齿苋富含多种苦艾素及其他物质，有助于改善大脑内部的神经递质及其他生长因子的作用，对记忆的形成、整合、提取至关重要。研究发现，在临床对照试验中，Synapsa——一种经浓缩后的标准假马齿苋提取物，可以用来改善衰老的大脑的记忆力，无论大脑是健康的还是面临患有阿尔茨海默病的风险。成年人的有效剂量为：250~500mg/d。

8. 鼠尾草：千百年来一直备受草药师的青睐。著名草药师、17世纪的植物学家尼古拉斯·卡尔佩珀（Nicholas Culpeper）花费了大量精力对各种草药进行编目。他对鼠尾草的评价是："对改善记忆力、保暖、增强感官敏锐性大有裨益。"现在，科学家表示已经找到了鼠尾草改善记忆力的原因。就像石杉碱甲一样，鼠尾草也可以促进乙酰胆碱合成，而有记忆问题的老年人一般都缺乏乙酰胆碱。另外，数项研究还发现，鼠尾草提取物还有增强认知功能的作用。

如果想改善情绪、提高警惕性、增强认知功能，可以口服风干后的鼠尾草叶制成的胶囊，每天的适宜摄入量为300~600mg。也可以外用鼠尾草精油，剂量则为25~50µl。但是要注意的是：有高血压或癫痫的患者必须在医疗机构的指导下方可使用。

食 物

不摄入以下食物。

如果衰老已经成为你的生命的一个风险因素，那么从现在开始要拒绝一些食物了，尤其是糖以及能够转化为糖的食物，因为它们会增加晚期糖基化终末产物。少吃烤肉，因为肉在高温环境下会产生多环芳烃（PAHs），而多环芳烃往往与癌症有关系（香烟的烟雾和汽车尾气中都有高浓度的多环芳烃）。避免食用反式脂肪，另外，如果你的铁蛋白含量偏高，那就不要再吃含铁量高的食物了，包括红肉、大豆、羽衣甘蓝、韭菜、黄豆、抱子甘蓝、海藻、橄榄。

多摄入以下食物。

富含抗氧化物质的调料：丁香、牛至、迷迭香、百里香、肉桂、姜黄、鼠尾草、大蒜、生姜、茴香。

富含抗氧化物质的食物：阿萨伊浆果、欧芹、可可粉、树莓、核桃、蓝莓、洋蓟、蔓越莓、芸豆、黑莓、石榴、巧克力、橄榄油/麻油（忌高温）、蒲公英叶、绿茶。

富含胆碱的食物（有助于合成乙酰胆碱、增强记忆力）：虾、鸡蛋、扇贝、普通鸡肉、火鸡肉、牛肉、鳕鱼、三文鱼、香菇、鹰嘴豆、扁豆、羽衣甘蓝。

富含蒜素的食物：参见第208页相关内容。

富含多酚的食物：参见第126页相关内容。

富含维生素B_{12}和叶酸的食物：参见第86页相关内容。

 拯救记忆：智脑小贴士

1. 少吃烤肉。

2. 定期检查自己的铁蛋白含量。

3. 献血。

4. 尝试每天连续12～16小时禁食。

5. 摄入含丁香的应季食品（抗氧化性很强）。

6. 服用乙酰左旋肉碱补充剂。

7. 多吃虾等富含乙酰胆碱的食物。

8. 与外界保持联系；参加志愿者活动。

9. 开始/继续学习音乐。

10. 每天学习一点儿新知识。

第七章

"I"代表炎症：处理好损伤器官的"内火"

"炎症是引起阿尔茨海默病、帕金森病以及多发性硬化的根本原因。这3种神经系统变性疾病都是由炎症发展而来。"

——大卫·珀尔马特，医学博士

莎拉：怀有信心

莎拉，62岁，她是6个孩子的祖母。她担心自己的记忆力开始减退。在第一次来找我的几个月前，她的整个右侧身躯突然瘫痪，持续了半个小时才开始缓解。医生告诉她这是短暂性脑缺血发作（TIA）。莎拉对自己的信仰视若珍宝，想把它传承给自己的孙辈和重孙辈。但是，她担心如果有一天自己神志不清了，就没办法把自己的人生经验传授给孩子们了。信仰对我的人生也有着很重大的意义，所以我对她的信仰能够感同身受。

莎拉还抱怨自己患有慢性肠道问题、关节痛、脑雾。她很爱吃糖，根本无法想象自己不吃糖会怎么样，特别是她还喜欢与孙女们一起烤饼干。莎拉的SPECT脑部扫描结果显示，她的脑活动整体上处于极低的水平。她的炎症标志物（C反应蛋白和同型半胱氨酸）含量、体重、血糖水平、低密度脂蛋白胆固醇含量均偏高。除此之外，ω-3脂肪酸、维生素B_{12}、维生素D含量都偏低。她还告诉我她从来不吃鱼，原因是她受不了鱼腥味。她的叶酸基因检测也不正常。而且她的认知检测结果显示，在记忆力和执行功能方面存在明显缺陷。

SPECT扫描的低活跃性、记忆力测验得分很低、实验室测试结果不正常等一系列的检测结果，引起了她的注意。她意识到，如果不重视自己的健康，那么就会给孩子们带来负担。她跟我说，吃糖导致自己丧失理智是不值得的。于是，她改变了自己的饮食习惯，开始有针对性地摄入了补充剂（包括EPA和DHA等ω-3脂肪酸、肠道益生菌），并且开始锻炼起来。到了第二年，她的体重减轻了18kg，所有重要的健康指标都出现了改善。后续检测结果表明，她的大脑扫描结果和记忆力测验得分都有了大幅的改善。针对莎拉的智脑风险，我们为她制订了干预措施，如表7-1所示。

表7-1 莎拉的智脑风险因素和干预措施

BRIGHT MINDS	莎拉的风险因素	干预措施
血流量	SPECT检查显示血流量偏低；低密度脂蛋白胆固醇含量偏高；短暂性脑缺血发作（TIA）	锻炼；摄入银杏提取物
退休/衰老	62岁	
炎症	C反应蛋白、同型半胱氨酸含量偏高；ω-3指数偏低；维生素B_{12}含量偏低；叶酸基因检测不正常	改变饮食习惯；摄入EPA和DHA等ω-3脂肪酸、益生菌、维生素B_{12}、甲基叶酸、姜黄素
遗传		
头部创伤		
毒素		
精神健康		
免疫性/感染性疾病	维生素D含量偏低	摄入维生素D_3补充剂
缺乏神经激素		
糖胖病	处于糖尿病前期；肥胖	减轻体重；稳定血糖值
睡眠问题		

一年后，我们对莎拉的大脑再次进行检测，SPECT扫描图显示，她的大脑已经有了明显的改善，如图7-1和图7-2所示。

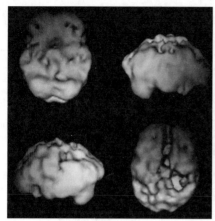

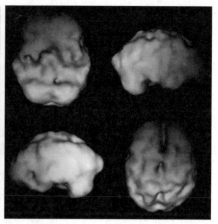

图7–1　诊疗前莎拉的大脑　　　　图7–2　一年后莎拉的大脑
　　　 SPECT扫描图　　　　　　　　　　　SPECT扫描图

炎症（inflammation）来源于拉丁语inflammare，是"放火"的意思。慢性炎症就像一团不断燃烧的温火一样，会对器官造成伤害。正如血流量偏低和氧化应激可以摧毁你的大脑一样，慢性炎症也可以摧毁你的大脑。

炎症是我们身体对受伤或伤害的一种自然反应。这种反应非常重要，必须要在正确的时间以正确的方式来处理。

当我们受伤或者被感染的时候，我们身体对外来入侵物的自然防御功能就会被启动：血管扩张，受伤或被感染区域的血流量增加，免疫系统的白细胞迅速赶往现场处理问题，就像消防员紧急赶赴火灾现场一样。当免疫系统消灭细菌、为伤口愈合扫清障碍的时候，周边区域则会出现肿胀、发热和发红的现象。

能够引起炎症或者促使炎症恶化的不仅仅只有受伤和感染，还包括以下问题。

1. 环境毒素。

2. 吸烟。

3. 维生素D或ω–3脂肪酸含量偏低。

4. 内分泌失调。

5. 牙龈疾病。

6. 肠胃问题（肠漏症）。

7. 情绪压力。

8. 脂肪过多，尤其是腹部脂肪过多。

9. 血糖水平偏高。

10. 促炎性食物：糖以及能够迅速转化为糖的食物，反式脂肪，富含过量ω-6脂肪酸的植物油。

如果炎症持续存在，而不只是在愈合伤口或治疗感染时偶尔出现，那么这种炎症就被称为慢性炎症。虽然慢性炎症在低水平上运作，但是长期的慢性炎症会损害器官，导致很多疾病产生，包括心脏病、关节炎、肠胃功能紊乱、癌症、阿尔茨海默病、帕金森病、抑郁症、慢性疼痛。

本章将重点聚焦导致记忆力减退的慢性炎症的两大原因：肠漏症、ω-3脂肪酸水平偏低。

肠漏症：胃肠道的毛病

下面是几道脑筋急转弯题。

1. 3/4的神经递质是在哪儿产生的？

2. 我们体内2/3的免疫组织都存在于哪一器官系统里？

3. 哪一系统的细胞含量是身体其他部分细胞含量总和的10倍？

4. 在我们的身体内，哪个系统有一支可以保护我们的"外部队伍"？

5. 70%的人都会有什么样的身体问题？

答案都是：胃肠道！

由于胃肠道内布满了神经组织，所以其常常被称为我们的"第二大脑"。它与我们的大脑直接相通。所以，这就是为什么我们兴奋的时候肠胃会紧张，而不开心的时候会腹泻。焦虑、抑郁、压力、忧伤除了表现为情绪上的痛苦之外，往往还会表现为胃肠道不适。胃肠壁是很厚的单层细胞，可以将内脏与外界物质联系起来，是人体内抵御外来物质入侵的第一道屏障。而当胃肠壁过度渗透时，就会出现大问题。我们称之为"肠漏症"。

除了慢性炎症之外，很多其他健康问题也与肠漏症相关，比如自身免疫性疾病（系统性红斑狼疮、类风湿关节炎、桥本甲状腺炎、多发性硬化）、消化问题（积气、胀气、便秘、腹泻）、季节性过敏、皮肤问题（痤疮、酒渣鼻）。除此之外，肠漏症与情绪障碍、焦虑障碍、注意缺陷多动障碍、帕金森病、阿尔茨海默病等大脑问题存在一定的联系。

与有益菌交朋友

胃肠道在保障大脑健康方面发挥着重要作用。大约100万亿个微生物（细菌、酵母菌等）生活在胃肠道里。这种菌落被称为微生物群落。为了保证人体的健康，在微生物群落里，应该包含85%的有益菌和15%的有害菌。如果这一比例发生调换，就会出现肠漏症，相应的身体问题和精神问题也会伴随出现。因此，保持胃肠道微生物群落的平衡，对精神健康至关重要。

微生物群落可以保护我们的胃肠壁、消化功能和营养吸收。微生物群落可以合成维生素（比如维生素K、维生素B_{12}）以及5-羟色胺等神经递质，参与排毒过程，帮助调节炎症、免疫、食欲和血糖水平。最新研究发现，胃肠道有益菌可以阻止大肠杆菌等有害菌的入侵，还可以帮助我们抵抗压力。如果缺乏有益菌，无论是不合理饮食（比如吃糖）造成的酵母菌过度繁殖，还是抗生素的过度使用（甚至早在儿童时期就开始使用抗生素）杀死了有益菌，我们都更有可能感觉焦虑、紧张、抑郁、疲惫。

什么原因会导致肠道有益菌减少？

以下因素都会影响肠道中有益菌的数量。

1. 服药（抗生素、口服避孕药、质子泵抑制剂、类固醇类药物、非甾体抗炎药等）。

2. 压力。

3. 摄入糖、高果糖玉米糖浆。

4. 人工甜味剂。

5. 食用麸质。

6. 对环境或食物过敏。

7. 失眠（尤其是军人和需要倒班工作的人）。

8. 毒素（肥皂里面的抗菌化学物质、杀虫剂、重金属）。

9. 肠道感染（幽门螺杆菌、寄生虫）。

10. ω-3脂肪酸含量偏低。

11. 维生素D含量偏低。

12. 辐射/化疗。

13. 高强度运动。

14. 过度饮酒。

事实上，我们摄入的绝大多数抗生素并不是医生开的抗生素药物，而是来源于食物。在美国，约80%的抗生素都用在了家畜身上。抗生素被广泛用于传统饲养的家畜肉类和乳制品里，可能会破坏肠道有益菌与有害菌之间的平衡。这就是无论何时都要食用无抗生素和无激素肉类的原因。

2016年的一项研究表明，服用抗生素的老鼠胃肠道细菌减少，导致在胃肠道、大脑、免疫系统之间交流信息的白细胞减少。令人惊讶的是，抗生素不仅会阻止海马体内新细胞的生长，而且会损害记忆力。益生菌和运动可以抑制抗生素对海马体的作用。简单来说，我们要照顾好自己的胃肠道，否则大脑就会有大麻烦。

ω-3脂肪酸含量偏低：为什么吃鱼有利于大脑健康

哈佛大学公共卫生学院研究人员发现，由血液中EPA和DHA等ω-3脂肪酸偏低导致的死亡，是可预防的死因之一。EPA和DHA偏低与以下问题有关。

1. 炎症。

2. 心脏病。

3. 抑郁、双相情感障碍。

4. 自杀行为。

5. 注意缺陷多动障碍。

6. 认知障碍、痴呆症。

7. 肥胖。

遗憾的是，绝大多数人的EPA和DHA等ω-3脂肪酸含量都偏低，除非他们能够多吃鱼（而鱼体内的汞及其他毒素含量可能较高），或者摄入EPA和DHA等ω-3脂肪酸补充剂。2016年，亚曼诊所连续检测了50名不食用鱼油（EPA和DHA最常见的来源）的患者体内的ω-3脂肪酸含量，结果发现49名患者体内的ω-3脂肪酸含量都不达标。在另一项研究中，我们的研究团队对130名患者的SPECT大脑扫描图与其体内EPA和DHA含量之间的关系进行了研究，结果发现EPA和DHA含量最低的患者，其右侧海马体和后扣带回（阿尔茨海默病患者大脑中最先死亡的区域之一）的血流量（预测未来大脑出现问题的头号指标）偏低。我们还在认知水平检测中发现ω-3脂肪酸含量偏低与情绪得分较低有关。

越来越多的科学研究表明，认知功能与食用富含EPA和DHA等ω-3脂肪酸的鱼之间存在一定的联系。丹麦研究人员在对比5386名健康老年人的饮食习惯后发现，饮食中吃鱼越多的人，越能够较长时间地保持记忆力和避免罹患痴呆症。

不要把这些对人体有益的脂肪酸与ω-6脂肪酸混为一谈。美国人的饮食中含有大量的ω-6脂肪酸。不幸的是，ω-6脂肪酸摄入过多会抵消ω-3脂肪酸的好处。

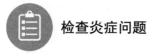 **检查炎症问题**

实验室检测

检查血液中以下物质的浓度有助于我们和医生判断体内的炎症程度并找到解决方案。

C反应蛋白：一种检测炎症的指标。代谢综合征或胰岛素抵抗是C反应蛋白浓度升高的最常见原因，其次是对麸质等食物过敏。高浓度C反应蛋白还说明体内有潜在的感染。

C反应蛋白的正常浓度范围是：0～3.0mg/L。

白细胞介素-6（IL-6）：另一种检测炎症的指标。IL-6是一种细胞因子，一种由免疫细胞产生的、作用于其他细胞从而参与调节和（或）促进免疫反应的蛋白质。正常情况下，血液里一般检测不到IL-6，即使能检测到，含量也极少。IL-6浓度升高可能说明体内有炎症存在，比如，出现感染或自身免疫紊乱。IL-6浓度升高还与记忆问题的预后恶化有关。

同型半胱氨酸：一种氨基酸。同型半胱氨酸浓度升高与炎症、动脉粥样硬化（动脉变硬和变窄），以及心脏病发作、脑卒中、血凝块发生的风险升高有关，甚至可能与罹患阿尔茨海默病的风险升高也有关系。同型半胱氨酸还是检测叶酸缺乏症的重要标志物。正常情况下，同型半胱氨酸的浓度应该低于8μmol/L。

叶酸：参与构成DNA及其他遗传物质。叶酸对健康的基因调控而言是必要的，而且在细胞和组织快速生长的时期（比如，婴幼儿期、青春期、孕期）尤为重要。叶酸与维生素B_6、维生素B_{12}以及其他的营养物质共同作用，调控血液中同型半胱氨酸的浓度。酗酒、炎性肠病（IBD）、乳糜泻，或者服用特定药物，一般都会造成叶酸偏低。叶酸的正常浓度范围是：4.54～45.4nmol/L（2～20ng/ml），理想的浓度应该在6.81nmol/L（3ng/ml）以上。

维生素B_{12}：对脑功能健康至关重要。缺乏维生素B_{12}可能造成严重且不可逆转的伤害，尤其是对大脑和神经系统。维生素B_{12}只要稍微低于正常值，我们就会出现疲劳、抑郁、记忆力减退等症状。吃药还会消耗维生素B_{12}，尤其是那些破坏肠胃功能的药物，比如，可以造成胃酸反流的质子泵抑制剂。缺乏维生素B$_{12}$会引起狂躁、精神错乱等症状，甚至还会引起类似痴呆症的症状。维生素B$_{12}$正常浓度范围是156~698pmol/L（211~946pg/ml），理想浓度范围应该在443pmol/L（600pg/ml）以上。

ω–3指数：用于衡量红细胞内的EPA和DHA等ω–3脂肪酸的总浓度，从而直接反映它们在大脑中的浓度。只需要采集一滴血就可以检测ω–3指数，目前已有100多项同行评审研究验证了其有效性，这种检测是经过临床验证过有用的大脑健康的生物标志物。ω–3指数偏低会使认知功能减退的风险增加，多则增加77%左右。你可以去有丰富整合医学经验的医疗机构做这种检测。把自己的ω–3指数目标设定在8%以上。

 如何降低炎症风险

方　法

1. 以下4种方法有助于保障胃肠道健康。

（1）不做任何伤害自己胃肠道的事情（参见第108页列表）。

（2）多摄入益生元（即富含益生菌的食物），包括苹果、豆类、卷心菜、车前草、洋蓟、洋葱、韭菜、芦笋、根茎类蔬菜（比如红薯、山药、南瓜、豆蔻、甜菜、胡萝卜、萝卜）。

（3）通过增加益生菌来增强微生物群落。可以摄入益生菌补充剂或者含有活菌的发酵食品，比如酸牛乳酒、康普茶、无糖酸奶（羊酸奶或椰子酸奶）、泡菜、腌制水果。

（4）谨慎使用抗生素。如果你以前大量服用过抗生素，那么从现在开始就要摄入益生菌、保持健康的饮食习惯了，因为这对保持大脑健康更加重要。

2. 降低同型半胱氨酸浓度。B族维生素（尤其是维生素B$_6$和维生素B$_{12}$）和叶酸，不仅有助于降低同型半胱氨酸的浓度，而且有助于改善大脑的健康。2010年牛津大学在一项研究中对一个假设进行了检测。这个假设是：控制同型半胱氨酸的浓度可能有助于抑制脑萎缩（脑萎缩往往会加速阿尔茨海默病的发展）。研究参与人员服用了相对高剂量的B族维生素，包括800μg的甲基叶酸、500μg的维生素B$_{12}$以及20mg的维生素B$_6$（盐酸吡哆醇）。两年后，服用过B族维生素的人的脑萎缩程度远小于服用过安慰剂的人的脑萎缩程度。在服用B族维生素之后，即使是在研究之初同型半胱氨酸浓度最高的参与人员，其大脑萎缩的速度也只有服用安慰剂的参与人员的一半。另一项研究表明，服用高剂量的叶酸以及维生素B$_{12}$和维生素B$_6$的参与人员，其同型半胱氨酸浓度及其相关的脑萎缩降低了90%。

智脑小提示

多吃富含ω-3脂肪酸的食物。EPA和DHA等ω-3脂肪酸摄入得越多，就越能增加血流量、改善情绪、保持合适的体重，同时有利于大脑健康。

---

3. 增加ω-3脂肪酸。摄入EPA和DHA等ω-3脂肪酸有助于增加血流量、延缓脑萎缩、增强工作记忆、改善执行功能、提高流动智力（增强解决问题的能力）、改善心情、减少炎症和焦虑。在开始给患者推荐ω-3指数之前，我对自己的员工、家人还有我自己进行了检测。看到自己的检测结果后，我非常开心，因为我的ω-3指数得分将近11，得分在8以上就很好了。而我的员工和家人的检测结果几乎都不是很好。实际上，我对他们的检测结果感到担忧，因为他们以后出现身体问题和情绪问题的风险会更大。对他们而言，改善状况的办法很简单：只需多吃干净的冷水鱼或者服用鱼油补充剂即可。

EPA和DHA实际上相当于维生素，因为我们的机体产生EPA和DHA的能力有限，所以需要从食物或补充剂里获取。绝大多数的美国人的ω-3指数都较低。植物一般不会产生EPA和DHA，而冷水鱼中却富含它们。但是要当心的是，切记不要食用那些含有汞、多氯联苯、二噁英等有毒物质的鱼。检查鱼被捕获的地点，确保它们不含这些毒害物质。要想提高ω-3指数，最安全的办法就是摄入高浓缩的鱼油补充剂——每天至少补充1000mg的EPA和DHA。

增加EPA和DHA等ω-3脂肪酸的摄入是增强脑力、改善情绪、优化体重的最佳方式之一。EPA对于调控炎症和保持积极的情绪非常重要，它还可以与DHA一起共同促进大脑干细胞成长为功能神经元。DHA还是大脑内脂类的重要来源，而脂类可以构成细胞膜，在细胞的作用方式上发挥着至关重要的作用。事实上，大脑灰质的很大一部分的成分都是DHA，它还是大脑内数万亿个突触（神经元之间相互联系的纽带）的主要成分。EPA和DHA还可以共同作用，增加血流量，改善大脑的整体功能。

研究人员发现，随着人们年龄的增长，摄入富含EPA和DHA等ω-3脂肪酸的食物有助于保持情感健康和积极的情绪。食用富含EPA和DHA的鱼油有助于缓解抑郁的症状。事实上，一项针对3317名男性和女性长达20年的研究发现，EPA和DHA摄入量更高的人出现抑郁迹象的可能性更低。

EPA和DHA等ω-3脂肪酸对各年龄段人的认知功能都有好处。2010年，匹兹堡大学的科学家研究发现，DHA摄入量较高的中年人在非语言推理、思维灵活性、工作记忆以及词汇量等一系列的测试中都表现得更好。瑞典研究人员对将近5000名15岁的男孩进行调查后发现，3年来每周至少吃一次鱼的青少年在标准智力测试中的得分比不吃鱼的青少年得分更高。后续研究还表明，每周至少吃一次鱼的青少年的学习成绩也比吃鱼量较少的青少年学习成绩要更好。EPA和DHA等ω-3脂肪酸还有其他好处，包括增强注意缺陷障碍患者的注意力、减轻压力以及降低精神错乱的风险。在让一群退役的足球运动员摄入高度浓缩的鱼油补充剂之后，我们发现其中很多人都减少了止痛药的服用量，有的甚至彻底不再服用止痛药了。

4. 保护好牙龈。这点很容易做到。减少炎症的关键在于要避免牙周（牙龈）疾病，因为它是痴呆症的一个风险因素。要保证每天饭后刷牙，而且每天都要用牙线清洁牙齿。实际上，用牙线清洁牙齿是一种对大脑的训练！另外，还要定期去看牙医，对牙齿做一些检查和清理。

保健营养品

我建议同型半胱氨酸含量偏高的患者摄入以下营养物质。

叶酸：每日摄入800μg甲基叶酸（机体内最具活性的一种天然物质）。

维生素B_{12}：每日摄入500μg的甲基钴胺素或羟钴胺素。两者都比氰钴胺素要好。虽然氰钴胺素销量更好，但是它含有潜在的有毒氰化物。

维生素B_6：每日摄入20mg的盐酸吡哆醇或磷酸吡哆醛（两者都易吸收易利用）。

甜菜碱：每日摄入1000～3000mg的甜菜碱，我们的细胞内天然存在着这种物质，它可以很好地替代甲基。

ω–3脂肪酸：对于绝大多数成年人，我的建议是每日摄入1400～2800mgEPA和DHA等ω–3脂肪酸。

姜黄素：从姜黄根（主要用于制作咖喱）中提取的3种活性姜黄素类化合物的全称，具有很好的抗炎效果。目前有7000多篇已发表的文章都说明了姜黄素的好处，包括具有强大的抗氧化特性、能够参与调节血糖、具有抗炎抗癌作用等。但是姜黄素类化合物难以被吸收。所以，我建议每日服用500～2000mg的生物利用度高的姜黄素补充剂，Longvida就是一个很好的姜黄素补充剂品牌，其成分被证明易吸收。

益生菌：临床研究表明益生菌可以减少同型半胱氨酸和炎症。当与益生元一起服用时效果更好，因为益生元可以促进益生菌的生长。寻找一些含有乳酸菌和双歧杆菌菌株的产品。益生菌补充剂里的益生菌数量没有菌株的类别重要。关于益生菌的摄入剂量，我一般推荐的是每日要摄入30亿个活性益生菌。

食 物

不摄入/少摄入以下食物。

富含ω–6脂肪酸的蔬菜：玉米、大豆。

富含ω–6脂肪酸的植物油：玉米油、向日葵油、大豆油、芥花籽油、棉籽油。

糖和可以转化为糖的食物：精制谷物等。

小麦粉。

反式脂肪：含有植物起酥油或部分氢化油的产品。

加工肉制品：亚硝酸钠可以与胺结合形成致癌物亚硝胺。

谷饲肉类：谷饲肉类会产生过量ω–6脂肪酸，所以无论何时都要选择草饲肉类。

食品添加剂：味精、天冬苯丙二肽酯（阿斯巴甜）等。

多摄入以下食物。

抗炎类调料：姜黄粉、辣椒、生姜、丁香、肉桂、牛至、南瓜派香料、迷迭香、鼠尾草、茴香。

富含叶酸的食物：菠菜、深色绿叶蔬菜、芦笋、萝卜、甜菜、芥菜、抱子甘蓝、利马豆、牛肝、根茎类蔬菜、芸豆、白豆、三文鱼、鳄梨。

富含 ω-3 脂肪酸的食物：很多研究表明亚麻子、核桃、三文鱼、沙丁鱼、牛肉、虾、核桃油、奇亚籽以及鳄梨油可以降低罹患心血管疾病的风险，同时也可减少炎症。动物类食物可以直接提供EPA和DHA，但是植物类食物需要转化，而这一转化对有些人的酶系统而言是比较困难的。

富含益生元的食物：蒲公英叶、芦笋、奇亚籽、豆类、卷心菜、洋车前子、洋蓟、生大蒜、洋葱、韭菜、根茎类蔬菜（红薯、山药、南瓜、甜菜、胡萝卜、萝卜）。

富含益生菌的食物：泡菜、酸牛乳酒、味噌汤、螺旋藻、小球藻、蓝绿藻、康普茶。

酸樱桃汁可以减少炎症性C反应蛋白的含量。

富含镁的食物：参见第87页相关内容。

富含多酚的食物：参见第126页相关内容。

富含蒜素的食物：参见第208页相关内容。

富含纤维的食物：参见第246页相关内容。

 从今天起，从以下健康的智脑习惯中选择一种并坚持下去。

1. 每天用牙线清理牙齿，关爱牙龈健康。

2. 多吃绿叶蔬菜。

3. 检测C反应蛋白和同型半胱氨酸的含量。

4. 检测 ω-3 指数，争取超过8。

5. 消灭反式脂肪酸。

6. 适量食用含 ω-6 脂肪酸的食物（比如，玉米、大豆、加工食品）。

7. 多吃富含 ω-3 脂肪酸的食物（比如，鱼、鳄梨、核桃）。

8. 摄入维生素B$_6$、维生素B$_{12}$、甲基叶酸。

9. 食用含有益生元的食物。

10. 食用含有益生菌的食物/补充剂。

第八章

"G"代表遗传学：基因只负责装弹，行为才会扣动扳机

"为千万人存留慈爱，赦免罪孽、过犯和罪恶，万不以有罪的为无罪，必追讨他的罪，自父及子，直到三四代。"

——《出埃及记》

巴德：学会缓解风险因素

巴德，52岁，担心自己的记忆力、专注力，还有精力，于是来找我。巴德的母亲就是因为阿尔茨海默病而去世的，他有一个比自己小20岁的妻子，还有两个年幼的孩子，一个5岁，一个7岁。看了他的病史后，我发现他有注意缺陷多动障碍而且未经治疗，时不时还会抑郁症发作，尤其是在工作压力大的时候，抑郁症发作得更加频繁。他还有一个*APOE*-e4型基因，患有轻度高血压和糖尿病，C反应蛋白含量、铁蛋白含量、低密度脂蛋白胆固醇含量均偏高，维生素D含量、脱氢表雄酮水平、睾酮水平都偏低，未经治疗的睡眠呼吸暂停综合征，而且还有勃起功能障碍。除此之外，巴德还增重了13.5kg，进入了肥胖者的行列之中。他的"大脑健康-网络神经"测试结果显示，他的记忆力问题、注意力问题，还有执行问题都非常严重。其大脑SPECT扫描图显示，额叶和颞叶区域不够活跃，参见图8-1。很显然，巴德的情况越来越糟糕了。他有很多风险因素，而且这些风险因素正在损害他的大脑、破坏他的幸福和家庭。

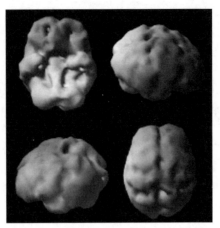

图8-1　诊疗前巴德的大脑SPECT扫描图

针对巴德的智脑风险因素，我们为他制订了干预措施，如表8-1所示。

表8-1　巴德的智脑风险因素和干预措施

BRIGHT MINDS	巴德的风险因素	干预措施
血流量	SPECT检查显示血流量偏低；高血压；低密度脂蛋白胆固醇含量偏高；勃起功能障碍	锻炼；摄入银杏提取物
退休/衰老	52岁；铁蛋白（铁）含量偏高	通过献血来降低铁蛋白含量；摄入富含抗氧化物质的食物
炎症	C反应蛋白含量偏高	改变饮食习惯；摄入EPA和DHA
遗传	阿尔茨海默病家族史；*APOE*-e4型基因检测呈阳性	
头部创伤		
毒素		
精神健康	慢性压力；注意缺陷多动障碍；轻度抑郁	采用压力管理工具；治疗注意缺陷多动障碍
免疫性/感染性疾病	维生素D偏低	摄入维生素D_3补充剂
缺乏神经激素	脱氢表雄酮和睾酮水平偏低	锻炼；举重；少吃糖；摄入脱氢表雄酮补充剂

BRIGHT MINDS	巴德的风险因素	干预措施
糖胖症	糖尿病前期；肥胖	按照"拯救记忆饮食"里的建议去做
睡眠问题	睡眠呼吸暂停综合征	利用持续气道正压通气（CPAP）进行治疗

在看到他的大脑扫描图和检测结果之后，巴德开始下定决心积极改善健康。他彻底改变了以往的饮食习惯，不再像过去那样每天喝6瓶碳酸饮料，严格控制糖的摄入，增加了饮食中蛋白质的摄入，减少了谷物和糖类的摄入。他开始每周做两次举重，不再像过去那样每周仅慢走1~2次（每次30分钟），而是开始每周做3次爆破式训练（关于这类运动的更多信息，请参见第83页）。他还开始穿戴CPAP设备来治疗睡眠呼吸暂停综合征，而且对自己的补充剂疗法充满信心。

到了第二年，巴德的体重减轻了13.5kg，而且在没有服用任何药物的情况下，血糖和血压也降到了正常水平。他说自己的记忆力、注意力和精力比过去30年来都要好。此外，他的性功能也有了起色，这是一种常见的治疗结果。我在前面讲过，只要血流量好了，哪儿都会有好转。

基因并不一定能决定你的命运

20年前，我是一家专业医学协会委员会的成员，倡导人们利用像SPECT这样的神经影像工具来诊断阿尔茨海默病以及其他记忆障碍。当时，我的观点是，人们应该要更多地了解自己的健康，而SPECT就是评估大脑功能的最佳工具之一。当时，我的一位来自美国中西部地区的重点大学的同事不同意我的观点。在他看来，人们对风险是束手无策的，所以担心风险是没有意义的。后来，我们发生了激烈的争论，因为我不仅当时确信，而且一直到今天也坚持认为，我们其实是可以采取很多办法来降低风险的。

在智脑的英文缩略语BRIGHT MINDS中，G代表的是基因风险因素。研究发现，我们人类有23对染色体，一半来自父亲，一半来自母亲。这些染色体存在于细胞核的DNA中。每条染色体都包含能够为各类蛋白质的产生提供指导和编码的基因，我们的细胞就是由这些蛋白质所构成。健康人的染色体数量和基因数量都是准确的。当染色体数量出错时，或者有多余的基因、基因有缺陷时，就会出现健康问题。

如果你的家人有严重的记忆问题、阿尔茨海默病或其他类型的痴呆症，或有一个或两个APOE-e4型或有几个多余的基因，那么你出现记忆问题的风险就更高。尤其是如果自己的直系亲属（父母亲、兄弟姐妹）有记忆方面的问题，那么你很有可能也会有记忆问题，而且出现症状的可能性是其他人的3.5倍。有帕金森病家族史的人也更有可能会有记忆问题。近期一项研究发现，有帕金森病家族史的人发展成痴呆症的可能性是普通人的6倍。

在我看来，我们的大脑就像一团悬浮在水面上的巨大而又复杂的蜘蛛网（神经细胞网络），神经元则以高达430km/h的速度在上面运动。关于造成严重记忆丧失的原因，目前有两种主流理论：一是β-淀粉样蛋白斑块的异常积累——可以将淀粉样蛋白斑块想象成一种黏稠的黏性物质，它们会掉落在神经细胞网络上，造成大脑短路；二是脑细胞内tau蛋白扭曲地缠结在一起，形成所谓的神经原纤维缠结，扰乱脑细胞功能。

多年来，研究人员在引起严重记忆丧失的原因究竟是β-淀粉样蛋白斑块还是tau蛋白的问题上一直争论不休。这两大阵营的争执甚至曾一度激化到类似宗教战争那样惨烈的地步，有人将之戏谑地称为"洗礼派（beta-amyloidbelievers）"与"教友派（tauists）"之间的斗争，即β-淀粉样蛋白阵营与tau蛋白派之间的斗争。现在看来，这两种理论似乎都很重要，但是研究表明，在一个人出现记忆问题之后对β-淀粉样蛋白和有毒的tau蛋白都进行清理的做法仍然无济于事。所以，我们应该尽早地对它们进行清理，在它们造成脑细胞网络短路之前就要采取行动。

目前，已知的能够造成β-淀粉样蛋白增加的基因至少有以下4种。

1.19号染色体上的*APOE-e4*型基因：与晚发性阿尔茨海默病有关。

2.21号染色体上的淀粉样前体蛋白（APP）：唐氏综合征患者会产生过量的淀粉样前体蛋白，有时还会在35～65岁造成记忆问题。

3.14号染色体上的早老蛋白1基因：往往会造成阿尔茨海默病。

4.1号染色体上的早老蛋白2基因：也往往会造成阿尔茨海默病。

研究发现，神经元里有tau蛋白，tau蛋白会提供像火车轨道那样的结构，帮助细胞排出不需要的蛋白质和有毒的蛋白质。当tau蛋白正常发挥作用时，tau蛋白会清除细胞内的β-淀粉样蛋白等有毒的蛋白质。而当它们出现异常时，轨道结构就会失效，垃圾物质就会积累，最后造成阻塞。反复的头部创伤会造成tau蛋白缠结、沉积、功能变得异常，患有慢性创伤性脑病变（CTE）的足球运动员常出现这种情况。除了创伤之外，17号染色体上的基因发生错误、铁储量过多也会引起tau蛋白问题。

*APOE*基因：你有e4型基因吗

每个人都有两种形态的*APOE*基因，它们并没有危险性，而且我们需要它们发挥作用，因为它们不仅有助于细胞膜的成长、成熟和修复，而且有助于调节神经细胞膜内胆固醇和三酰甘油的含量。

*APOE*基因共有3种形态：e2型、e3型、e4型。与其他所有基因一样，*APOE*基因一半来自父亲、一半来自母亲。所以，每个人的*APOE*基因组合是6种组合中的一种，如图8-2所示。

e2/e2   e3/e3

e2/e3   e3/e4

e2/e4   e4/e4

图8-2　6种*APOE*基因组合

携带一个*APOE-e4*型基因的人是从父亲或母亲那里遗传得到的e4型基因，而携带两个*APOE-e4*型基因的人则分别从父亲和母亲那里遗传得到了一个e4型基因。携带一个或两个*APOE-e4*型基因的人出现记忆问题的可能性很大，尤其是携带两个*APOE*-e4型基因的人。这种基因会促进β-淀粉样蛋白的沉积和斑块的形成——可以在阿尔茨海默病患者的大脑中检测到，从而导致发展成晚发性阿尔茨海默病的可能性增加。如果携带一个*APOE*-e4型基因，那么患阿尔茨海默病可能性是正常人的2.5倍；如果携带两个*APOE*-e4型基因，那么这种可能性则是正常人的5~15倍。如果你携带*APOE*-e4型基因，但是你的阿尔茨海默病是由其他原因造成的，那么你的症状出现时间会比不携带*APOE*-e4型基因的阿尔茨海默病患者提前2~5年。

大约15%的人都至少携带一个*APOE*-e4型基因。只携带一个*APOE*-e4型基因的人在65岁以后罹患阿尔茨海默病的概率是25%。相比之下，不携带*APOE*-e4型基因的人则为5%~10%。所以，这种差别很明显。但是好消息是，并不是所有*APOE*-e4型基因携带者都会罹患阿尔茨海默病，事实上75%的携带者都不会罹患阿尔茨海默病。即使携带一个*APOE*-e4型基因的人患上了痴呆症，那么其原因可能并不是阿尔茨海默病。但是如果携带两个*APOE*-e4型基因的人患上了痴呆症，那么这很有可能是阿尔茨海默病造成的。事实上，携带两个*APOE*-e4型基因有可能会使患阿尔茨海默病的概率增加5~15倍。携带一个或两个*APOE*-e4型基因还会增加血管问题发生的风险。*APOE*-e4型基因还与流入大脑的整体血流量减少有关。所以，*APOE*-e4型基因携带者一定要保护好自己的血管。

早老蛋白基因（早老蛋白1基因和早老蛋白2基因）是阿尔茨海默病的又一诱发因素

在一些患有阿尔茨海默病的家庭成员中，研究人员还发现了其他两种基因——早老蛋白1基因和早老蛋白2基因。早老蛋白1基因位于14号染色体上，早老蛋白2基因位于1号染色体上。这两种基因的变异会大大加速β-淀粉样蛋白的产生。早老蛋白1基因会导致痴呆症状在早期出现，一般是在35~55岁。早老蛋白2基因比较罕见，造成的痴呆症状可能或早或晚出现，一般是在40~85岁。

表观遗传学或许同样重要

过去几十年来，科学家一直在表观遗传学这一新的领域进行探索，即研究行为、情绪、环境开启或关闭某些基因的方式。基因开启或关闭会使我们以及我们的子孙后代罹患某些疾病。现在，遗传学家们发现，我们的习惯、情感和所处的环境会对我们的生物机体产生很大的影响，导致我们的基因发生变化，进而遗传给后代。这些表观遗传学"文字"可以指导基因开启或关闭，很明显或不明显地进行表达。

换句话说，像饮食、压力、毒素、产前营养等环境因素都会对遗传给后代的基因的活动产生影响。2006年的一项研究发现，在青春期前（11～12岁）开始吸烟的男孩，日后其子女出现肥胖的可能性会更大。所以，在年轻时做出的不理智的决定可能会对后代产生影响。肥胖只是开始。一些研究人员认为，表观遗传学还将帮助我们更好地了解某些疾病，例如癌症、痴呆症、精神分裂症、自闭症，以及糖尿病。

 检查遗传学问题

了解自己的家族史

并不是所有人都很清楚自己的亲属发生过什么。所以，你要去询问亲属，弄清楚自己的家族中有谁曾出现过记忆方面的问题，而且一旦发现问题，就要想办法去解决。

实验室检测

*APOE*基因状态：找医生进行检测以了解风险。很多人告诉我，他们并不想知道自己有没有携带*APOE*-e4型基因。但是如果你通过检测，了解是否有基因会增加你患病的风险，那么你就可以更好地利用这一机会努力降低所有的风险因素。

一些研究表明，*APOE*-e4型基因还会在癌症化疗和头部受伤的情况下增加记忆问题和罹患阿尔茨海默病的风险。我认为，喜欢做接触性运动的儿童和青少年应该去做*APOE-e4*型基因检测。如果检测结果是阳性，他们应该少玩这类风险性较高的运动。如果你的家人有早发性记忆问题，那么你可能需要去做早老蛋白基因检测及其他更为复杂的基因检测。关于这一方面，你要多多咨询医师。

 如何减少遗传风险

方　法

1. 尽早检测。如果你有遗传风险因素（记忆问题、痴呆症、阿尔茨海默病家族史），那么应该尽早检测，大概在40岁左右就要去做相关检测，包括填写调查问卷、做认知功能检测，如果有必要，还应该去做SPECT脑成像。最新研究发现，携带*APOE-e4*型基因并不一定就等同于被判了痴呆症的死刑。早期检测只是让你可以尽早解决其他风险因素。

2. 重视大脑健康。如果怀疑自己的记忆问题与遗传有关，那么爱护大脑就变得非常关键。研究表明，受过高等教育、从事体育运动等休闲活动或者有学习新知识的兴趣爱好的人，即使携带一个或两个*APOE-e4*型基因，他们罹患痴呆症的风险也会大大降低。如果*APOE-e4*型基因携带者能够爱护好自己的血管，减少高血压、吸烟、心脏病等血管类风险因素，他们罹患痴呆症的风险也会降低。

智脑小提示　要高度重视保持大脑健康，因为重视与不重视的结果会大不一样，尤其是如果你有痴呆症家族史，那么就更应该引起重视了。

3. 加强运动。研究表明，锻炼身体可以减少*APOE-e4*型基因携带者大脑内积累的β-淀粉样蛋白斑块。芬兰和瑞典的研究人员发现，中年人每周至少锻炼两次可以降低20多年后他们罹患痴呆症的概率，这种预防作用在*APOE-e4*型基因携带者身上的效果更加明显。所以，我们每一个人都应该坚持锻炼身体，学习新的知识，爱护好我们的血管。对于*APOE*-e4型基因携带者而言，这一点更为重要。

4. 避免头部创伤。为了保护头部免受伤害和脑震荡（会增加异常的tau蛋白数量），避免做一些接触性运动和避免摔倒——随着年龄的增长这些危险可能会变得更加常见。要多做一些平衡性训练，增强肌肉以保持其形态。

保健营养品

动物实验研究结果表明，以下营养物质有助于抑制β-淀粉样蛋白斑块的形成和tau蛋白的沉积。

1. 蓝莓提取物。

2. 白藜芦醇。

3. 绿茶儿茶素（GTC），包括表没食子儿茶素没食子酸酯（EGCG）。

4. 乙酰左旋肉碱（ALCAR）。

5. 姜黄素：一项针对96名患有认知功能衰退的老年人进行的为期12个月的研究发现，每日摄入1500mg姜黄素的老年人要比摄入安慰剂的老年人的认知功能的改善更明显。

6. 南非醉茄。

7. 人参。

8. N-乙酰半胱氨酸（NAC）：与摄入安慰剂的阿尔茨海默病患者相比，摄入NAC的阿尔茨海默病患者的认知功能得到了改善。

9. 辅酶Q10（CoQ10）。

10. 镁。

11. 维生素B_6、维生素B_{12}。

12. 维生素D：体内维生素D含量最低的人罹患轻度认知障碍（阿尔茨海默病的前兆）的风险是维生素D含量最高的人的25倍。

13. DHA：一种ω-3脂肪酸。

食　物

不摄入/少摄入以下食物。

高糖类食物和富含饱和脂肪的食物：这些食物（比如，比萨快餐、肋眼牛排、土豆泥、带有糖浆和培根的薄煎饼）会导致我们体内的血糖、胰岛素、胆固醇水平升高，从而造成糖胖病。

加工奶酪和微波炉爆米花：这些食物里面含有化学物质二乙酰———一种会增加β-淀粉样蛋白的调味品。

多摄入以下食物。

有助于减少β-淀粉样蛋白的调味品：鼠尾草、姜黄粉、小豆蔻、生姜、藏红花、肉桂（有助于减少tau蛋白的积累）。

有助于减少β-淀粉样蛋白的食物：三文鱼、蓝莓、咖喱。

富含多酚的食物：巧克力、绿茶、蓝莓、羽衣甘蓝、红葡萄酒、洋葱、苹果、樱桃、卷心菜。这些食物里含有槲皮素及其他成分，有助于促进血液循环、抑制低密度脂蛋白氧化、减少炎症和β-淀粉样蛋白斑块。

维生素B_6、维生素B_{12}，以及富含叶酸的食物：参见第86页相关内容。

富含镁的食物：参见第87页相关内容。

富含维生素D的食物：参见第208页相关内容。

生酮饮食（糖类含量极低）：动物实验研究结果表明，这种饮食计划有助于减少β-淀粉样蛋白。

 从今天起，从以下健康的智脑习惯中选择一种并坚持下去。

1. 如果你的家人患有痴呆症，那么你必须从现在起就要开始重视自己的大脑健康，尽早做与记忆问题相关的检测。

2. 检测*APOE*基因类型。

3. 如果你携带*APOE-e4*型基因，不要进行接触性运动，也不要做一些可能会造成头部创伤的事情。

4. 少吃高糖类、富含饱和脂肪酸的食物。

5. 少吃加工奶酪和微波炉爆米花。

6. 摄入姜黄素补充剂，减少β-淀粉样蛋白斑块，以免损伤大脑。

7. 食用有机蓝莓，减少β-淀粉样蛋白斑块。

8. 烹饪中加入鼠尾草调味品，减少β-淀粉样蛋白斑块。

9. 服用人参补充剂。

10. 摄入辅酶Q10（CoQ10）补充剂。

第九章

"H" 代表头部创伤：不声不响的流行病

> "我绝不会允许我6岁的儿子去橄榄球场。如果哪个教练让我
> 的儿子去打橄榄球，我一定会起诉他，我还要起诉学校。"
>
> ——贝内特·欧马鲁（Bennet Omalu），医学博士，
> 神经病理学家，慢性创伤性脑病变（橄榄球痴呆症）发现者

肖恩·多拉尔：一位优秀冲浪运动员活下来的故事

当我第一次在亚曼诊所见到肖恩·多拉尔的时候，我被这位职业冲浪运动员的经历吸引了。2015年9月7日，35岁的肖恩（图9-1左一）在大苏尔海岸的一个偏远地区冲浪。突然，一阵约7.5m高的波浪席卷过来，站在冲浪板上的肖恩一头扎进波浪里，不巧撞在了隐匿在水下不深的一块尖锐的巨石之上，他的颅骨瞬间被击碎。在碰撞的过程中，他还听到脖子扭断的声音。实际上，当时他的颅骨有4处都破碎了，而且还出现了脑震荡。虽然被撞得迷迷糊糊，但是他知道脊柱受伤后不能随便移动。

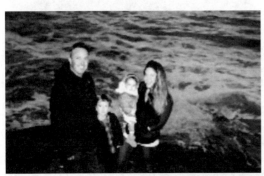

图9-1　肖恩·多拉尔与妻子詹恩、5岁的儿子卡

所以当肖恩漂浮在海上时，他尽力让自己保持神志清醒，但是不去移动身体。当时，他的脑海里浮现出了3种选择：一是扎进水里溺死，二是撞到

石头上一了百了，三是慢慢地划到岸边，但是存在瘫痪的风险。哪一种选择看起来都不是最佳方案。而当他想到自己的妻子还有孩子的时候，他终于下定决心划向12米外的岸边。

"我必须用尽全身力气活下来，"他说，"当时实在是太可怕了。"他根本没有力气移动或是爬到冲浪板上去，海浪无情地将他从冲浪板上打下来。最后，肖恩不仅成功上岸，他还沿着海滩穿行了1600米，又向上攀爬了崎岖的山路，最后终于登顶悬崖，钻进了车里。

事实证明活下来然后去医院就诊并不难，而难的是接下来的康复之路，其困难程度远远超出了肖恩的想象。

尽管如此，但是肖恩·多拉尔有一个特点，那就是坚韧的品质。他不是你所看到的那些普通的冲浪者。他是一位国际知名的职业冲浪运动员，曾两次打破最大海浪冲浪的吉尼斯世界纪录：两次都是在充满传奇色彩的"独行者"冲浪大赛（如图9-2）中创下的，一次是在加利福尼亚州的半月湾（Half Moon Bay）附近，另一次是在洛杉矶西南部的科尔特斯海岸（Cortes Bank）——当时他冲浪的海浪高度约为18米。

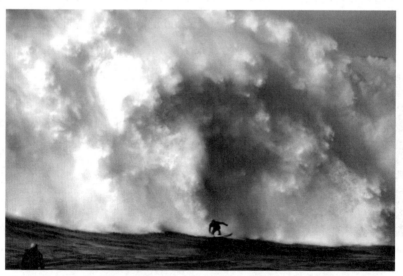

图9-2　在"2010年独行者（Mavericks）"冲浪大赛半决赛与决赛热身赛的休息间隙，肖恩·多拉尔（当时还不是参赛者）冲到了这个16.5米高的海浪上，创造了吉尼斯世界纪录（图片经许可使用）

在受伤后，习惯了训练的天才运动员肖恩，老老实实地按照医师和理疗师的要求去做。他下定决心要实现完全康复，到了11月份，他的脖子果然痊愈了。

"当颈托卸下来之后，所有人都觉得我完全康复了，"肖恩对我说，"但是只有我自己知道我的生活其实已经支离破碎了。"

严重的偏头痛每天都在困扰着肖恩，让他呕吐、无法入睡。他的情绪波动很大，还出现抑郁、焦虑、意识模糊的情况，甚至有自杀的想法。他的记忆力也不断恶化：无法集中注意力，连简单的算术题都做不好，袜子也穿不好。

"他的记忆出现了问题，"肖恩的妻子詹恩告诉我，"有些记忆片段完全消失了，还有一些经历也记不清楚了。"

就这样过了好几个月都没有任何好转。于是，肖恩去看了两位神经外科医师，得到的答案却是：好好放松就行。关于脑震荡，有一套标准的治疗程序：休息、等待、监测。

但是肖恩的状况不仅没有好转，反而变得更糟。有一位医生对肖恩说，虽然他的脖子痊愈了，但是他的精神状况可能永远都不会有所改变了。"大脑不会痊愈的，"这位医生对他说，"一旦大脑有了损伤，就无药可治了。你只能认命。"

肖恩非常担忧自己糟糕的记忆力和精神状态，开始四处寻医。他去看了其他医师和理疗师，尝试了各种治疗方法。"我去的很多地方都只提供一种护理方式，而他们只专注于这种护理。这让我感到很失望，因为护理应该是多样化的。"他说。

后来，肖恩的妻子——一位热爱健康和健身的女士，向他介绍了我们的亚曼诊所。在看到我在公共电视台上所做的特别节目后，她开始在肖恩康复期间给他播放一些我的线上视频。我与肖恩就这样认识了。在了解了他的病史后，我们对他的大脑进行了检测。

"不管是MRI，还是CT，"肖恩说，"检测结果都显示我的大脑看起来没什么毛病。SPECT的扫描图却完全不同……它发现了其他设备无法发现的东西。从那时起，一切就开始出现转机。"

凭借治疗了成千上万名创伤性脑损伤患者的经验，再加上对200名美国国家橄榄球联盟（NFL）在役和退役运动员的研究，我确信自己曾经见过这种类型的脑损伤。肖恩大脑的整体血流量减少了，活动性减弱就是证明。这与严重创伤性脑损伤（TBI）的表现是一致的。与那些我们见过的橄榄球运动员一样，肖恩也是被撞倒的，只不过是在冲浪的时候。

"我在'独行者'大赛中曾被海浪狠狠地打翻过几次，起来后脑袋晕乎乎的，但是后来就慢慢地好了，"他说，"现在我才明白为什么这一次一直不见好转。是大脑扫描给了我希望，帮我做出诊断，让我开始朝着康复的方向去努力，去跟上身边的每一个人。我的妻子开始对我有了更多的同理心，我们的关系也因此变得更加融洽。"

根据肖恩·多拉尔在亚曼诊所治疗前的大脑SPECT扫描图（如图9-3），以及他的智脑存在的风险因素，我们为他制定了干预措施（如表9-1所示），开始对他进行系统的治疗。

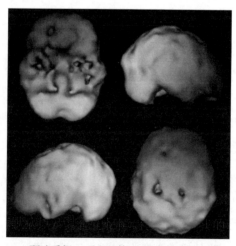

颞叶受损，而且整体血流量也减少了

图9-3　肖恩·多拉尔在接受亚曼诊所治
疗前的大脑SPECT扫描图

表9-1　肖恩的智脑风险因素和干预措施

BRIGHT MINDS	肖恩的风险因素	干预措施
血流量	SPECT检查显示血流量偏低	锻炼；改变饮食习惯；摄入银杏提取物
退休/衰老		
炎症		
遗传		
头部创伤	严重	高压氧疗法（HBOT）；脑神经反馈疗法；摄入补充剂
毒素		
精神健康	抑郁；居家压力	摄入S-腺苷甲硫氨酸（SAMe）；摄入甜菜碱补充剂；采用压力管理工具
免疫性/感染性疾病	维生素D含量偏低	摄入维生素D_3补充剂
缺乏		
神经激素		
糖胖症		
睡眠问题	被撞击后失眠	采取催眠措施

我们很快就开始了治疗，肖恩对待康复就像对待大浪一般。他完全按照我说的去做，包括改变饮食习惯、摄入保健营养品、接受脑神经反馈疗法和HBOT治疗。HBOT是针对减压病（水肺潜水者易得的一种病）的一种无创、安全、稳定的治疗方法。它能在高于大气压的条件下给患者输送纯氧，从而促进血液循环、增加血液可携带的氧气量。我们把它作为肖恩的治疗计划的一部分，其原因主要是血氧增加有助于刺激生长因子和干细胞的释放，从而促进康复（关于脑神经反馈疗法和HBOT更多内容，请参见第十九章）。肖恩说："在第一次接受HBOT治疗后，我感觉好多了。"

现在，肖恩比以前更加快乐了，与家人的关系也更加亲密了。他的注意力和记忆力也得到了改善。他又开始去冲浪了，不过他明智地决定不再冲击大浪。他和妻子詹恩成为我最喜欢的两个大脑战士和拯救记忆者。

大脑是软的，颅骨是硬的

大量研究表明，一次或多次头部创伤与持续性记忆出现问题的风险升高有关。如果一个人在25岁之前发生过头部创伤，那么他（或她）患有记忆问题的风险是正常人的2.5倍；如果他（或她）在55岁以后发生过头部创伤，那么他（或她）患有记忆问题的风险是正常人的4倍；如果他（或她）是 *APOE*-e4型基因的携带者，那么他（或她）患有记忆问题的风险会更高。

很多人认为大脑是坚硬的、固定的、像橡胶一样有弹性的，其实不是。只有人在死后大脑才会变成这样，而且需要用甲醛才能将大脑固定下来。在人活着的时候，大脑就像软的黄油、豆腐、蛋奶沙司一样黏稠，其黏稠度介于蛋白与果冻之间。

柔软的大脑外面是无比坚硬的颅骨，颅骨内面有很多尖锐的骨嵴。也就是说，我们的大脑很容易受损。颈部扭伤、头部摇晃（试想一下婴儿摇晃综合征）、冲击伤、头部受到重击等，都会导致大脑猛烈撞向颅骨内坚硬的骨嵴上面。以下是几种脑损伤机制。

1.淤伤

2.血管破裂、出血

3.压力增大

4.缺少氧气

5.神经细胞连接受损

6.脑细胞被撕开，溢出tau蛋白等蛋白质，引起炎症反应

除此之外，由于垂体（激素调节的总枢纽）位于颅骨的一个比较脆弱的部位，因此头部受伤往往会伤害到垂体，造成激素分泌严重失衡。

请注意那些尖锐的骨嵴。从上往下看，你会发现沿着颅骨的内部，有一些保护性的骨嵴。当头部出现意外或受伤时，这些骨嵴就会损伤柔软的脑组织（如图9-4）。

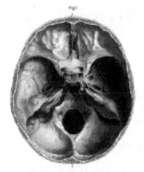

一旦头部受伤，柔软的大脑+带有尖锐骨
嵴的硬颅骨=大问题

图9-4　颅骨内视图

每年都会新增200万左右的创伤性脑损伤病例。截至撰写本书之际，数据显示，自2000年以来，患有创伤性脑损伤的退伍军人多达35万人以上。也就是说，当年的伊拉克和阿富汗战争可能会对退伍军人产生70年之久的影响，因为他们未来罹患精神疾病和痴呆症的风险会升高。所以，他们现在急需我们的智脑方案。

引起头部创伤的常见原因

1. 摔倒：从床上摔下来、洗澡时滑倒、下台阶时踩空、从梯子上摔下来等。

2. 机动车类碰撞：在驾驶汽车、摩托车、全地形车或者骑自行车的时候发生碰撞，步行时被机动车冲撞等。

3. 暴力：枪伤、被袭击、家暴、幼年时被虐待等。

4. 运动损伤：除了橄榄球之外，易造成运动损伤的体育运动还有：英式足球、拳击、棒球、长曲棍球、滑板运动、曲棍球、骑行、篮球，以及其他高强度运动和极限运动。

5. 爆炸冲击及其他战争形式造成的受伤。

保护头部，关键时刻可以救命

一定要保护好自己的头部，这句话重复多少遍都不为过。因为我们的头部里面就是大脑，大脑控制着我们的生命的全部。你可能会问，这难道不是显而易见的吗？事实上，这么简单的道理一直以来却被很多人包括我自己所忽视了。我们让小孩儿用头顶足球，还让他们做一些危险的体操运动。在高中的橄榄球比赛中，当对方的四分卫被狠狠地击中头部时，在场的观众却在欢呼雀跃。由于球迷们喜欢看橄榄球比赛场上的打斗场面，美国国家橄榄球联盟迟迟没有对比赛过程中的打斗明令禁止。

我曾经也是一个疯狂的橄榄球迷。我在高中时打过橄榄球，每个周末会打着玩玩儿，是洛杉矶公羊队和华盛顿红皮队的忠实粉丝。在我年轻的时候，橄榄球就是我生命的一部分，即便学医也没有让我质疑过我对橄榄球的热爱。

而这一切都在1991年当我开始研究大脑时发生了改变。从我们的SPECT脑成像研究中，我得到的很重要的一大收获就是，创伤性脑损伤，包括那些没有导致丧失意识的轻度创伤性脑损伤和几十年以前出现症状的创伤性脑损伤，都会给大脑造成持久的损害，而我们可以在大脑扫描图上清晰地看到这些损害。那些受伤的区域会严重影响一个人的生活，使他（或她）陷入抑郁，产生自杀的想法和无端的恐惧，脾气变差，对某些事情容易上瘾，记忆力和学习能力也开始减退。更可怕的是，专业人士中也很少有人了解这一点，因为绝大多数精神病医生在诊断有这些问题的患者时从来都不关注他们的大脑状况。

我还发现（包括现在），很多时候我需要问患者好几次他们有没有大脑损伤的历史，因为很多人对自己身上发生的这些大事都记不起来了。常见的问诊场景是这样的：有一天，某个人来到我们的诊所，说自己情绪差、感到焦虑、学习能力下降、记忆力减退、人际关系也出现了问题。

在了解完患者的病史后，我们一般会问他（或她）有没有过创伤性脑损伤。

而我们得到的答案往往都是：没有。

然后，我们在给患者做大脑SPECT扫描后发现，其大脑有过明显的创伤性脑损伤。我们会看到患者大脑的一侧或者前后两侧都存在损伤（一般是着力–对冲伤所致，头部受到重击后会导致大脑向相反的方向移动，撞向颅骨的另一侧，使冲撞颅骨的那一侧大脑受损）。且我们发现有创伤性脑损伤的证据后，我们会再次询问患者，而且一般是持续且细致地询问以下这些问题。

1. 有没有从树上或栅栏上摔下来过？或者有没有一头扎进浅水池里撞到过头部？

2. 有没有从马背上、梯子上、屋顶上摔下来过？

3. 有没有做过接触性运动并因此得过脑震荡？

4. 有没有反复击打过头部？比如，用头部传球或抢球。

5. 有没有在骑行、驾驶汽车或摩托车时发生过意外而导致头部受到撞击？

一开始，我感到非常吃惊，因为患者回答的是经历过以上事件的次数有五六次甚至十次左右，然后他们中的有些人又突然想起来自己曾经从二层的窗台上摔下来过，有的曾从低速行驶的机动车上摔下来过，还有的曾从45米高的悬崖上摔下来掉在了河床上。其中有一个患者对我说，他的母亲曾告诉他，他在3岁的时候从台阶上摔下来过，好几天都不省人事，但是他却从来不记得发生过这件事。

于是，我逐渐明白，创伤性脑损伤是造成持久性精神疾病和记忆问题的主要原因。

当然，我并不是第一个发现这一问题的人。研究人员曾将创伤性脑损伤与药物和毒品滥用、酗酒、焦虑、无端恐惧、抑郁、注意缺陷障碍/注意缺陷多动障碍、学习能力减退、学习成绩下降、谋杀、暴力犯罪、自杀、失业、禁闭、无家可归等联系在一起。在对多伦多流浪人群进行的一项调查中，研究人员发现58%的男性流浪者和42%的女性流浪者在无家可归之前都曾有过严重的脑损伤。因此，这个问题比我想象的要严重得多。

莎蒂：头部受伤后的恢复之路

在第6次戒酒失败后，42岁的莎蒂找到了我。她很想戒酒，但是就是无法坚持完成任何戒酒方案，因为她不仅很冲动，而且记忆力也很差。只要看见酒，她就无法拒绝，或者根本记不起来过去学过的戒酒策略。她的大脑扫描图（如图9-5）显示，她的前额皮质（与注意力、前瞻性思维、判断力、冲动控制有关）和颞叶（与学习能力和记忆力有关）都存在严重损伤。

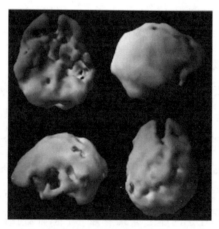

图9-5　诊疗前莎蒂的大脑SPECT扫描图
（头部被马踢了以后的大脑损伤图）

在回答第10个与大脑损伤相关的问题时，莎蒂对我说，她在10岁的时候曾被马踢到过头部，当时还失去了意识。在我的追问下，她想起来自那件事情以后她在学校的成绩开始一落千丈，在家里也变得比以前更加叛逆。身边的人都觉得她是一个坏孩子，这让她感到伤心而又绝望。除了酗酒和脑损伤之外，莎蒂还有痴呆症家族史、难以入眠、很少运动、有轻度高血压、常常陷入抑郁，而且根本不学习任何新的知识等问题。在用智脑方案（如表9-2所示）对其大脑进行康复训练之后，莎蒂慢慢戒了酒，回归到了正常生活。

表9-2 莎蒂的智脑风险因素和干预措施

BRIGHT MINDS	莎蒂的风险因素	干预措施
血流量	SPECT检查显示血流量偏低；运动量少；轻度高血压	锻炼；摄入银杏提取物；摄入EPA和DHA等ω-3脂肪酸；改变饮食习惯
退休/衰老	没有学习新的知识	开始学习新的知识
炎症		
遗传	痴呆症家族史	
头部创伤	严重	HBOT；摄入补充剂
毒素	长期酗酒	戒酒
精神健康	抑郁；有酒瘾的压力	摄入补充剂；锻炼；主动消除消极想法（ANTs）
免疫性/感染性疾病	维生素D含量偏低	摄入维生素D_3补充剂
缺乏神经激素		
糖胖病		
睡眠问题	长期失眠	采取催眠措施

橄榄球与脑损伤

虽然我们的很多患者，包括莎蒂在内，早已经不记得造成自己记忆问题的头部创伤了，但是我对一个经常有头部创伤的群体进行了几十年的研究，这个群体就是橄榄球球员。在第一次看到波普·华纳（Pop Warner）橄榄球球员和高中生橄榄球球员的大脑扫描图的时候，我注意到他们中的很多人的大脑都有明显的创伤性脑损伤。而这些球员都很年轻，年龄为8～18岁，这着实让我感到震惊。然后，我发现大学生橄榄球球员的脑损伤更加严重。一名大学生橄榄球球员在一次受伤后被推荐给我，我发现他的左侧大脑有明显损伤（如图9-6）。

1999年，明尼苏达维京人队（Minnesota Viking）退役进攻后卫布伦特·博伊德（Brent Boyd）过来找我，说自己患有头痛、抑郁、疲劳、头晕以及认知功能障碍。在橄榄球职业生涯中，布伦特有过多次脑震荡。事实上，他的队友乔·森瑟尔（Joe Senser）告诉我，布伦特有一次被橄榄球击退到赛场外了。多年来，布伦特一直在与脑震荡后综合征做斗争。

然而当布伦特向NFL申请残疾资格时，NFL却以其受伤与橄榄球无关而拒绝了他的申请。当时，布伦特简直快要崩溃了。"简直就像活在地狱一般，"他说"这几十年来，不管是朋友，还是亲人，都说我懒惰而且疯狂，更别提工作单位了，后来我只能自己去内化，给自己打气。"在脑震荡出现之前，布伦特是一个非常积极主动的人，在打橄榄球期间还以优异成绩从加利福尼亚州大学洛杉矶分校顺利毕业。

布伦特的大脑SPECT扫描图显示（如图9-7），其大脑有明显损伤的迹象。看到自己的大脑受损后，布伦特改变了对自己的看法。他后来写信给我说："我永远都要感激您最终对我的问题进行的正确诊断，谢谢您让我不再自言自语、让我不再受到其他人的羞辱。由于自己的精神原因，我觉得自己见不得人，以至于十多年来几乎与世隔绝，切断了与朋友、家人和队友的联系，如同苟且偷生一般。"

2007年，布伦特成为首个在国会听证会上陈述橄榄球对大脑造成的损害，尤其是对橄榄球队年轻球员的影响的NFL球员。

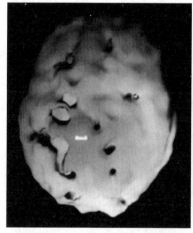

图9-6 某大学生橄榄球球员在接受我的诊疗前的大脑SPECT扫描图（请注意其左侧大脑的损伤情况）

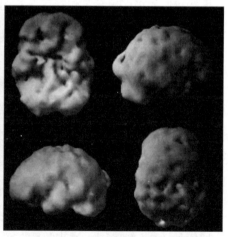

图9-7 布伦特在接受我的诊疗前的大脑SPECT扫描图（多区域受损）

2007年7月，另一位前NFL球员安东尼·戴维斯（Anthony Davis）也过来找我（图9-8为作者与安东尼·戴维斯的合影）。他说他看到其他职业橄榄球球员在退役后都出现了认知障碍，他很担心自己也会这样，并且他的记忆力也越来越差了，有时候还会出现意识模糊的情况，而且极易发怒。AD（认识他的很多人都这么叫他）是大学橄榄球名人堂里的名人之一，曾经在1972年带领南加利福尼亚大学击败了圣母大学，一共获得6次达阵得分，还因此获得了"圣母杀手"的绰号。那时他已打了8年职业橄榄球。

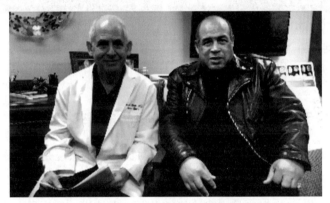

图9-8　亚曼博士与安东尼·戴维斯合照

AD大脑扫描图显示（如图9-9），其左侧前额皮质和左侧颞叶有明显的损伤迹象。基于此，我们给他推荐了一系列干预措施。他完完全全地照做了，后来他告诉我们，他的记忆力、精力、注意力、判断力都得到了很大的改善。十年后，我再次用SPECT脑成像技术扫描了他的大脑，结果发现他的大脑确实有了很大的改善（如图9-10）。随着年龄的增长，我们大脑的活跃度一般会逐渐降低。对受损的大脑而言，尤其如此。然而，就像我之前所说的那样，我们还是有办法解决这一问题的。即使你的大脑出现了问题，我们还是可以让它变得更加健康。

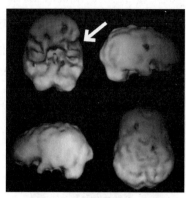
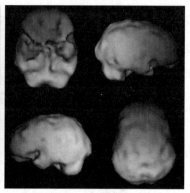

左侧前额叶和左侧颞叶受到损伤　　　　出现了很大的改善

图9-9　安东尼在接受我的诊　　图9-10　十年后安东尼的大
疗前的大脑SPECT扫描图　　　脑SPECT扫描图

亚曼诊所关于美国国家橄榄球联盟（NFL）的研究

AD在康复后开始告诉其他橄榄球运动员，大脑康复是可以做到的。他给我们介绍了很多橄榄球运动员，还请求我给NFL退役球员协会洛杉矶分会做一次演讲。2009年1月，我给他们做了一次演讲，见到了一些退役运动员，对他们所经受的抑郁和痴呆症的严重程度感到非常震惊。有一位退役球员当时向我提问了6次，而且每一次都是同一个问题。从那一次演讲后，我开始明白亟须有人去研究脑损伤与橄榄球之间的关系。于是，我们在亚曼诊所的研究团队与加利福尼亚大学尔湾分校和托马斯杰斐逊大学的科学家，在NFL退役球员协会洛杉矶分会即将卸任的主席雷吉·贝里（Reggie Berry）和即将上任的主席马文·史密斯（Marvin Smith）的支持下，决定共同解决这一问题。

接下来，我们需要筹措资金。NFL退役球员个个都是有钱人的说法纯属是子虚乌有的。实际上，很大一部分NFL退役球员并不富有，有的申请破产，有的长时间处于失业状态，还有的在退役几年后就离婚了。绝大多数退役球员，尤其是那些最需要帮助的退役球员，根本就负担不起看病的费用。于是，我们这些科学家投入了大量时间和资源，对30名NFL退役球员进行了一次试点研究。至于为什么选择30名退役球员，这是因为我们的统计专家认为，30名退役球员可能足以得出具有科学有效的结果。我们对那些退役球员也产生了感情，他们不仅善良、懂得感恩，而且非常绅士，很了不起。如今，我们的数据库里存放了来自27支球队将近200名球员及其打球位置的信息，包括特里·布拉德肖（Terry Bradshaw）等很多名人堂在列的球员。克里斯·波兰德（Chris Borland）也来找过我们。2015年，他在成功打完新秀赛季后从旧金山49人队中退役一事还登上了全美头条新闻。克里斯退役的原因是，他担心反复的脑损伤可能会给自己带来一些长期影响。

为了做好这项研究，我们详细了解每一名退役球员的历史，让他们做了认知功能检测，还给他们做了大脑SPECT扫描和QEEG研究。结果很明显：90%以上的橄榄球球员都因打橄榄球而造成了大脑多处区域受损。以下区域则会在橄榄球赛中持续受到损伤。

1. 前额皮质（与判断力、规划能力、前瞻性思维、冲动控制有关）

2. 颞叶（与学习能力、记忆力、情绪稳定能力有关）

3. 小脑（与思维敏捷性和信息处理速度有关）

发现这些问题的不止我们团队。2002年，神经病理学家，医学博士贝内特·欧马鲁（Bennet Omalu）对匹兹堡钢人队名人堂成员——中锋麦克·韦伯斯特（Mike Webster）进行了尸检，成为第一个发现慢性创伤性脑病变（CTE）或"橄榄球痴呆症"的人。接着欧马鲁博士还发现，很多有抑郁、暴力倾向、认知障碍、自杀想法的橄榄球运动员大脑内有大量沉积的tau蛋白。这一发现被搬上威尔·史密斯（Will Smith）主演的电影《脑震荡》（Concussion）的荧幕之上而大受欢迎。

美国退伍军人事务部和波士顿大学研究人员报告称，96%（91人中有87人）的前NFL球员的尸检结果显示他们患有CTE。梅奥诊所的一项研究发现，32%从事橄榄球及其他接触性运动的男性，包括那些技术还只是处于业余水平的人，也患有CTE。甚至NFL自己赞助的一项研究也发现，年龄为30～49岁的退役橄榄球球员被诊断患有痴呆症相关疾病的可能性是普通同龄人的20倍，50岁以上的退役橄榄球球员被诊断患有痴呆症相关疾病的可能性则是全国平均值的5倍。基于以上研究，我们可以毫无疑问地得出结论：不论处于何种水平，只要是打橄榄球，就会给人带来长期的认知问题和情绪问题。

近期，《洛杉矶时报》报道称，南加利福尼亚大学开展的一些重量级高中橄榄球项目迟迟找不到组队的人。梅特德伊高中（Mater Dei）的新生橄榄球队规模缩小了30%，洛约拉高中（Loyola）的新生橄榄球队则缩小到了20年来的最小规模，同时圣母高中（Notre Dame）、阿莱玛尼高中（Alemany）、克里斯卡莫雷特高中（Crespi）（48年前我就在克里斯卡莫雷特高中打过橄榄球）的新生橄榄球队队员人数也大幅减少。从全国范围内来看，过去八年来，橄榄球的参与度有六年都是走低的。这是各大高中、大学还有NFL都不愿意看到的，因为他们每年以牺牲数百万儿童、青少年、青年群体的健康为代价赚得数十亿美元。而这对于数百万人来说，是他们愿意看到的。

如果你的孩子（不管是儿童还是青少年）想打橄榄球，你首先要告诉他不要打橄榄球的原因，然后不准许他去打。孩子的大脑健康决定了他们将来是过幸福、健康、充实的生活，还是过抑郁、痴呆、人际关系一塌糊涂，甚至惹上官司的生活。2016年9月是2009年以来第一个没有NFL球员被逮捕的月份。在此之前的72个月里，每个月都有职业橄榄球球员被逮捕。有没有人思考过这与脑损伤可能也有一定的关联呢？我们的研究表明，橄榄球球员的抑郁程度（28%）是普通人（6%）的4倍以上。

你可能会举一些例子来证明打橄榄球的好处，而且这种例子有很多，比如打橄榄球有助于培养勤奋努力的品质、团队精神、战略思维，以及如何克服逆境等。但是，不要忽略了我们看到的东西。我们的大脑是柔软的，它被装在一个无比坚硬的颅骨里，颅骨上还布满了尖锐的骨嵴。我们的大脑不是固定在颅骨上的，而是浸泡在脑脊液中。这就是为什么头盔虽然能够很好地防止颅骨骨折，却无法避免大脑受到损伤。如果我们的颅骨受到重击，脆弱的脑组织会撞到刀一样锋利的坚硬的骨嵴上面，造成脑出血、瘀伤、撕裂、结疤，尤其是前额皮质和颞叶。即使有些时候不会导致意识丧失或脑震荡的任何外在症状出现，这些重击也会造成脑损伤。从我们的研究来看，橄榄球球员经历的脑震荡的次数与脑损伤的程度并无关联。脑损伤可能在大脑还没有来得及提醒你有麻烦的时候就已经在默默地发展了，而这会毁了你的生活。

在看到NFL球员脑损伤的严重程度之后，我们给他们制订了与本书介绍的一样的拯救记忆方案，包括后面列出的补充剂（参见第146页）。后来，80%球员的前额皮质的血流量都出现了大幅增加，整体认知功能、信息处理速度、注意力、推理能力、记忆力也都有了大幅改善。我们对NFL球员进行了一种叫作"微认知（MicroCog）"的认知功能检测，其各项指标都得到了改善，如表9-3所示。

表9-3　30名NFL球员在实施拯救记忆方案之前与之后的"微认知"检测得分表

认知功能	方案实施前得分平均值	方案实施后得分平均值	P 值	改善程度大于50%的球员数量
一般认知能力	31.8	43.4	<0.000	14
一般认知熟练程度	24.7	35.2	<0.000	14
信息处理速度	33.1	39.3	0.026	12
准确度	40.9	48.5	0.012	13
注意力	38.4	48.7	0.025	9
推理能力	32.7	41.6	0.006	11
记忆力	33.8	42.9	0.022	17
空间处理能力	69.0	74.3	0.154	3
反应时间	70.2	74.67	0.669	6

"微认知"是一种基于计算机的神经心理测验方法，主要用于检测9种不同的认知功能。检测得分以百分比为单位，最低得分为0，说明认知功能最差，最高得分为100，说明认知功能最好。

我们看到橄榄球球员在逐渐恢复健康，而且往往都是几十年前出现脑震荡以来第一次开始康复。基于此，我们认为，我们的研究对军人、消防人员、警务人员以及所有面临脑损伤风险的群体都至关重要。除了推荐以下补充剂疗法之外，我们还常常用脑神经反馈疗法和HBOT来促进脑损伤的康复。关于干预措施的更多知识，请参见第十九章。

 检查头部创伤的问题

想想自己有没有过脑震荡

花点儿时间去想一想自己有没有发生过脑震荡，或者头部遭遇过重击但是没有出现过脑震荡（亚震荡）。好好想一想自己的经历（或者问问父母）。然后回答以下问题。

1. 有没有从树上掉下来或者从台阶上摔下来过？

2. 有没有从马背或者屋顶上掉下来过？

3. 有没有一头栽进过浅水池里？

4. 有没有头朝地从栅栏上摔下来过？

5. 有没有（开车或坐车时）遭遇过车祸？

6. 有没有受过挥鞭样损伤？

7. 有没有受过头部工伤？

8. 有没有因从事体育运动而发生过脑震荡或造成头部受伤？

考虑做一次功能成像检测

像SPECT和QEEG等功能成像技术可以精确找出受损区域，如果你觉得自己的记忆力有问题或是感觉有认知功能障碍的迹象，你可以去做一次SPECT或QEEG检测。

检查自己是否嗅觉丧失（嗅觉缺失）

嗅觉丧失（嗅觉缺失）是脑损伤的一种常见后果。如果丧失了嗅觉，说明问题已经很严重了。内嗅皮质，即与嗅觉相关的大脑区域，位于记忆中枢附近，它们的恶化和死亡一般都是同时出现的。如果一个人闻不出花生酱、柠檬、草莓、天然气的气味，那么他（或她）面临严重记忆问题的可能性会更大。在宾夕法尼亚大学嗅觉测试中得分较低的人，已被证实在晚年会患有阿尔茨海默病。当然，如果你连家里泄漏的天然气都闻不到的话，你可能就不需要考虑记忆问题了，而是应该担心自己还能活多久。

实验室检测

一定要检测与自己有关的所有其他智脑风险因素，尤其是要做以下血检。

1. ω–3指数：ω–3指数越高，大脑康复得就越好。（关于更多的相关知识，请参见第112页相关内容）

2. HbA1c和空腹血糖：HbA1c和空腹血糖水平偏高会影响大脑康复。加利福尼亚州大学洛杉矶分校的一项研究发现，如果老鼠在头部受伤后被喂饲糖，会延迟其大脑康复的进程。所以，我们应该禁止在体育赛事中销售佳得乐饮料，因为它就好比大规模杀伤性武器一样！（关于更多相关知识，请参见第241页相关内容）

3. 甲状腺激素、脱氢表雄酮和睾酮水平：由于垂体（机体内主要内分泌腺）处于颅骨的位置，所以在大脑受到损伤时，垂体往往也会受到损伤。检测和治疗激素缺乏症对促进创伤性脑损伤的康复至关重要。（关于更多的相关知识，请参见第225页相关内容）

 如何降低头部创伤的风险

方法

1. 降低头部受伤的风险。保护好自己的头部，出行时系好安全带，避免参加高风险的活动，这样才能有较高的生活质量。除了橄榄球之外，曲棍球、足球、骑马、赛车、滑雪等也具有危险性。

头部受伤的影响往往可以通过适当的治疗来缓解，但前提是你要为大脑提供它所需要的帮助，同时消除记忆力减退的风险因素。在我看来，我们能够成功地治疗现役和退役NFL球员，以及有创伤性脑损伤的其他患者群体，其关键在于，我们全方位地运用了智脑方法，包括在保健营养品的推荐使用上。脑神经反馈疗法和HBOT对某些患者群体也有一定的疗效，所以也可以考虑使用。关于这些治疗的更多知识，请参见第十九章。

随着年龄的增长，要防止自己摔倒，因为摔倒是头部受伤的最大风险因素之一。（具体可参见本章后文列出的智脑习惯）

2. 闻一闻玫瑰香。我是认真的。研究表明，反复闻某种特定的气味可以增强一个人的嗅觉。在希腊亚里士多德大学的一项研究中，111名嗅觉缺失患者被要求反复去闻4种气味（苯乙醇、桉油精、香茅醛、丁香油酚），每天闻两次。八周以后，与对照组相比，这些患者的嗅觉有了显著改善，而且这种改善持续了一年之久。如果你有嗅觉缺失的问题，一定要多用鼻子。研究发现，多闻玫瑰精油、柠檬精油、丁香精油、桉树精油等某些特定的精油可能有助于嗅觉的恢复。

保健营养品

以下保健营养品有助于加快大脑的康复进程。

1. 复合维生素/无机盐补充剂：高剂量服用，尤其是维生素B_6、维生素B_{12}、叶酸、维生素D_3，有助于补充营养。

2. ω-3脂肪酸补充剂：服用高度浓缩和纯化的，含有2.8g的EPA和DHA的ω-3脂肪酸补充剂。

3. 由银杏提取物（有助于促进血液流动）、乙酰左旋肉碱（有助于线粒体产生）、石杉碱甲（有助于合成乙酰胆碱）、N-乙酰半胱氨酸和α-硫辛酸（有助于抗氧化）、磷脂酰丝氨酸（对神经细胞膜有好处）组成的复合物。

食 物

避免摄入/少摄入以下食物：

1. 酒精。

2. 咖啡因（抑制血液流动）。

3. 糖（促进炎症形成，防止愈合）。

4. 油炸食品。

5. 加工食品。

多摄入以下食物：

1. 调料和草本植物（有助于大脑康复），尤其是姜黄粉和胡椒薄荷。

2. 富含胆碱的食物（有助于合成乙酰胆碱），比如虾、鸡蛋、扇贝、沙丁鱼、鸡肉、火鸡、金枪鱼、鳕鱼、牛肉、羽衣甘蓝、抱子甘蓝。

3. 富含 ω-3脂肪酸的食物（有助于神经细胞膜的生长）：参见第116页相关内容。

4. 其他抗炎类食物，比如富含益生元和益生菌的食物：参见第116页相关内容。

5. 富含锌的食物：参见第208页相关内容。

 从今天起，从以下健康的智脑习惯中选择一种坚持下去。

1. 不管是开车还是坐车，随时都要系上安全带。

2. 不要一次拿太多东西，以免摔倒或出现其他受伤情况。

3. 滑雪和骑行时要戴头盔。

4. 不要去屋顶上，也不要爬梯子。

5. 放慢速度。

6. 走路、开车时不要发信息。

7. 上下台阶时要小心，记得扶好栏杆。

8. 如果你有头部创伤，一定要去检查激素水平，对于分泌偏少的激素，要想办法恢复到正常水平。

9. 食用草本胡椒薄荷来促进康复。

10. 多吃鸡蛋，促进乙酰胆碱的合成。

第十章

"T" 代表毒素：你的记忆中毒了吗

"有些男性喜欢用须后水、古龙香水、体香剂、沐浴露等液体来让自己闻起来'有性感的味道'，但这实际上会抑制睾酮的分泌，反而让自己缺少了男人味儿。"

——约瑟夫·皮泽诺，自然疗法医学博士，《毒素攻克之道》

（The Toxin Solution）作者

卢：霉菌与大脑的故事

卢，67岁，曾担任了40年的海军飞行员和指导员（图10-1左一）。由于做不了飞行计划，所以不得不停飞了。有一次，他和妻子两人惊讶地发现，他居然在一次理财的时候犯了一个错误，结果足足损失了10万美元。他不记得说过什么话，也记不住各种日程、约会，还有每天要做的事情，对于刚认识不久的人，也记不住别人的名字。他的平衡性很差，手指有轻微的刺痛感，有时也会有麻木、冰冷的感觉。

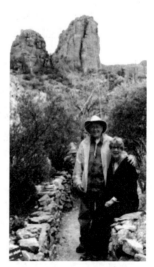

图10-1　卢和他的妻子

在记忆问题出现大约两年后，卢来到了我们位于华盛顿贝尔维尤市的诊所，找到了自然疗法医学博士卡布兰·查伯克（Kabran Chapek）。在此之前，他的妻子不敢让他一个人独处。在来找我们之前，他见过好几位医生，但是他说这些医生都不会第一时间让他去做检测，而"只是给（他）灌药"。后来，他去做了MRI和脑电图（EEG）检查，结果显示他患有"与年龄相关的脑萎缩和脑室扩张"。他非常失望："我过去的记忆力一直都很好，可以说好过一般人。"在此之前，医生将他诊断为患有痴呆症，还给他开了一种治疗痴呆症的药物——盐酸美金刚，但是没有什么作用。

我们的实验室检测结果显示，卢曾经被霉菌感染过。卢和妻子发现家里有水渍，于是进行了清理。通过一个包括摄入营养品和补充剂、冥想、运动（每天背着装有约14kg重的石头的双肩包徒步行走3～5km）在内的净化计划，卢的记忆力开始逐渐改善。五个月后，他说："我现在感觉好多了。"他的大脑也比以前更加健康了。他的妻子说，看到卢发生了这么大的变化以后，她再也不担心他一个人独处了。

卢过去也有血糖方面的问题。但是在戒了每天早上喝咖啡时的配餐——巧克力甜甜圈以后，他的血糖水平也日渐改善。当然，这对他来说是做出牺牲的。不过，正如查伯克博士所言，"你是想要巧克力甜甜圈还是想要你的大脑！"

卢在接受我们的诊疗前，其大脑SPECT扫描图（参见图10-2）看上去就像中毒了一般（凹凸不平且有褶皱），与很多飞行员的大脑SPECT扫描图一样。几个月后，他的大脑SPECT扫描图显示有了很大改善（参见图10-3）。

针对卢的智脑风险因素，我们为他制订了干预措施，参见表10-1。

表10-1　卢的智脑风险因素和干预措施

BRIGHT MINDS	卢的风险因素	干预措施
血流量	SPECT检查显示血流量偏低	锻炼；改变饮食习惯；摄入银杏提取物
退休/衰老	67岁	
炎症		
遗传		
头部创伤	高中摔跤时头部着地导致颈部受伤；16年后做了一次颈部手术	

BRIGHT MINDS	卢的风险因素	干预措施
毒素	感染霉菌；开飞机；全身麻醉	不再接触霉菌；治疗霉菌感染
精神健康		
免疫性/感染性疾病	锌含量偏低	开始摄入锌补充剂
缺乏神经激素		
糖胖病		
空腹血糖水平偏高	戒掉早上吃巧克力甜甜圈的习惯	
睡眠问题		

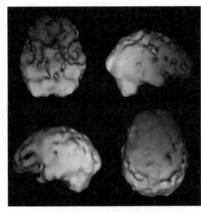

感染霉菌造成的脑损伤

图10-2　接受治疗前卢的大脑
SPECT扫描图

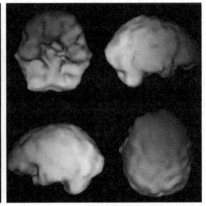

整体康复后的大脑

图10-3　接受治疗后卢的大脑
SPECT扫描图

以下20个问题（加上两个附加问题）的陈述哪一个适用于你

1. 你抽烟或者吸二手烟吗？

2. 你吸大麻吗？

3. 你有没有使用过常规清洁产品同时无意间吸入了它们的气味？

4. 你有没有在一氧化碳的环境中暴露过？

5. 你每年坐飞机的次数超过3～4次吗？

6. 你自己给车加油吗？或者有没有吸过汽车尾气？

7. 你生活的地方有没有中高程度的空气污染？

8. 你生活的地方或工作场所有没有霉菌？

9. 你接触过防火服、防火地毯，或喷有防污渍化学物质的家具吗？

10. 你在自己的花园、农舍、果园喷洒过杀虫剂，或者你生活的地方附近有杀虫剂吗？

11. 你有没有过在室内没有做好良好通风的情况下刷过油漆？

12. 你喝过未经过滤的水吗？

13. 你一周的饮酒量有没有超过4杯？

14. 你经常吃加工食品或快餐食品吗？

15. 你经常吃传统饲养/种植的农产品、肉类、奶制品，或者人工养殖的鱼吗？

16. 你有没有吃过像剑鱼那样的大鱼（即被汞污染的鱼）？

17. 你经常吃无机水果和无机蔬菜吗？

18. 你有没有食用过像无糖汽水等含有人工色素或甜味剂的食品，或者有没有在饮料或食物里添加阿斯巴甜（比如，NutraSweet品牌人工甜味剂）、蔗糖素（比如，Splenda品牌人工甜味剂）、糖精（比如，Sweet'N Low品牌人工甜味剂）等人工甜味剂？

19. 你是否每天在没有仔细阅读标签说明的情况下使用两种以上的保健用品和（或）美容产品？

20. 你家里有没有安装铅管或焊接了铅的铜制管道？

21. 你有没有用汞合金材料来补牙？如果有，用了多少？

22. 你是否从事消防、喷漆、焊接等工作或是在暴露于环境毒素的造船厂工作？

如果你回答为肯定的问题超过两个，那么本章内容可能会对你以后的生活非常重要。

毒素对大脑和记忆力的影响

作为一名受过传统训练的精神病医生，我几乎没学习过毒素对大脑的影响的相关知识，也没有学习过毒素是如何引起脑雾、记忆问题、焦虑障碍、抑郁、注意缺陷多动障碍、自闭症、脾气暴躁、精神病行为、肥胖、糖尿病等的相关知识。后来，直到我开始研究大脑后，我才开始意识到毒素与健康问题之间的联系。

现在研究表明，很多患有过敏症、自身免疫性疾病、神经系统变性疾病、糖尿病、癌症等疾病的人都有一个共同点：那就是都接触过环境毒素。我们的机体有专门负责处理毒素的系统（比如胃肠道、肝脏、肾脏、皮肤）。但是当这些解毒系统不堪重负时，我们就会出现脑雾、疲劳，甚至危及生命的疾病。

任何形式的毒素都会损害大脑，并增加出现记忆问题和罹患痴呆症的风险。从SPECT扫描图上来看，毒素呈现出一种所谓的"褶皱"形态——活跃度整体下降，使大脑看起来既不规则，又凹凸不平。

"我再也不那样做了"

大约10年前，我在圣迭戈的天际线教堂（Skyline Church）给一千名观众做了一次讲座。第二年，我又被邀请去做了一次讲座。每当我第二次去某个地方发表演讲的时候，往往都会出现这样的场景：一大群人拿着他们的SPECT扫描图过来围着我，因为他们在听完我的第一次讲座后就来我们的诊所对自己的大脑做了检查。天际线教堂也不例外。当时，有一个叫斯科特的35岁的男人走上前来给我看了他的扫描图（参见图10-4）。我一看，发现他的情况非常糟糕。他的大脑呈现出一种像瑞士干酪的形态，这说明其大脑整体活跃性已到了极低的水平，与我们所看到的很多吸毒者和酗酒者的大脑形态一致。正当我盯着扫描图看的时候，斯科特发话了："你是不是觉得我吸过毒？"

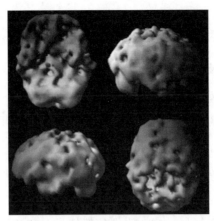

大脑整体上凹凸不平，"褶皱"明显，
说明与毒素感染有关

图10-4　斯科特就诊前的大脑SPECT扫描图

"我刚才想到了这一点，"我回答道。

"我从来都不吸毒，"他说。"我也从来不喝酒。但是来你们诊所之前，我常常会在车库里给车子喷漆，车库里的通风条件不是很好。我再也不那样做了。"

"你很聪明，"我说。"学习改变了你的行为。"

他继续跟我说，他和妻子已经接受了好几年的婚姻治疗，但是没有什么效果。在来到我们位于科斯塔梅萨的诊所就诊以后，他开始过上保护大脑健康的生活：摄入复合维生素、鱼油，还有我们推荐的其他有益于大脑健康的补充剂。他的饮食也比以前好了，还开始进行有规律的锻炼。他认为，这种改变足以影响他的一生。随着大脑变得越来越健康，他也逐渐成为了一个越来越好的丈夫。所以，我不禁想问，现在有多少不幸的婚姻是由另一半有大脑问题而所有人却都浑然不知所造成的？如果双方大脑都不健康，婚姻治疗又有什么用呢？只有先解决了大脑的问题，婚姻治疗才会发挥作用。

毒素：大脑中毒

常见的与记忆丧失相关的毒素，可以通过皮肤吸收进入人体（比如，当你擦拭面霜的时候），也可以在饮食过程中被摄入体内，还可以在你呼吸的时候被吸入体内。下面，看看你曾经以及现在有没有接触过以下有毒物质。

1. 可通过口腔摄入或皮肤吸收进入人体的毒素

（1）被污染的水（包括铅污染和砷污染）

（2）双酚A（BPA，塑料、食品/饮料容器、牙齿填充物、收银机收据上的涂层等都含有此物质）

（3）多氯联苯（PCBs参见第156页——"虽已成为历史，但仍未被遗忘"）

（4）重金属

①汞：牙体填充材料（50%的成分都是汞）和被污染的鱼体内均含有汞。（美国国家环境保护局建议孕妇的：每周吃鱼的次数不超过2～3次；少吃石斑鱼和长鳍金枪鱼等特定种类的鱼；不吃大耳马鲛鱼、枪鱼、胸棘鲷、剑鱼、鲨鱼、大眼金枪鱼，以及墨西哥湾的方头鱼）

②铅：油漆、管道、航空燃料、口红/唇膏都含有铅（参见第158页）。

③镉：烟、混有合成肥料的土壤、工业废弃物和危险废弃物处理厂都含有镉。镉的毒性很强，会在肝脏和肾脏中积累，与骨质疏松症、心脏病、癌症、糖尿病等有关系。一旦镉侵入人体内，会长期存在，需要16年才仅仅能够处理掉其一半的量！

（5）过量酒精

（6）大麻

（7）很多药物，比如苯二氮䓬类药物（用于治疗焦虑和失眠）、麻醉止痛药

（8）化疗

（9）某些患者所进行的全身麻醉

（10）有渗漏问题的硅胶隆胸假体

（11）味精

（12）人工食用染料、防腐剂、甜味剂

（13）像草甘膦（Roundup品牌除草剂的有效成分，其残留物会存留在转基因作物上）等除草剂不仅会扰乱人体的内分泌或激素系统，影响睾酮

154

和雌激素的分泌，而且还会破坏DNA，导致细胞加速衰老，增加患癌症的概率。

（14）杀虫剂：有机氯杀虫剂、有机磷酸酯（神经毒素）等杀虫剂会刺激酶将能量转化为脂肪，而脂肪一般是毒素的藏身之处。研究表明，接触有机氯杀虫剂DDT最多的前5%的人患有痴呆症的概率会增加650%。

（15）喷洒过二苯胺的苹果：二苯胺可以让苹果看上去很有光泽、减慢褪色过程，但是会分解成致癌亚硝胺，而亚硝胺与帕金森病和阿尔茨海默病有关。

（16）用塑封设备加工的食品：存在塑化剂泄漏的风险。

（17）保健美容产品：可以通过皮肤吸收进入体内。

令人不安的事实：对女性而言，

母乳喂养是降低体内毒素含量最有效的方式之一，

这样可以降低她们得乳腺癌的风险。

不幸的是，孩子会是最直接的受害者。

2. 可通过呼吸进入体内的毒素

（1）空气污染。

（2）香烟烟雾、二手烟烟雾、大麻烟雾。

（3）汽车尾气。

（4）汽油烟雾。

（5）交通繁忙区域附近空气中的毒素（空气污染、汽车尾气）。

（6）清洁化学物。

（7）焊接烟尘。

（8）助燃剂烟尘。

（9）一氧化碳。

（10）石棉。

（11）航空烟雾。

（12）消防员在救灾过程中吸入的火焰中的毒素。

（13）壁炉烟尘。

（14）油漆气体和溶剂气体。

（15）农场附近和家里后院的杀虫剂或除草剂残留物。

（16）霉菌。

虽已成为历史，但仍未被遗忘

还记得多氯联苯（PCBs）吗？这些工业化合物早在50年前就被禁止使用了，但是现在在江河、沿海地区仍然普遍存在。在被禁止使用之前，PCBs广泛存在于油漆、塑料、橡胶制品以及其他加工材料中。PCBs会抑制甲状腺激素的作用机制，使人始终处于疲劳状态。由于机体很难清除PCBs，所以它们在体内会不断积累，并引发心脏病、糖尿病、癌症等。除此之外，生活在受污染的河流或海水里的鱼的脂肪组织里也会不断累积PCBs。如果你食用了这类鱼，PCBs也会在你的脂肪组织里累积。所以，不管生鱼还是熟鱼，一定要剔除鱼皮和鱼脂后再食用，也不要吃炸鱼。

毒素会通过以下10种方式直接或间接地毒害我们的大脑。

1. 破坏酶系统：扰乱很多生物过程，包括能量的产生、自由基消除。

2. 减少脑血流量：影响思考和决策。

3. 损伤器官：包括消化道、肝脏、肾脏、大脑，器官损伤会削弱机体解毒和排毒的能力。

4. 破坏DNA：加速衰老。

5. 改变基因表达：不仅会影响一代人，而且会影响下一代、下下一代，甚至下下下一代。

6. 破坏细胞膜：影响细胞通信。

7. 破坏、抑制、阻止激素分泌：造成严重的内分泌失调问题。

8. 损害免疫系统：增加罹患自身免疫性疾病和癌症的风险。

9. 破坏肠道微生物组：引起肠漏症及相关问题。

10. 随着内部毒素的积累，增加罹患糖尿病和肥胖症的风险：毒素又被称为"糖尿毒素"和"肥胖毒素"，能够使人们患糖尿病和肥胖症。

因为毒素会影响身体的很多部位，所以它们与多种症状有关。有些症状与大脑有较为直接的联系，包括记忆力减退、注意力不集中、语言障碍、情绪问题、头痛、眩晕、上瘾。除此之外，还有些其他症状，比如腹痛、腹泻、粪便恶臭、口腔异味、食欲不振、体重异常、皮疹、疲劳虚弱、身体疼痛和肌肉痉挛、麻木刺痛、颤抖、出汗异常、体温调节异常等。

以下是我们在亚曼诊所看到的一些最常见的毒性问题。

常见的毒素问题

普通美国女性一般每天会使用约12种个人护理用品和化妆品，普通美国男性一般每天会使用约6种个人护理用品和化妆品。这些产品里的化学物质（如表10-2所示）很容易被皮肤吸收，并被输送到我们身体内的每一个器官里。也就是说，你在努力让自己的外表变得好看，但殊不知这是一种自我投毒的行为。2016年，一位死于卵巢癌的女性被发现与强生婴儿爽身粉等产品的日常使用有关，强生公司被要求向这位女性的家庭赔偿了7200万美元。

在美国环境工作组（Environmental Workinggroup）"深入皮肤（Skin Deep）"数据库（http://www.ewg.org/skindeep/）里面，可以找到很多含有有毒物质的产品的信息，还可以在此数据库了解一些健康的生活方式。下表列出了个人护理产品中常见的化学物质及其危害，摘自《毒素攻克之道》（*The Toxin Solution*）。这本书由美国巴斯帝尔大学（Bastyr University）创始人、自然疗法医学博士约瑟夫·皮泽诺所著，是我极力推荐的一本书。

表10-2　保健美容产品中常见的化学物质

化学物质	使用目的	毒害作用
丙烯酸酯	人工指甲	毒害神经
铅	止汗剂	与阿尔茨海默病存在关联
甲醛	洗发水、指甲油、发胶、指甲胶、睫毛胶、沐浴露、彩妆	致癌，引起变态反应
香精	洗发水、婴儿液体皂、指甲油、胶、护发素、沐浴露、彩妆	致癌，干扰内分泌，引起变态反应
二苯酮–3	防晒霜	干扰内分泌，减少精子数，引起皮肤过敏
对羟基苯甲酸酯	防腐剂、化妆品（眼影、粉底、睫毛膏等）香味、洗发水、护发素、乳液、面部/身体清洁剂	干扰内分泌，引起乳腺癌，影响儿童发育，影响生育，过敏
邻苯二甲酸酯（在欧洲被禁用）	化妆品香味、塑化剂（用于塑料薄膜、包装等）	干扰内分泌，造成智力下降，使男性的脑源性神经营养因子减少——妨碍神经元的生长和相互联系
聚乙二醇（PEGs）	洗发水泡沫、泡泡浴、液体皂	致癌，造成出生缺陷，脱发，过敏
三氯生	抗菌清洁剂、牙膏	干扰内分泌，破坏微生物组
铅	口红/唇膏（死亡之吻）	神经毒素，损害海马体和前额皮质
请参阅自然疗法医学博士约瑟夫·皮泽诺所著《毒素攻克之道》		

铅：死亡之吻

铅暴露与儿童的学习问题、智商低下、表达困难、癌症、心血管问题、关节炎、癫痫、头痛、贫血、肾病、金属味，以及各种原因导致的死亡均有关系。根据美国政府提供的数据，过去血液中"安全的"铅浓度在2.89μmol/L（60mcg/dl）以下。后来，这一安全值被进一步下调至0.48μmol/L（10mcg/

dL）。2012年7月，美国疾病控制与预防中心称铅浓度在0.24～0.48μmol/L（5～10mcg/dL）之间对儿童尤其具有毒害作用。很多科学家认为，铅对所有人都有毒害作用。

为了防止铅中毒，美国政府禁止汽油和油漆里含铅，只准许小型飞机的航空燃料里少量含铅。在亚曼诊所对100名飞行员的大脑进行扫描后发现，2/3飞行员都有严重的大脑中毒问题。这会不会是他们在飞行过程中暴露在铅及其他毒素环境中所造成的呢？关于油漆问题，所有在1978年之前粉刷的房子都含有高浓度的铅，当油漆脱落时，铅就会暴露出来。在1986年之前建造的房子或改造的房子里，管道的焊接处也存在铅。

到目前为止，尚无法律规定禁止口红/唇膏（使用最广泛的化妆品之一）含铅。在对30个美国本土品牌的口红/唇膏的成分进行检测后，我们发现60%的口红/唇膏品牌都含铅。2013年，加利福尼亚州大学伯克利分校研究人员在32个被检测的口红/唇膏产品中发现，有24个口红/唇膏产品都含铅。很多口红/唇膏产品也富含镉、铬等其他8种金属。为了避免买到含铅的口红/唇膏产品，你首先需要了解自己要买的口红/唇膏品牌，可以登录网站www.safecosmetics.org查找相关信息。

吸　烟

当你看到那些未受烟草行业资助的研究时，你就会发现这一结论：抽烟会明显增加罹患痴呆症的风险，当然，前提是在抽烟还没有杀死你的情况下。抽烟对健康会产生严重的不良影响。香烟，包括烟草、大麻、电子尼古丁和咖啡因传送系统，都会将很多细微和极其细微的有毒垃圾通过呼吸输送至肺部然后再进入大脑。颗粒大小重要吗？当然！我们吸入的颗粒越小，它们引起炎症反应和损伤大脑的能力就越强。

2014年，世界卫生组织称，吸烟和二手烟暴露提高了包括阿尔茨海默病在内的所有痴呆症的发病率。抽烟被认为会以引发血管疾病的方式来触发痴呆症：数百种不同的毒素进攻大脑，同型半胱氨酸水平升高（产生炎症）、血管加速损伤（导致输送到大脑的氧气和营养物质减少）、大脑内的炎症和有毒微粒增加。

酒精和大麻

酒精和大麻这两种毒品近些年给我们带来很多麻烦问题。过去的35年，我当过救护车司机，在急诊室工作过，还当过精神病科医生。所以，我看问题的视角与大多数人都不一样。我目睹了酒精是如何击垮一个又一个家庭的，我还检查过成千上万名"中度"饮酒者和大麻吸食者大脑SPECT扫描图。总的来说，我看到这些物质弊大于利。

我们都听过报道：酒精是健康的，大麻是无害的。的确，很多研究似乎也都认为，轻度到中度的饮酒对心脏和大脑可能是有好处的。然而，《英国医学杂志》发表的一项针对550名男性和女性进行的为期30年的研究显示，即使是中度饮酒——每天喝1~2杯葡萄酒，也会造成海马体的萎缩。

这项研究还表明，每周喝1~7杯小杯葡萄酒并没有什么保护作用。所以，不要指望通过饮酒来改善大脑健康。另一项针对12000多人进行的为期43年的跟踪调查发现，不饮酒者与轻度饮酒者患上痴呆症的风险相当，而重度饮酒者和超重度饮酒者患上痴呆症的风险都更高。喝烈酒（金酒、朗姆酒、伏特加、龙舌兰酒、威士忌、白兰地）会增加患痴呆症的概率，而适度饮用葡萄酒的风险相对较低（当然，葡萄酒饮用过多也会增加患痴呆症的风险）。中度到重度饮酒者患上痴呆症的风险比不饮酒者和轻度饮酒者高57%，而且患上痴呆症的时间也会更早。

美国约翰斯·霍普金斯大学的一项研究发现，每天饮酒的人，其大脑比正常人小。除此之外，酒精还与7种不同类型的癌症有关，即口腔癌、喉癌、食管癌、肝癌、结肠癌、直肠癌、乳腺癌。为什么护士在对你进行静脉注射/输液之前都会先用酒精来擦拭你的皮肤？答案是为了杀菌。为什么酒精可以用来保存死亡标本？答案是酒精可以杀死标本里的所有细胞和组织。所以，恐怕你现在很想知道喝酒到底会对胃肠道产生什么影响。

酒精会影响我们的判断力和决策力，让我们上瘾，还会让我们缺乏协调性。过量饮酒与高血压、脑卒中、心律失常、心脏病、免疫力下降都有关。肝脏会用谷胱甘肽及其他重要的抗氧化物质来对酒精进行解毒，而这会让我们更容易受到其他毒素的攻击，或者削弱我们的肝功能和对感染的免疫力。

酒精不仅与脂肪肝和神经元受损有关，而且会减少流向小脑的血流量，而小脑是大脑的一个很重要的部位，与身体协调性和思维协调性有关。酒精还会干扰维生素B_1的吸收，而且是引起神经疼痛的一个常见原因。酗酒被列为造成可预防性死亡的第四大原因。目前，美国大约有3000万名酗酒的儿童，其中很多儿童都患有创伤后应激障碍（PTSD），原因是他们在一个不稳定、酗酒成性的家庭中长大。酗酒还是造成离婚、被监禁和财务问题的一个主要原因。如果你希望自己的大脑保持健康，那就要少喝酒，重度饮酒者的大脑会受到损伤（如图10-5）。如果实在是想喝酒，我建议每周饮酒不要超过2~4次，每次饮酒不要过量。

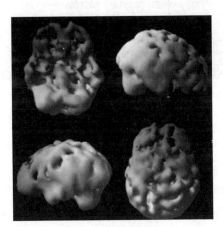

图10-5　重度饮酒者的大
脑SPECT扫描图

除反对酗酒外，我还倡导远离娱乐性大麻。2016年，我们发布了迄今为止规模最大的脑成像研究。这项针对大麻吸食者开展的研究显示，与92名不吸食大麻的健康人相比，在所有接受调查的大麻吸食者中，有982名大麻吸食者都出现了大脑整体血流量减少的现象。右侧海马体内的血流量减少得最多，这一区域往往与阿尔茨海默病和各种类型的记忆丧失相关。

多年前，我被邀请去旧金山做了一次迈克尔·萨维奇（Michael Savage）的广播节目，主要是讨论我对大麻和大脑的看法。在节目开始前，迈克尔预测，会有不少娱乐性大麻吸食者打电话进来向我提问。我则告诉他几乎每个打电话的人都会担心记忆方面的问题。结果证明我们都说对了。

图10-6和图10-7是健康的大脑和一位每天都吸食大麻的18岁年轻人的大脑扫描对比图。如果大麻在你年轻的时候就能将你的大脑变成这样，想一想你年纪大了以后会是怎样！

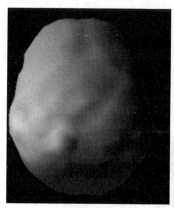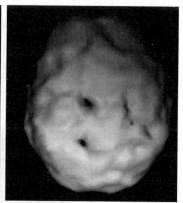

图10-6　健康的大脑　　　图10-7　一位每天吸食大麻
的18岁年轻人的大脑

霉菌的影响

早期，我们从脑成像研究中得出一个结论：很多物质都对大脑功能有毒害作用，尤其是霉菌。举个例子：2003年，读了我的书《改变大脑，改变人生》（*Change Your Brain, Change Your Life*）以后，防弹360公司首席执行官戴夫·阿斯普雷做了一次大脑SPECT扫描。就这一次检测改变了他的人生。在此之前，他无法集中注意力，记忆力很差，在沃顿商学院学习期间几乎很难通过考试。最后检测结果发现，戴夫家里存在有毒的霉菌。在进行康复治疗后，戴夫的生活发生了很大的转变，后来他还制作了一部电影——《霉变：一部关于有毒霉菌的电影》（*Moldy: The Toxic Mold Movie*）（在线观看地址：http://moldymovie.com）。

曾经有一个叫乔治的年轻人来亚曼诊所找我们，说他有睡眠障碍、焦虑、记忆问题、脑雾。在仔细研究了其病史后，我们了解到乔治是在从学校搬出来住进父母的地下室公寓后开始出现症状的。他们家似乎都忘了地下室曾经被淹过好几次了。霉菌诊断测试结果表明，乔治体内的霉菌毒素含量很高。

在这种情况下，首先要离开霉菌环境，然后再接受治疗，包括使用霉菌黏合剂、抗真菌剂等其他药物，以及代谢支持类补充剂。如想了解霉菌检测和清理相关的知识，请访问网站：http://www.epa.gov/mold以及http://www.cdc.gov/mold/。如果你怀疑自己有霉菌暴露的问题，我建议你去咨询研究整合医学的医师。在经过适当的治疗、解决霉菌问题之后，乔治的身体状况逐渐得到改善。他需要的不是精神病药物，而是正确的诊断和适当的治疗。如果诊断不当，会是什么后果？医生几乎肯定会将他诊断为精神病，然后用治疗精神病的药物为他治疗（结果一定是以失败告终）。

全身麻醉：要当心

我第一次认识到全身麻醉的潜在毒害风险是一位患者在膝关节手术结束后哭着来找我的时候。她说她很难去思考，而且记忆力也很差，怀疑自己是不是得了阿尔茨海默病。在此之前，我曾给她做过一次大脑SPECT扫描。这次，我重新给她做了一次大脑SPECT扫描，结果发现她的大脑看起来像中毒了的样子，额叶和颞叶尤其严重，而这两个区域都与记忆相关。显然，在上一次大脑扫描以后，她一定发生了什么不好的事情。后来，按照智脑方法拯救她的记忆力以后，她的问题得到了缓解。

目前，关于全麻的研究，存在不同的研究结果。有些研究指出全麻没有持续性负面影响，而有些研究则认为全麻有毒性作用。但是近期有两项研究引起人们广泛关注，这两项研究结果显示：在4岁前做过全麻的儿童，智商相对较低、语言理解能力下降、大脑后方区域的灰质也较少。这样的结果令人很不安。另外，一项针对做过冠状动脉搭桥手术的患者在手术前和手术后进行的大脑SPECT扫描研究发现，68%的患者的大脑血流量都减少了，这与六个月以后他们的言语记忆和视觉记忆减退有关。所以，我建议，不管什么时候，只要是麻醉，一律选择局部麻醉或脊髓麻醉。如果必须要全麻，一定要尽力保护好大脑。

急救人员面临的高风险

消防员、警务人员、急诊医生等急救人员，可以说是我们这个社会里的平民英雄。这些危险的职业可能会给他们带来很多健康风险，同时会对他们的大脑功能产生长期的负面影响。他们暴露在一氧化碳、苯、石棉、柴油机尾气等有毒素的环境中，而且面临着头部受伤和情感创伤的风险（在将死婴从着火的车里救出来以后，或者在看到有人对着自己的头部一枪毙命的场景以后，急救人员可能在心态上不会再像过去那样了，他们在自己的职业生涯中会经历很多这样的情感创伤）。尽早为他们实施大脑健康干预治疗至关重要，因为研究表明急救人员患有PTSD和自杀的可能性较高。

亚当：消防带来的创伤

亚当，33岁，当了六年的消防员。他因抑郁、失眠、注意力不集中等问题来找过我。在来找我之前，他与妻子的关系很差，而且感觉与两个孩子也比较疏远。他在给我讲述自己看到的很多创伤事件时忍不住放声痛哭，尤其是他第一次遇到的那件事情——他赶到一户人家后，发现一个十几岁的小男孩已经用枪结束了自己的生命。他说自己直到现在都还能听到男孩母亲的哭喊声。在南加利福尼亚州火灾现场执行任务的过程中，亚当发生了两次脑震荡，还吸入了烟尘。

亚当的实验室检测结果显示，其睾酮水平和维生素D含量都偏低。大脑扫描图（参见图10-8）则显示其大脑整体的活跃度较低。亚当是我帮助过的所有患者中最配合、最有积极性的患者之一。六个月以后，他的抑郁症状消失了，大脑状况也有所好转，也知道如何去应对未来工作过程中难以避免的情感创伤问题。

针对亚当的智脑风险，我们为他制订了干预措施，参见表10-3。

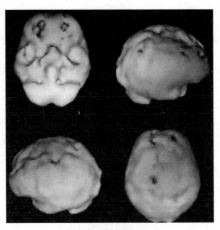

整体活跃度较低

图10-8 消防员亚当在诊疗前的大脑SPECT扫描图

表10-3 亚当的智脑风险因素和干预措施

BRIGHT MINDS	亚当的风险因素	干预措施
血流量	SPECT检查显示血流量偏低	锻炼;改变饮食习惯;摄入银杏提取物
退休/衰老		
炎症		
遗传		
头部创伤	工作过程中出现两次脑震荡	摄入保健营养品;HBOT疗法
毒素	执行消防任务过程中暴露在具有很多毒素的环境中	增强机体内所有排毒系统的能力
精神健康	抑郁、情感创伤、压力大	摄入保健营养品;进行心理治疗
免疫性/感染性疾病	维生素D含量偏低	摄入维生素D_3补充剂
缺乏		
神经激素	睾酮水平偏低	少吃糖;补充脱氢表雄酮
糖胖病		
睡眠问题	执行任务后开始失眠	采取催眠措施

其他毒素

在亚曼诊所，我们还看到很多有癌症化疗经历的患者。化疗虽然可以杀死癌细胞，但是同时也会杀死健康的脑细胞。同样，过度暴露在砷、铅、汞、铁、铝、铋［肠胃药"佩托比斯摩（Pepto-Bismol）"含有铋，但是出现肠胃问题时我们还是不得不摄入大量的铋］等重金属环境中，会造成严重的记忆问题。筛查检测有助于了解我们体内的重金属含量。如果你体内的重金属含量较高，我建议你去咨询整合医学领域的医师。

我们需要担心转基因生物（GMOs）吗？

转基因生物（GMOs）被改造成抗除草剂，不幸的是，那些除草剂不仅会杀死野草，而且也有可能毒害人体。与其他64个国家的监管机构不同的是，美国食品药品监督管理局对转基因食品的标签没有进行规范。但是2015年发生的两起事件值得我们注意。

首先，《新英格兰医学杂志》在一篇社论中指出，"应用于转基因作物上的化学除草剂的数量和种类都出现了大幅增加，而且预计在未来几年还会继续增加——几十年来最大幅度的增加。"

其次，国际癌症研究机构（IARC）将最广泛用于转基因作物除草剂的草甘膦列入2A类致癌物清单中，将另一种除草剂2，4-二氯苯氧乙酸（2，4-D）列入2B类致癌物清单中。

如果可以选择的话，我建议你去购买有机农产品或标有"非转基因生物"（NongMO）的产品。有人认为，既然到目前为止还没有证据证明转基因生物的危险性，为什么要去担心呢？我非常反感这种观点。假如我的孙辈们想吃什么东西，我一定要先确认它们是否安全。

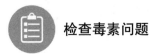 **检查毒素问题**

　　胃肠道、肝脏、肾脏、皮肤等解毒器官需要在健康状态下才能完成解毒任务。例如，肝脏首先通过过滤血液来判断和拦住毒素，然后通过酶系统来分解毒素，最后通过分泌胆汁来排出毒素。肾脏每天会将全身血液过滤60次。对于大多数人而言，从20岁开始到85岁，肾功能会下降50%。所以，我们要想办法保护它们！

　　关于胃肠道检查，可以参考第七章的内容。关于对其他器官的保护，请见下文。

　　如果条件有限，不必去实验室做那么贵的检测，买一些高质量的解毒食品就可以了。

智脑小提示

实验室检测

　　肝脏处理毒素的能力是有限的，所以它无法承受过多的毒素。以下检测可以让你了解自己的肝脏功能。

肝功能检测

　　1. 丙氨酸转氨酶（谷丙转氨酶）：正常值为7～56U/L。

　　2. 天冬氨酸转氨酶（谷-草转氨酶）：正常值为5～40U/L。

　　3. 胆红素：正常值为3.42～20.52μmol/L（0.2～1.2mg/dl）。

　　4. 锌：正常值为9.18～16.83μmol/L（60～110mcg/dl）（锌含量偏低会限制肝脏的解毒能力）。

　　如果你的肝功能检测数值结果偏高，要减少对糖、单一糖类、酒精的摄入。另外，你和医生可能还要考虑肝炎或能够增加肝酶的药物（比如，对乙酰氨基酚，又称泰诺）对肝功能的影响。

肾功能检测

　　1. 尿素氮：正常值为2.49～7.14mmol/L（7～20mg/dl）。

2. 肌酐：正常值为44.2～106.1μmol/L（0.5～1.2mg/dl）。

皮肤检测

检测有无皮疹、粉刺、酒渣鼻，以此判断是否存在解毒方面的问题。

霉菌检测

1. 转化生长因子-β1（TGF-β1）检测：本血检检查的是机体内一种蛋白质，这种蛋白质在免疫系统功能上发挥作用，在霉菌中暴露（又被称为"霉菌毒素暴露"）往往会导致这种蛋白质增加。莱姆病（参见第十二章）等特定疾病也可能会导致它的含量升高。其正常值一般在2380以下，最优值是0。如果暴露在霉菌中，其含量可以超过15000。

2. "实时实验室（Real Time Labs）"霉菌毒素检测（http://www.realtimelab.com/home）：本检测方法检测的是人体样本以及环境样本中霉菌的含量。

3. 毛发样本和尿液样本检测：通过整合医学医师很容易做这种检测。

 如何降低毒素风险

方 法

有两种简单的方法可以用来降低毒素含量。方法一：减少接触毒素；方法二：增强解毒系统的功能，尤其是胃肠道、肝脏、肾脏、皮肤。

1. 减少接触毒素

（1）戒烟：试着通过催眠、使用尼古丁贴片、服用安非他酮来改掉抽烟的习惯。

（2）戒毒和（或）戒酒：寻找自己吸毒和（或）饮酒的深层次原因，比如，是不是由于焦虑或抑郁。我建议要彻底戒掉大麻。

（3）慢慢替换掉"银质"牙齿填充物：尽可能选择陶瓷类填充物，不要用汞合金。如果你的牙齿里现在就有汞合金填充物，我建议你尽快把它们清理干净。当然，不是一次性全部清理完，因为这样可能会将毒素释放到血液中。每次补牙的时候清理一两次是最好的。

（4）少吃有毒素污染的食品。

①购买有机食品（每次都要对食品进行冲洗）。某项研究发现，当一个家庭改吃有机食品两周后，其家庭成员尿液样本中检测到的杀虫剂浓度减少了95%。另一项研究发现，食用传统种植食物的儿童，其体内对神经有毒害作用的杀虫剂含量是食用有机食品的儿童体内的9倍。关于哪些食品中杀虫剂的含量最高和最低，请访问美国环境工作组官网（http://www.ewg.org/）。

②每次在食用前一定要仔细阅读食品上的标签说明。如果你不理解食品上的标签说明，那就不要食用，也不要让它接触身体。要避免食用以下化学物质，包括添加剂和防腐剂。

a. 溴酸钾：一种致癌物质。

b. 丁基羟基茴香醚（BHA）、二丁基羟基甲苯（BHT）：与肿瘤有关。

c. 苯甲酸钠：有可能破坏DNA。

d. 硝酸钠：与癌症有关。

e. 酒石黄染料（可以给奶酪着上黄色）：与哮喘有关。

f. 味精（谷氨酸钠及相关成分，包括谷氨酸、水解蛋白、自溶性蛋白、自溶酵母提取物、组织化蛋白）：与癫痫和心脏病有关。

g. 诱惑红：可能是过敏原和致癌物质。

h. 人工甜味剂：阿斯巴甜（蓝色小包装）和糖精（粉红小包装）均与肥胖、糖尿病、癌症有关。三氯蔗糖（黄色小包装）的代谢与PCBs和二噁英一样，两者都有可能产生直接的毒素作用。三氯蔗糖还有可能会通过干扰微生物群来诱导葡萄糖不耐受。

（5）不要理会标签说明上"纯天然"字样。不要对所谓的"纯天然"当真。

（6）少吃或不吃传统种植/养殖农产品（因为含有杀虫剂和除草剂）、奶制品（因为含有激素和抗生素）、谷饲肉类和鱼类。

（7）不要使用铝制和特氟龙炊具。特氟龙（即聚四氟乙烯）在高温环境下可能会释放有毒烟尘。

（8）在购买和存储食物时，尽可能用玻璃罐盛装。塑料容器可能含有邻苯二甲酸酯（一种塑化剂）和双酚A。不要在塑料容器里加热食物。

（9）不吃培根、烟熏火鸡等加工肉类。加工肉类中含有亚硝胺，而亚硝胺会促进肝脏产生对大脑有毒害作用的脂肪。

（10）每周饮酒次数不得超过2～4次；喝葡萄酒和啤酒，不要喝陈年烈酒。

（11）多摄入纤维/富含纤维的食物：纤维可以与毒素黏合，帮助胃肠道系统处理毒素。过去，我们每日的纤维摄入量为100～150g。现在，美国人每日的纤维摄入量平均约为15g。女性每日至少要摄入21g纤维，男性每天至少要摄入30g纤维。

（12）每天喝8～10杯的纯净水，使机体时刻处于不缺水的状态。水有助于肾脏排毒。可以用木炭或逆渗透设备来过滤水。

（13）对有毒食物进行筛查。在两周内，将以下食物从你的饮食中去掉。

①加工食品。

②麸质：会增加胃肠道黏膜通透性，即使对麸质不敏感的人，也是如此。面粉、黑小麦、普通小麦、粗面粉、硬粒小麦、卡姆小麦、小麦、黑麦、大麦等均含有麸质。

③奶制品。

④无机牛肉和鸡肉：含有激素、抗生素、砷。

⑤养殖鱼。

⑥美国环境工作组公布的农药残留量最高的12种果蔬（更多相关信息，可访问网址：https://www.ewg.org/foodnews/summary.php）。

⑦大豆（富含砷和镉；96%的美国大豆都是转基因产品）。

⑧人工甜味剂。

⑨酒精和娱乐性药物。

⑩未经净化或未被证明干净的水。

（14）呼吸清洁空气。

①检查家里有无霉菌，无论你有没有症状，只要发现了霉菌，就要清除。

②不要在壁炉里烧柴，因为烧柴会释放有毒化合物。

③定期更换供暖系统和冷却系统里的过滤器。

（15）减少使用不安全的保健美容产品。

①对浴室进行清洁。下载"排查污渍（Think Dirty）"的应用程序（网址：www.thinkdirtyapp.com），然后打开应用扫描浴室里的所有物品。扫描

的物品会按照毒性得到一个分值，从1到10不等（10分说明毒性最强）。为了自己的健康着想，扔掉那些有毒的物品。在第一次使用这款应用程序的时候，我把浴室里70%以上的物品都扔了。

②尽量使用那些没有香味、化学物质含量少、不含邻苯二甲酸酯的天然产品。这一点真的很有效果。研究发现，在100名十几岁的女孩仅仅连续3天没有使用含有这些化学物质的产品后，她们的尿液里检测出来的毒素含量就会大幅减少。虽然从短期来看天然产品可能较贵，但是从长期来看，其实节约了成本，因为看病和吃药的费用少了。

（16）对房子进行彻底清理。

①安装一氧化碳警报器和非放射性烟尘警报器。

②使用天然无香的居家清洁剂。

③定期用真空吸尘器清理灰尘。

④不要用思高洁（Scotchgard）及其他化学品来清除家里任何物品上的污渍。

⑤定期检查家里潮湿的地方是否有黑霉。

⑥少用挥发性有机物（清洁产品和空气清新剂中常常含有这种物质），多用不含挥发性有机物的清洁产品、天然产品制作的不含挥发性有机物或挥发性有机物含量较低的油漆、小地毯（不要换新地毯）。关于常用家居产品对健康的影响，请参见美国国立卫生研究院/美国国家医学图书馆家居产品数据库，网址是：https://hpd.nlm.nih.gov/products.htm。

2. 增强自身解毒系统的能力

（1）保护好胃肠道（参见第七章）。

（2）保护好肝脏和肾脏，摄入后文推荐的保健营养品和食物。

（3）保护好皮肤。皮肤是我们最大的器官。皮肤的健康状况直接反映了大脑的健康状况。

①通过运动让皮肤出汗。这是最自然的清洁系统的方式之一。砷、镉、铅、汞等绝大多数毒素在汗液里的含量是血液中的2～10倍，这说明出汗是一个有效的解毒过程。锻炼身体可以促进汗液分泌，从而大幅增加谷胱甘肽（最重要的解毒营养物质之一）的合成，可以防止多氯联苯暴露，消除邻苯二甲酸酯和双酚A，并保障皮肤健康。

②蒸桑拿。研究表明，蒸桑拿可以减少消防员体内的毒素，对于这一高危群体而言是一个重要的干预措施。而在一项长达20年的跟踪研究中，芬兰研究人员发现，桑拿浴与严重的记忆问题之间存在着一种逆关系。每周洗2～3次或4～5次桑拿浴的男性，比每周只洗一次桑拿浴的男性罹患痴呆症的概率分别低22%和66%。其他研究显示，经常洗桑拿浴的人发生心脏性猝死和因各种原因死亡的概率比正常人低。此外，还有研究表明，桑拿有助于缓解癌症患者的抑郁，促进"令人愉悦的"内啡肽、睾酮、生长激素的分泌，降低氢化可的松（应激激素）和血糖水平。研究指出，大量出汗20～30分钟是比较理想的状态。

③摄入保健营养品，食用对皮肤有益的食物。请参考以下保健营养品和食物。

保健营养品

有益于肝脏的保健营养品：

1. N-乙酰半胱氨酸：每日摄入600mg，一日2次。N-乙酰半胱氨酸可以增加血液、肝脏、细胞、线粒体内半胱氨酸和超级抗氧化物质谷胱甘肽的含量，还有助于降低用于治疗癌症的化疗药物和用于治疗感染的抗生素的毒性。

2. 维生素C：每日摄入1000mg，一日2次。

3. 硒：每日摄入200μg。

4. 锌：每日摄入20～30mg。

5. 叶酸（甲基四氢叶酸、甲基叶酸）：每日摄入400μg。

6. 维生素B_{12}（甲基钴胺素）：每日摄入500μg。

7. 姜黄素（生物利用度高的姜黄素补充剂，比如Longvida）：每日摄入300mg，一日2次，有助于保护肝脏，同时促进胆汁排泄、降低胆固醇水平。

8. 朝鲜蓟提取物：有效促进肝脏的胆汁排泄，作用时间长达2～3小时。

有益于肾脏的保健营养品

1. 甘氨酸镁、柠檬酸、苹果酸：每日200mg，一日2次。

2. 姜黄素：每日300mg，一日2次。

3. 银杏提取物：每日60mg，有助于增加大脑和肾脏血流量、抵御草甘膦。

4. 纤维：女性每日7g，男性每日10g，一日3次，纤维补充剂与富含纤维的食物可搭配食用。

5. N-乙酰半胱氨酸：每日600mg，一天2次。

6. ω-3脂肪酸：每日摄入EPA和DHA的质量比约为60∶40，混合剂量至少为1.4g。

有益于皮肤的保健营养品

1. 维生素D_3：每日至少摄入2000IU的维生素D_3，具体数量视自身情况而定。

2. 维生素E：每日摄入60mg的混合生育酚。

3. ω-3脂肪酸：每日摄入EPA和DHA的质量比约为60∶40，混合剂量至少为1.4g。

4. 辅酶Q10（CoQ10）：每日摄入100mg。

5. α-硫辛酸：每日摄入300~600mg。

6. 葡萄籽提取物：每日摄入100~300mg。

7. 表没食子儿茶素没食子酸酯（EGCG）：每日摄入600mg。

8. 姜黄素：每日摄入500mg。

9. 硒：每日摄入150μg。

10. 锌：每日摄入25mg。

11. 虾青素：每日摄入4~12mg。

食　物

多摄入以下食物

有益于肝脏的食物

1. 绿叶蔬菜：富含叶酸——一种重要的解毒营养物质。

2. 富含蛋白质的食物：比如鸡蛋。

3. 芸薹属蔬菜：各种颜色的卷心菜、抱子甘蓝、花椰菜、西蓝花、羽衣甘蓝（有助于解毒）。研究发现，食用芸薹属蔬菜还可以降低患乳腺癌的风险。

4. 柑橘：含有维生素C、d-柠檬烯，以及很多对人体有益的类黄酮。

5. 浆果类水果：富含各种类黄酮。

6. 葵花子和芝麻：富含半胱氨酸。

7. 葛缕籽和莳萝籽：含有d-柠檬烯。

有益于肾脏的食物

1. 水。

2. 有助于解毒的调料：丁香、迷迭香、姜黄粉。

3. 坚果和种子：腰果、杏仁、南瓜子（含镁）。

4. 绿叶蔬菜。

5. 柑橘类水果（葡萄柚除外）。

6. 甜菜汁：有助于促进血液循环、增加耐力。

7. 生姜：具有抗炎特性。

8. 蓝莓（有助于增强肾脏的滤过作用）、树莓、草莓、黑莓。

9. 大蒜。

10. 无糖巧克力：有助于增加血流量。

有益于皮肤的食物

1. 水。

2. 绿茶。

3. 各种颜色的水果和蔬菜（具有抗氧化作用）：尤其是有机浆果、奇异果、柑橘、石榴、西蓝花、甜椒。

4. 鳄梨。

5. 橄榄油。

6. 杏仁、核桃、葵花子。

7. 野生三文鱼。

8. 无糖巧克力。

不摄入/少摄入以下食物和药物

妨碍肝脏解毒的食物和药物

1. 培根、烟熏火鸡等加工肉类：含有亚硝胺，会促使肝脏产生对大脑有毒害作用的脂肪。

2. 葡萄柚（葡萄柚的汁水可能会干扰药物作用）。

3. 红辣椒里的辣椒素。

4. 传统种植/饲养的农产品、乳制品、谷饲肉类、人工养殖的鱼。

5. 抗组胺药、对乙酰氨基酚、抗酸药、部分抗抑郁药（比如氟西汀）、抗焦虑药（比如地西泮）。在停药之前，一定要先咨询医师。

注意：在进行肝脏排毒的过程中，感觉不舒服是正常现象，一般会持续一周左右。不良反应有：疲乏、疼痛、急躁、眩晕，并伴有皮疹、尿液/粪便异味较重、鼻塞、头痛等。要有耐心，这些症状可能很快就会消失。

妨碍肾脏解毒的食物

1. 过量动物蛋白。

2. 过量食盐。

3. 过量磷酸盐：加工奶酪、鱼罐头、加工肉类、加味水、碳酸饮料、非乳奶精、瓶装咖啡饮料、冰茶。

 从今天起，从以下健康的智脑习惯中选择一种并坚持下去。

1. 买有机食品。

2. 加油的时候，注意不要将烟气吸入体内。

3. 戒烟，避免吸入二手烟。

4. 将饮酒量减少到每周两杯。

5. 摄入N-乙酰半胱氨酸。

6. 食用有解毒功效的芸薹属蔬菜（十字花科蔬菜）。

7. 不要触碰收银机收据，因为其塑料涂层里的双酚A可以通过皮肤进入人体内。

8. 不要用塑料容器喝水或吃饭。

9. 不要在食物里添加味精、人造染料和防腐剂。

10. 用"排查污渍（Think Dirty）""健康生活（Healthy Living）"（EWG.org）等应用来扫描个人用品，尽可能地消灭毒素。

第十一章

"M" 代表精神健康：精神对大脑至关重要

"不要效法这个世界，而要随着心灵的更新而改变。"

——《罗马书》《新国际版圣经》

大卫：有毒的精神药物

当我和我的妻子塔纳在12年前相识的时候，她的62岁的父亲大卫——一名牧师和研讨会组织者，在离她大概有4小时车程的一个地方隐居。在大卫的精神状态开始每况愈下后，医生将他诊断为患有阿尔茨海默病，还给他开了一副新药。这不仅没有治好他，反而让他更加犯糊涂了。塔纳非常担心她的父亲，我建议塔纳把她的父亲交给我来检查。

从大卫的大脑扫描图（图11-1）来看，他并没有得阿尔茨海默病，而是有假性痴呆。假性痴呆具有抑郁表现，而只不过看起来像阿尔茨海默病。大卫还服用了各种有毒的精神药物，包括抗焦虑药赞安诺（Xanax），这些药物会加速记忆丧失。出于担心，我让塔纳将他接到附近来住几个月。当大卫开始实施我们的"拯救记忆：智脑方案"时，我们检查了他的一些关键指标，发现大卫存在的问题包括：超重，甲状腺激素水平、维生素D含量、睾酮水平、ω-3脂肪酸含量等偏低，血糖水平、铁蛋白含量、C反应蛋白含量、同型半胱氨酸含量等偏高。而且他的睡眠质量也很差。

针对大卫的智脑风险，我们为他制订了干预措施，参见表11-1。

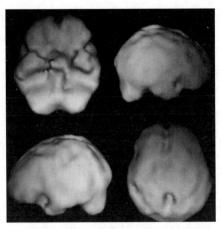

伪装成阿尔茨海默病的假性痴呆

图11-1 大卫在诊疗前的大脑SPECT扫描图

表11-1 大卫的智脑风险因素和干预措施

BRIGHT MINDS	大卫的风险因素	干预措施
血流量		
退休/衰老	62岁，没有学习任何新知识，没有社交	继续从事教导工作
炎症	C反应蛋白和同型半胱氨酸含量偏高，ω-3指数偏低	摄入 ω-3脂肪酸
遗传	有抑郁和自杀的家族史	
头部创伤		
毒素	服用过各类有毒的精神药物	慢慢停药
精神健康	严重抑郁	摄入抗抑郁的保健营养品
免疫性/感染性疾病	维生素D含量偏低	摄入维生素D_3补充剂
缺乏神经激素	睾酮和甲状腺激素水平偏低	治疗甲状腺；进行负重训练；少吃糖
糖胖病	超重；血糖水平偏高	减轻体重；改变饮食习惯
睡眠问题	慢性失眠	采取催眠措施

通过有针对性的治疗，包括摄入保健营养品来治疗抑郁，恢复体内激素、维生素D和血糖的正常水平，以及在女儿塔纳的帮助下，大卫终于恢复了健康。他感觉自己在祷告时与上帝建立起了一种新的联系，他还开始重新研究起《圣经》来。六个月以后，他在附近的一所教堂里讲了一整天的课。他告诉我，那种感觉就像是起死回生一样。我们通过智脑方法治疗了他的大脑，让他的生活回到了正轨。这件事给我带来的最大的好处是，塔纳在亲自见识到我们工作的强大之处后，成为了一名积极的大脑战士。

大脑、精神、记忆

精神健康是拯救记忆和增强记忆力的重要一环。研究表明，抑郁症、双相障碍、精神分裂症、退伍军人和普通人的创伤后应激障碍（PTSD）、注意缺陷障碍/注意缺陷多动障碍、慢性压力等，都会大幅增加记忆问题、炎症、血管问题和免疫问题发生的风险。精神不健康会带来很严重的后果。最新研究表明，患有抑郁症的男性心脏病发作或罹患心脏病的风险与患有肥胖症的男性一样高，有精神健康问题的人比精神健康的人平均提前10年死亡。

任何对精神产生不良影响的事情也会对大脑产生不良的影响。几乎所有的精神疾病都与大脑有着很大的关系。例如，研究显示，精神分裂症会影响额叶和颞叶；抑郁症与额叶的活跃度减少有关；注意缺陷障碍/注意缺陷多动障碍与前额皮质、基底神经节、小脑的活跃度减少有关。

多年来，我一直怀疑未经治疗的注意缺陷障碍/注意缺陷多动障碍与记忆问题之间存在联系。注意缺陷多动障碍的典型症状有：注意力持续时间短暂、注意力易分散、缺乏组织性、拖延、焦躁不安、易冲动。这些终身性症状会让患者容易受到记忆问题的一些关键风险因素的影响，比如创伤性脑损伤、肥胖、抑郁、酗酒、吸毒、抽烟等。阿根廷近期的一项研究发现，被诊断患有注意缺陷多动障碍和路易体痴呆（与帕金森病也有关系）的成年人数量大幅增加。注意缺陷多动障碍和帕金森病与多巴胺这种神经递质的减少有关。不管是用自然疗法还是用药物来治疗注意缺陷多动障碍，都可以减少这些风险因素，拯救记忆力。

有抑郁症的女性患认知障碍的风险是正常女性的2倍，有抑郁症的男性患认知障碍的风险是正常男性的4倍。加利福尼亚州大学旧金山分校医学院医学博士克里斯汀·亚菲（Kristine Yaffe）及其同事对抑郁与认知障碍之间的关系进行了研究。他们对5781名老年妇女进行了情绪和记忆力检测。在研究之初，211名参与者至少存在6种抑郁症状，但是其中只有16%的人（约占7.6%）接受过治疗，也就是说，92%以上的抑郁症患者没有接受过治疗。四年后进行的基线测试和跟踪测试发现，抑郁症状的增加与测试结果变差有关。有3～5种抑郁症状的女性出现认知功能减退的概率比正常女性高60%，有6种及以上抑郁症状的女性出现认知功能减退的概率比正常女性高230%！研究人员得出结论：老年妇女的抑郁与认知功能较差及其随之而来的认知功能减退存在一定的联系。一些研究人员认为，晚年抑郁事实上可能是阿尔茨海默病出现的一种征兆，据称1/3的轻度认知障碍患者都患有抑郁症，而抑郁症则会加速病情向全面痴呆发展。所以，为了保证精神健康，治疗抑郁非常关键。

到底是抑郁症还是痴呆症？

这是一个很重要的问题，因为抑郁症与痴呆症可以相互伪装。我与同事曾经在《阿尔茨海默病杂志》（*Journal of Alzheimer's Disease*）上发表过一项针对4500多名患者的研究。研究结果发现，痴呆症患者大脑的整体血流量偏低，尤其是海马体区域的血流量。

绝大多数人都不会去做一次大脑SPECT扫描或QEEG扫描。所以，我在下面列出了抑郁症与痴呆症的一些不同特征，以供参考。

抑郁症的特征：

1. 有抑郁症历史或抑郁症家族史。

2. 出现疼痛等身体症状。

3. 悲痛欲绝或有负面情绪。

4. 过度担忧、焦虑和恐慌。

5. 感觉人生毫无意义，认为活着没有意义。

6. 孤独，无聊。

7. 没有缘由地哭泣。

8. 即使是简单的事情，也很难完成。

9. 没有活力。

10. 常常有自杀倾向。

痴呆症的特征：

1. 即使是熟悉的事情，也很难做好。

2. 语言表达障碍，说错话。

3. 缺乏时间感和空间感。

4. 判断力下降。

5. 记忆力逐渐减退。

6. 忘记把东西放在什么地方了。

7. 缺乏抽象思维。

8. 性情改变。

9. 缺乏积极性，变得冷漠。

10. 自杀倾向不常见。

另外，还有一个可以用来区别两者的迹象是：抑郁症往往比痴呆症来得更快。

中年时期经历的慢性压力与晚年出现的记忆问题存在着联系。参与慢性焦虑和恐惧的脑回路，与阿尔茨海默病相关的大脑区域有很多重叠。研究表明，慢性压力会造成海马体和前额皮质缩小，而当体内脱氢表雄酮含量较低或低于正常水平的时候除外。当压力偶尔出现且持续时间较为短暂的时候，

我们往往会把它当作一种正常的现象来对待。比如，我们在考试前或求职面试前会感到焦虑。而当压力频繁出现或变成慢性压力的时候，比如长期陷入悲痛的境地，那就需要治疗了。

 检查精神健康问题

筛查问题

随着年龄的增长，注意缺陷多动障碍、PTSD、抑郁症、双相障碍、精神分裂症、慢性压力会逐渐成为记忆问题的风险因素。所以，对它们进行筛查是很重要的。患有抑郁症的老年人与患有抑郁症的年轻人不一样，年轻人可能会抱怨自己心情难过、情绪低落，而老年人则可能会有认知功能障碍的迹象，比如意识模糊、记忆障碍、注意力缺陷，这些症状可能会被误认为是痴呆症。此外，抑郁症还可能会与痴呆症同时存在，导致问题愈加严重，使情况变得更加复杂。

以下是我们在亚曼诊所使用的调查问卷，可以帮助你检查自己是否有注意缺陷多动障碍、抑郁症、双相障碍、PTSD等。

请用下面的分值给以下每一个症状打分。如果条件允许的话，为了便于对自己有全面的认识，也可以找一个对你很了解的人（比如配偶、伴侣、父母）来给你打分。

0	1	2	3	4	NA
从不	很少	偶尔	经常	很频繁	不适用/未知

注意缺陷多动障碍：如果你有4种或4种以上症状且得分为3或4，那么你需要考虑去找精神病医师或执业医师进行诊断。

1.难以持续集中注意力，或注意力易分散。

2.难以完成工作。

3.对日常生活中的各种事情应接不暇。

4.难以将自己的工作场所和生活的地方整理得井井有条。

5.工作业绩不稳定。

6. 不注意细节。

7. 容易冲动决策。

8. 对想要的东西缺乏耐心，总是想立刻满足自己的需要。

9. 焦躁不安，坐立不安。

10. 说话不顾虑别人的感受。

11. 缺乏耐心，有挫败感。

12. 经常违反交通规则。

抑郁：如果你有4种或4种以上的症状且得分为3或4，那么你需要考虑去找精神病医师或执业医师进行诊断。

1. 情绪低落，或心情难过。

2. 对一些以前觉得有意思的事情慢慢失去兴趣。

3. 体重大幅增加或下降而自己放任不管，或食欲变差。

4. 头脑里反复出现死亡或自杀的想法。

5. 睡眠情况发生变化，睡眠不足，或睡眠时间大幅延长。

6. 身体容易焦躁不安，或感觉"整个人放慢了下来"。

7. 缺乏精力，或有疲惫感。

8. 觉得自己毫无价值、无能为力、毫无希望，或感到内疚。

9. 注意力难以集中，或记忆力减退。

双相障碍：包括阶段性抑郁（参见以上问题），而且抑郁会伴随着以下狂躁症状反复出现。如果你有3种或3种以上症状且得分为3或4，那么你需要考虑去找精神病医师或执业医师进行诊断。

1. 阶段性情绪高涨、高亢，或暴躁。

2. 阶段性自尊心极强，或思想浮夸。

3. 阶段性因没有疲惫感而减少睡眠。

4. 阶段性话多，或面临持续讲话的压力。

5. 思维具有跳跃性，或经常转移话题。

6. 经常被不相干的事情转移注意力。

7. 活跃程度大大增加。

8. 过多寻欢作乐且事后付出惨重代价（比如，不正当男女关系，赌博等）。

PTSD：如果你有4种或4种以上的症状且得分为3或4，那么你需要考虑去找精神病医师或执业医师进行诊断。

1. 不断想起经历过的创伤性事件并因此感到心烦意乱（比如，脑海里闪现过去发生的事故、火灾、骚扰等）。

2. 反复梦到经历过的可怕事件并因此感到心烦意乱。

3. 感觉经历过的可怕事件将再次上演。

4. 对类似经历过的令人不快的事件感到恐慌或害怕。

5. 努力回避与过去的创伤有关的想法或感觉。

6. 总是在不断回避任何能够让自己回想起经历过的令人不安的事情的活动或场景。

7. 无法回忆起过去经历过的令人不安事件的某个重要环节。

8. 对重要活动的兴趣大大降低。

9. 感觉与其他人之间有隔阂或距离感。

10. 感觉麻木或情感受到束缚。

11. 感觉自己的未来变得暗淡。

12. 一惊一乍。

13. 感觉自己总是在担心有不好的事情发生。

14. 对于那些能够让自己回想起经历过的令人不安的事件，身体会做出强烈的反应（比如，坐在车里回想起经历过的车祸时全身就会冒汗）。

 如何降低精神健康风险

方　法

1. 接受治疗。早期治疗对防止精神疾病恶化至关重要。从我们在SPECT扫描方面积累的经验上来看，如果治疗得当，大脑的平衡性就会增加，大脑的工作效率也会大大提高。治疗并不一定就等同于服用精神药物。在亚曼诊所，我们总是会优先选用自然疗法。研究表明，健康的饮食习惯、身体锻炼、摄入EPA和DHA等ω–3脂肪酸及其他补充剂、冥想、认知行为疗法等，有助于解决很多精神健康的问题。但是如果这些方法不起作用，或者为了更快看到结果，我们才会考虑使用药物治疗。一定要找一名专业的精神健康医师来帮助你治疗，因为这事关乎你的大脑健康。如果你有以下问题，请查看这些问题对应的治疗方法，这些疗法均有助于改善精神健康。

（1）注意缺陷多动障碍。如果想了解7种类型注意缺陷障碍/注意缺陷多动障碍的更多知识，请参见我写的另一本书——《治愈注意缺陷障碍》（*Healing ADD*）；若想做免费线上测试，可访问网址：www.ADDTypeTest.com。

①培养有益于大脑健康的习惯

②锻炼

③选择高蛋白和低糖饮食：参见后文第264页的"拯救记忆饮食清单"

④找一个注意缺陷障碍/注意缺陷多动障碍领域的专家给自己提出指导意见

⑤必要情况下可服用药物

（2）抑郁。如果想了解7种类型焦虑症和抑郁症的更多知识，请参见我写的另一本书——《治愈焦虑和抑郁》（*Healing Anxiety and Depression*）。

①培养有益于大脑健康的习惯

②锻炼

③富含抗氧化物质的饮食，多吃番茄

④认知行为疗法

⑤针灸

⑥必要情况下可服用药物

⑦摄入甲基叶酸（在服用抗抑郁药期间，可补充甲基叶酸）

（3）双相障碍

①培养有益于大脑健康的习惯

②锻炼

③必要情况下可服用药物

（4）PTSD

①培养有益于大脑健康的习惯

②采用眼动脱敏再处理疗法（即EMDR，www.emdria.org）

③修行慈心禅

④必要情况下可服用药物

（5）压力

①培养有益于大脑健康的习惯

②锻炼

③祷告和正念冥想

2. 试一试以下25条已经过相关研究证明的建议，它们有助于减轻压力、提高幸福感、改善整体精神健康。

（1）每天都以"今天将是元气满满的一天"来开启新的一天。大脑接收到了什么样的信号就会做出什么样的反应。当你在新的一天开始之际说这样一句话，你的大脑就会自然而然地寻找为什么这一天是美好的一天。

（2）每天写下让你心存感激的3件事。研究人员发现，这样做只需要3周就可以大幅提升人们的幸福感。

（3）每天写下一个你欣赏的人的名字，然后告诉他（她）。欣赏是感激的一种外在表现，有助于培养良好的人际关系。

（4）祷告。你也可以读几段能够振奋人心的文字。

（5）少看电子设备。研究显示，花费在电子设备上的时间越多，抑郁和肥胖的程度就会越高。

（6）锻炼。锻炼是改善健康的最快捷方式。可以去散步或者跑步。

（7）吃一些黑巧克力。黑巧克力有助于增加大脑血流量、改善情绪、减少焦虑。某项研究显示，黑巧克力吃得较多的老年人比那些吃得较少的老年人患痴呆症的概率更低。但是千万不要多吃。营养学家一般建议黑巧克力的每日摄入量最好不超过28克。

（8）听音乐。研究表明，听25分钟的莫扎特或施特劳斯的音乐可以降低血压、减轻压力，听阿巴合唱团（ABBA）演奏的歌曲也被证明可以减少压力激素的分泌，比如那首"妈妈咪呀！"。

（9）创造一些让自己产生敬畏感的经历，比如，去看日落，或者欣赏大自然的一些美好事物。

（10）喝绿茶。绿茶里的茶氨酸可以让你感到更快乐、更放松、更专注。

（11）读一本能够启迪心灵的小说。

（12）在贴近自然的环境中散步，有助于减少担忧情绪。

（13）在户外赤脚走路。研究显示，在户外赤脚走路可以减少62%的焦虑和抑郁情绪。

（14）听一首悲伤的歌曲。真的，研究发现听悲伤的歌曲反而有助于增加积极的情绪。另外，听催眠曲和舒缓的音乐还有助于减轻压力、提升睡眠质量。

（15）停止抱怨！抱怨会让大脑长期处于负面环境之中。

（16）如果你想更快乐，就多与有正能量的人接触，因为情绪是可以传染的（如果你想体验抑郁的感觉，那就多接触抑郁人群）。

（17）做一些自己喜欢而且能给自己带来快乐的事情。对于我来说，那就是打乒乓球，或者与妻子还有儿孙们在一起。

（18）写下5个你认为自己最开心的经历，然后想象自己重新经历了一遍。

（19）参加一些能够让自己有成就感的活动。

（20）要有耐心。随着年龄的增长，人们往往会更快乐，尤其是在照顾好自己大脑的情况下。

（21）学会宽恕。原谅别人有助于减少自己的负面情绪。

（22）多去帮助别人或做义工。某项研究表明，乐于帮助别人的人，他们自己会更加开心。当然，也要帮助自己的朋友。

（23）多与配偶亲热。性爱有助于提升整体幸福感，同时减少应激激素的分泌。一项关于老鼠的实验表明，交配有利于促进老鼠海马体的增长。

（24）将自己的感受记录下来，这不仅有助于你摆脱这些感受，而且有助于你获得新的视角。

（25）学会消除自动消极想法（ANTs）。记住：我们的想法不一定总是正确的。当你感到难过、恼怒、紧张或者失控的时候，将这些消极的想法记录下来。然后，问问自己它们是不是真实想法，或者只是被歪曲了让自己感觉更糟。要让大脑多去进行一些积极的、理性的思考，那样你会感觉好多了。

修行慈心禅（请参见第187页）。慈心禅在改善情绪、增强记忆力方面是一个行之有效的方法。

智脑小提示

慈心禅

修行慈心禅（KLM）的目的在于培育一颗对他人友好、善良、热情的心。科学研究指出，修行慈心禅有助于增加正面情绪，同时减少负面情绪。还有研究发现，修行慈心禅可以减少疼痛、偏头痛、PTSD症状，以及社会偏见。除此之外，修行慈心禅还可以增加大脑内负责处理情绪区域内的灰质，促进社交。

冥想和祷告是我最喜欢的两种解压方式。只需要几分钟就可以做到。祷告的对象是上帝，而修行慈心禅时，我们首先面对的是自己，其次是他人。如果你觉得爱自己都困难，那么要做到爱别人、对别人慈悲就更困难了。

下面，我来教你怎么修行慈心禅。首先，找一个舒适的位置安静地坐下来。然后，闭上眼睛，自然呼吸，并重复以下3句话。

1. 愿我快乐。

2. 愿我健康。

3. 愿我平和。

重复几遍之后，心里想着某个你想感激的人，重复下面3句话。

1. 愿你快乐。

2. 愿你健康。

3. 愿你平和。

接下来，心里想着一个你没有任何特别感情的人，重复上面3句话。

最后，心里再想着一个让你讨厌或生气的人，比如，你的前妻/前夫，或者伤害过你的人，重复上面3句话。

尽管这种禅修很难去做，但是它可以培养你的宽恕和博爱之心，对治愈情绪大有裨益。

保健营养品

有助于治疗注意缺陷多动障碍的补充剂

1. ω-3脂肪酸（EPA含量要高于DHA含量）补充剂。

2. 锌补充剂。

3. 镁补充剂。

4. 铁补充剂（仅在铁蛋白水平偏低的情况下摄入）。

5. 磷脂酰丝氨酸补充剂。

有助于治疗抑郁症的补充剂

1. ω-3脂肪酸（EPA含量要高于DHA含量）补充剂（尤其是在C反应蛋白等炎症标志物偏高的情况下，需摄入此补充剂）。

2. S-腺苷蛋氨酸补充剂，尤其适用于男性抑郁症患者。

3. 藏红花补充剂。

4. 有助于增加维生素D水平的补充剂。

5. 镁补充剂。

有助于治疗双相障碍的补充剂

EPA和DHA等ω-3脂肪酸

有助于缓解压力的补充剂

1. 有助于将脱氢表雄酮提升至正常水平范围内的补充剂（参见第229页相关内容）。

2. 如果你经常担忧（摆脱不了各种乱七八糟的想法），可以考虑摄入有助于增加血清素（一种神经递质）的补充剂，比如5-羟基色氨酸补充剂、藏红花补充剂。

3. 如果你经常焦虑（全身上下都弥漫着紧张感），可以考虑摄入有助于增加γ-氨基丁酸（GABA）的补充剂，比如γ-氨基丁酸补充剂、镁补充剂，以及绿茶中的茶氨酸补充剂。

食　物

不摄入/少摄入以下食物。

1. 促炎类食物：参见第107页相关内容。

2. 酒精。

3. 阿斯巴甜。

4. 咖啡因。

多摄入以下食物。

1. 有助于精神健康的调料：藏红花、姜黄粉（姜黄素）、藏红花与姜黄素混合物、胡椒薄荷（有助于集中注意力）、肉桂（有助于集中注意力、缓解注意缺陷多动障碍、控制易怒的情绪）。

2. 富含多巴胺的食物（有助于提升专注力、增加积极性）：姜黄粉、绿茶中的茶氨酸、兵豆、鱼、羊肉、鸡肉、火鸡肉、牛肉、鸡蛋、坚果、南瓜子和芝麻、高蛋白蔬菜（比如西蓝花和菠菜）、蛋白粉。

3. 富含血清素的食物（有助于改善情绪和睡眠、缓解疼痛、控制欲望）：将鸡蛋、火鸡肉、海鲜、鹰嘴豆、坚果、种子等含有色氨酸的食物（含有合成血清素所需的元素）与健康的糖类食物（比如红薯和藜麦）搭配食用，产生短期胰岛素反应，促进色氨酸进入大脑。黑巧克力也可以增加血清素含量。

4. 富含GABA的食物（有助于缓解焦虑）：西蓝花、杏仁、核桃、兵豆、香蕉、牛肝、糙米、大比目鱼、无麸质燕麦、柑橘、米糠、菠菜。

5. 富含胆碱的食物：参见第147页相关内容。

6. 各类果蔬（有助于改善情绪）：每天最多可以吃8份果蔬。

7. 绿茶。

8. 玛卡：一种原产于秘鲁的根茎类蔬菜，也是一种药用植物，研究表明其有助于缓解抑郁。

9. 富含 ω－3脂肪酸的食物（有助于神经细胞膜的生长、增加血清素）：参见第116页相关内容。

10. 富含抗氧化物质的食物：参见第103页相关内容。

11. 富含镁的食物（抗焦虑）：参见第87页相关内容。

12. 富含锌的食物：参见第208页相关内容。

13. 富含维生素B_6、维生素B_{12}及叶酸的食物：参见第86页相关内容。

14. 富含益生元的食物：参见第116页相关内容。

15. 富含益生菌的食物：参见第116页相关内容。

从今天起，从以下健康的智脑习惯中选择一种并坚持下去。

1. 在每天开始的时候，都对自己说："今天将是元气满满的一天"。

2. 每天写下值得自己感恩的3件事。

3. 食用藏红花（研究表明藏红花有助于改善情绪和记忆力）。

4. 如果感觉自己无法集中注意力，可以考虑在饮食上多摄入高蛋白、低糖的食物。

5. 每天食用八种水果和蔬菜。农产品摄入量越多，一个人心情越好，比如，研究表明食用番茄可以改善人的情绪。

6. 开始修行慈心禅。

7. 在贴近自然的环境中散步。

8. 通过祷告来释放自己的紧张情绪，用美好的事物来取悦自己。

9. 如果自然疗法没有效果，及时去找当地医师或精神病医师。

10. 主动消除消极的想法。在感到恼怒、难过、紧张或者失控的时候，要将这些消极的想法记录下来，然后主动寻找方法战胜它们。

第十二章

"I(I)"代表免疫性或感染性疾病：加强体内防御能力

"我的方法就是阻断攻击——调整饮食习惯、恢复胃肠道的正常功能、减轻毒素压力、治疗感染、减少整体压力，从而减少免疫系统所需要处理的因素。"

——艾米·迈尔斯（Amy Myers），《自身免疫性疾病疗法》

（*The Autoimmune Solution*）作者

杰西：失控的免疫系统

杰西，42岁，在美国西北部一个农场里长大，后来她成为了一名成功的新闻记者，在大城市里不断升职。然而她却长期处于压力之下，为了上镜好看，她经常通过节食来保持较低的体重，而且很少能在晚上完整地睡一觉。有一次，在伦敦出差时，她失明了整整3个小时，她恐惧到了极点。她希望这只是一次意外，所以没有将这件事告诉她的丈夫和上司。三周以后，她感觉自己的一侧身体无力，于是去看医师，而医师却将她转诊给了一位神经科医师。在做了身体检查、MRI以及其他测试之后，杰西被诊断为患有多发性硬化。多发性硬化患者的免疫系统会攻击脊髓和脑细胞的保护鞘（即"髓鞘"）。神经科医师给她开了免疫抑制药物，而这种药的不良反应让她感到更加难受。

杰西认为应该有更好的方法来治疗自己的疾病。于是，她抽时间来我们诊所做了检查。从她的大脑SPECT扫描图（如图12-1）上看，其大脑整体血流量偏低。她还有其他问题，包括：C反应蛋白和汞含量偏高，同时维生素D含量和ω-3指数都很低。她告诉我，她家里的农场过去常常喷杀虫剂和除草剂。

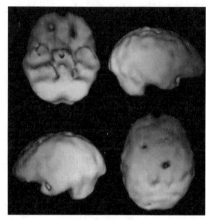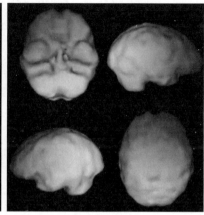

整体血流量偏低　　　　　　　　血流量大幅增加

图12-1　杰西在诊疗前和诊疗后的大脑SPECT扫描图

为了健康，杰西把8颗牙齿的银质填充物拿掉了，开始接受解毒治疗。她还进行了食物排除疗法，发现自己对麸质、奶制品、大豆和玉米非常敏感。看到食疗给自己带来的这些改变，她非常开心，因此她成为了一名注册综合营养师。

不到六个月，杰西的症状完全消失了，而且一直保续了六年。最初，她的MRI扫描图显示，大脑上有很多明亮的白质病变，这就是典型的多发性硬化。四年后再次用MRI扫描后发现，这些白质病变明显减少。连她之前找的那位神经科医师都很难解释这究竟是怎么回事。

针对杰西的智脑风险因素而制订的干预措施，如表12-1所示。

表12-1　杰西的智脑风险因素和干预措施

BRIGHT MINDS	杰西的风险因素	干预措施
血流量	SPECT检查显示血流量偏低	多喝水促进水合作用；锻炼；摄入银杏提取物
退休/衰老		
炎症	c反应蛋白含量偏高，ω-3指数偏低	少摄入含有ω-6脂肪酸的食物；摄入ω-3脂肪酸补充剂；进行食物排除疗法
遗传		
头部创伤		
毒素	接触过杀虫剂和含有汞的环境	摄入有机食品；进行解毒治疗（包括摄入N-乙酰半胱氨酸）；食用芸薹属植物
精神健康	长期面临工作压力	采用压力管理工具；
摄入藏红花		
免疫性/感染性疾病	多发性硬化；维生素D含量偏低	摄入维生素D_3补充剂、生蒜、洋葱、香菇
缺乏神经激素		
糖胖病		
睡眠问题	失眠	采取催眠措施

身体的防御系统

我们要不断增强免疫力，这一点非常重要。为什么这样说呢？1981年12月，纽约发生了一起臭名昭著的环卫工人罢工事件。一瞬间，这座城市的老鼠倾巢出动，在纽约的人行道上享受着数不尽的美食，也跟着过起圣诞节来。老鼠开心，但是人却不开心了。公众的愤怒终于爆发了。但问题是，老鼠究竟是从哪儿来的呢？后来人们发现，它们一直都在，只不过是当街上没有垃圾的时候，它们就不会出来觅食。而当环卫工人罢工后，垃圾遍地，老鼠在街上到处乱窜，加快了疾病的传播。同样，如果你在身体内"扔垃圾"，或者没有定期维持免疫系统的健康，你会很容易受到"害虫"的攻击，从而出现严重的疾病、免疫功能障碍，以及脑部疾病等。

免疫系统是我们身体里的自然防御系统，4种基本的免疫系统功能如表12-2所示。从广义上来讲，它主要有两大功能：一是防御，二是耐受。关于防御功能，免疫系统不仅可以抵御细菌、病毒、寄生虫等外来物入侵我们的身体，而且可以在我们身体内巡逻，寻找癌细胞等有害物质。关于耐受功能，免疫系统有助于确定你对外界潜在诱因的耐受性，比如变应原（包括花粉、蜂蜇伤、小麦、花生、玉米）以及自身免疫性疾病（包括类风湿关节炎和红斑狼疮）等内部攻击。

当免疫系统崩溃时，我们会更容易被感染和被癌症侵袭。当免疫系统的耐受性不堪重负时，我们就会有更多与变态反应和自身免疫性疾病相关的问题，我们的身体就会对自己发动攻击。自身免疫性疾病和感染（尤其是在长期患有自身免疫性疾病和被感染的情况下）会增加脑雾、记忆问题以及痴呆症出现的风险。

表12-2　4种基本的免疫系统功能

防御外部环境 如果防御失败，就会被感染	防御内部环境 如果防御失败，就会被癌症侵袭
对外部环境耐受 如果耐受失败，就会出现变态反应	自我耐受 如果自我耐受失败，就会得自身免疫性疾病

简单来说，我们的免疫系统主要有以下4种功能。

1. 识别外来入侵物和身体里出现问题的部位。

2. 向白细胞求助。

3. 跟踪并消灭对机体有害的物质。

4. 当有害物质再次出现时，能够识别出它们。

免疫系统紊乱主要有以下5种类型。

1. 免疫缺陷疾病：包括先天免疫缺陷疾病和人类免疫缺陷病毒（HIV）或获得性免疫缺陷综合征（AIDS）等后天获得的疾病（破坏免疫系统）。

2. 变态反应：草、猫皮屑、花生等一些中性"外来物"，被我们的机体视为有害物质，会引起哮喘、湿疹，甚至更严重的反应。研究表明，哮喘会使患痴呆症的风险增加30%。

3. 免疫系统类癌症，比如白血病、淋巴瘤。

4. 自身免疫性疾病：可以将其想象成免疫系统朝自己"开火"，即免疫系统攻击自身组织。

5. 反复感染：免疫功能低下所致。

本章主要围绕自身免疫性疾病和反复感染这两种免疫系统疾病展开讨论。如果这两种紊乱不经治疗，它们会引起严重的记忆问题和痴呆症。如果治疗得当，就会有很大的改善。

自身免疫性疾病

自身免疫性疾病是机体的免疫系统错误地攻击和破坏健康的身体组织所引起的疾病。白细胞是免疫系统的重要组成部分，可以抵御细菌、病毒、毒素、癌细胞等有害物质的攻击。这些有害物质含有抗原（即进入机体的外来物质），免疫系统将其识别为有害物质，然后产生抗体来消灭它们。而当你患有自身免疫性疾病时，免疫系统无法区分健康组织与抗原，从而导致机体触发攻击正常组织的反应。

虽然我们对自身免疫性疾病的成因了解得还不够全面，但是从杰西的患病情况来看，引起自身免疫性疾病的因素可能有很多，包括以下这些。

1. 肠漏症：参见第107页相关内容。

2. 变应原：可以是环境中存在的变应原（比如树木、花、草），也可以来源于食物，比如牛奶、鸡蛋、鱼、贝类、坚果、花生、小麦、大豆（美国食品药品监督管理局称，这8类食物是主要的食物变应原）。

3. 毒素。

4. 压力。

5. 肥胖。

6. 睡眠障碍。

7. 缺乏运动，或过度运动。

8. 不良饮食习惯。

9. 营养不良。

10. 隐性感染。

11. 头部创伤。

目前，5000万美国人患有100种以上的自身免疫性疾病，包括多发性硬化、类风湿关节炎、系统性红斑狼疮、克罗恩病、银屑病、桥本甲状腺炎、1型糖尿病。其中很多自身免疫性疾病患者出现严重记忆问题的风险是正常人的2～3倍。

治疗自身免疫性疾病的传统方法是使用非甾体抗炎药、类固醇或氨甲蝶呤抗癌药等强力药物来关闭免疫系统。我的朋友和同事，克利夫兰诊所的功能医学中心主任——医学博士马克·海曼认为，每一种自身免疫性疾病都需要不同治疗方法的这一观点是错误的。事实上，有一种更好的治疗手段，那就是将它们当成同一类疾病，即免疫系统攻击自身的一种疾病。如果你患有自身免疫性疾病中的一种，马克认为，你需要问自己的第一个问题就是：是什么让我的免疫系统对我这么愤怒？最好的防御法就是像本书里介绍的那样将所有的智脑风险因素各个击破。

传染病：也会影响大脑

2016年，《阿尔茨海默病杂志》在一篇社论中指出，一个由33位科学家组成的国际共识小组表达了他们的担忧，即传染病被视为记忆问题和痴呆症的主要原因。他们展示了100多项研究结果，他们认为在大脑里一般处于休眠状态的病毒会在承受巨大压力之后，或者免疫系统被抑制时再次活跃起来。即便是像感冒疮这样常见的疾病，也都会引起严重的后果：35项研究结果发现，单纯疱疹病毒1型（感冒疮）或单纯疱疹病毒2型（生殖器疱疹）检测呈阳性的人出现记忆问题的风险更高，这两种病毒检测都呈阳性的人比只有一种病毒检测呈阳性的人出现记忆问题的风险还要高。所以，接吻前，一定要对对方有所了解！

并非每一个接触过传染病的人都会得传染病。你之所以容易生病，往往是因为你的免疫力下降了，而且与你接触的东西、你所经受的压力以及习惯有关。从我检查过的数万张大脑扫描图的结果来看，"传染病"将在未来20年内成为精神病学领域里一个重要的分支。莱姆病、弓形体病、梅毒、幽门螺杆菌、艾滋病、疱疹等传染性疾病，是引起精神问题和认知问题的一个主要原因，几乎很少有专业医师能够认识到这一点。

当我在1991年刚开始做大脑SPECT扫描时，我发现很多患者在来找我之前就已经被诊断为患有慢性疲劳综合征和纤维肌痛症。而医师往往将他们定性为"精神病患者"——认为他们不是得了分离性障碍就是有应激反应，然后再转诊到我这里（一直令我很失望的一件事就是，一些医生在搞不清楚患者患病状况的情况下就会给他们贴上"精神病"的标签，然后就把责任推卸给我了）。很多患者的大脑扫描图看起来非常糟糕，由于感染没有得到诊断，导致整体血流量偏低。当然，这些患者还会有歇斯底里、闷闷不乐、爱发脾气、焦虑的外在表现。之所以他们会有这些表现，原因在于他们的大脑已经受到感染。图12-2是某位患者的大脑扫描图。

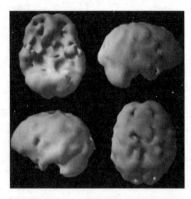

图12-2　慢性疲劳综合征患者的大脑SPECT扫描图

关于感染性疾病与严重精神健康问题之间的联系，请参见图12-3。此图将美国各州与莱姆病发病率最高的患者群体的最高精神分裂症发病率（以及携带莱姆病的蜱的最高流行率）进行了对比。

在亚曼诊所，我们看到数百名有抵抗性复杂精神症状或认知问题的患者，其莱姆病检测呈阳性，在得到治疗后病情明显好转。有趣的是，2014年，一项历时12个月的研究指出，用于治疗莱姆病的抗生素"二甲胺四环素"可以减轻精神分裂症的症状。

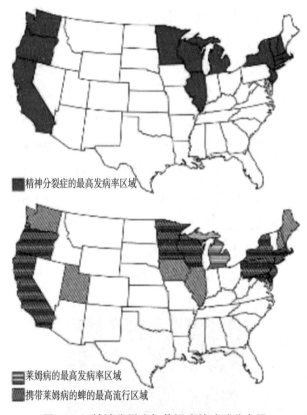

图12-3 精神分裂症与莱姆病的地域分布图

（资料来源：J.S.BrownJr.，"Geographic Correlation of Schizophrenia to Ticks and Tick-Borne Encephalitis," Schizophrenia Bulletin 20, no.4（1994），755-75；经许可使用。）

据报道，克里斯·克里斯托佛森（Kris Kristofferson）被诊断为患有阿尔茨海默病。他的症状持续了十年之久，最后在惠特克健康诊所（Whitaker Wellness Clinic）见到骨科医学博士马克·菲利代伊（Mark Filidei）的时候整个人都憔悴了很多（马克也与我们在亚曼诊所有合作关系，担任我们的整合医学主任）。在经过大量检测之后，菲利代伊博士诊断出这位著名歌手患有莱姆病，并用抗生素和HBOT疗法对他进行治疗。几次治疗之后，克里斯托佛森对他的妻子说，"我感觉我找回了自己"，而且他的精神状况也确实好了很多。

如果没有人去怀疑某种传染病可能正在攻击大脑，很多医生就会停留在患者同年龄段群体最常见的疾病诊断上，将其诊断为患有抑郁症或阿尔茨海默病等常见病症，接下来进行的治疗也没有效果，甚至还会有药物不良反应。不幸的是，这样的悲剧不仅仅发生在老年人身上。

贾丝明：一位年轻女性大脑中毒的故事

贾丝明，26岁，在来找我们之前已经消沉了一年多了。她不仅抑郁和焦虑，而且还偏执。她无法集中注意力，也记不住自己身上所有新出现的症状。由于病情严重，她不得不中途放弃攻读临床心理学博士学位。她服用过5种抗抑郁药，但是都没有什么效果；她看过3位医师，但都没有治好她的病；改变饮食习惯也对病情不起作用。最后，当她的母亲带她来我们诊所就诊时，她感觉自己就快要失去希望了。

贾丝明的大脑SPECT扫描图（如图12-4）整体上看上去像中毒了一样，但是她说自己从来没有吸过毒，也不抽烟不喝酒。她的饮食习惯很差，睡眠质量不好，身体的维生素D含量和ω-3指数都偏低。血检结果显示，她接触过莱姆病、爱泼斯坦-巴尔二氏病毒（EB病毒）、西尼罗河病毒、巨细胞病毒。针对这种情况，我们的办法是，在接下来的两年内增强其免疫系统的能力，治疗病毒感染，帮助她改善健康状况，重返学校。

针对贾丝明的智脑风险因素制订的干预措施，如表12-3所示。

贾丝明在诊疗后的大脑SPECT扫描图如图12-5。

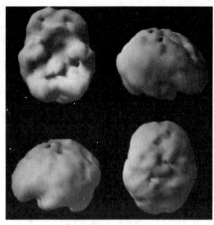
图12-4 贾丝明在诊疗前的大脑
SPECT扫描图

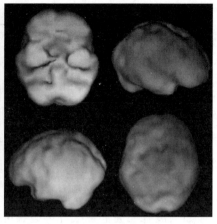
图12-5 贾丝明在诊疗后的大脑
SPECT扫描图

表12-3 贾丝明的智脑风险因素和干预措施

BRIGHT MINDS	贾丝明的风险因素	干预措施
血流量	SPECT检查显示血流量偏低	多喝水促进水合作用；锻炼；摄入银杏提取物
退休/衰老		
炎症	ω–3指数偏低	少摄入含有ω–6脂肪酸的食物；摄入EPA和DHA等ω–3脂肪酸补充剂；进行食物排除疗法
遗传		
头部创伤		
毒素		
精神健康	抑郁，焦虑	采用压力管理工具；
摄入藏红花		
免疫性/感染性疾病	维生素D含量偏低；莱姆病、EB病毒、西尼罗河病毒、巨细胞病毒检测呈阳性	摄入维生素D₃补充剂、生蒜、洋葱、香菇
缺乏神经激素		
糖胖病		
睡眠问题	失眠	采取催眠措施

养猫真的不好

问题： 宠物、交通事故、双相障碍、阿尔茨海默病、冒险行为、精神分裂症、癌症、自杀，它们有什么共同点？

答案： 弓形虫。这种狡猾的寄生虫一般会寄生在猫体内，目前全世界约1/3的人已经感染了弓形虫病，与精神分裂症、双相障碍、冒险行为、自杀之间有着密切的联系。除此之外，它还与阿尔茨海默病、帕金森病、癌症、心脏病、自身免疫性疾病有关。怀孕期间被弓形虫感染的女性会传染给正在发育的胎儿，胎儿在出生后则会患有失明或精神残疾，有时胎儿在出生时还会有脑损伤。

在一次精彩的TED演讲中，科普作家埃德·杨（Ed Yong）分享了一个关于寄生虫繁殖的小故事。

"弓形虫会感染很多种哺乳动物，但是只能在猫体内进行有性生殖……如果弓形虫寄生在老鼠体内，老鼠就会跟着猫。感染了弓形虫的老鼠在闻到猫的尿味儿后，不但不会理智地离开，反而会嗅着尿味儿去寻找猫。猫吃老鼠后感染了弓形虫，弓形虫则在猫体内进行繁殖。这是一个典型的食用、捕获、繁殖环环相扣的故事。弓形虫会释放一种酶，这种酶会促进多巴胺的合成，而多巴胺会参与调节奖赏效应、调动积极性。这种酶作用于老鼠大脑的特定部位，包括参与调节性唤起的区域。"

如图12-6所示，弓形虫正在对它的宿主实施控制。与它相比，我们人类对自己行为的控制程度恐怕并没有我们想象的那么大。

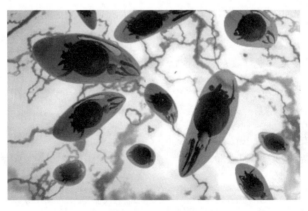

图12-6 弓形虫

检查免疫力或传染病问题

了解自己的病史

如果你有过敏、皮疹、反复感染的病史，这可能说明你的免疫功能低下。

实验室检测

以下血检是衡量免疫系统健康状况的重要指标。

1. 全血细胞计数与差异比较：重点看白细胞（免疫系统的主要防御力量之一）的分布情况。

2. 红细胞沉降率（ESR）：一种检测非特异性炎症的常见方法，自身免疫性疾病患者的ESR较高。

3. 抗核抗体（ANA）：免疫系统在正常情况下会产生抗体来对抗感染，但是抗核抗体往往会攻击机体自身组织。自身免疫性疾病患者的ANA往往偏高。

4. 类风湿因子（RF）：一种可在血液里测量的抗体，可与其他抗体结合而出现问题。

5. 维生素D：肝脏和肾脏可以将维生素D转化成一种可以调节几乎所有器官的激素。2/3的美国人体内的维生素D含量都偏低。血检可以得到25-羟维生素D的浓度，正常浓度范围为：75～250nmol/L（30～100ng/ml）；理想浓度范围为：125～250nmol/L（50～100ng/ml）。

6. 常见感染筛查：在SPECT扫描图上看到有传染病的迹象后，我们还会采取其他检测手段来寻找传染病。在亚曼诊所，我们一般会用医疗诊断实验室（Medical Diagnostic Laboratories）（www.mdlab.com）筛查传染病。如果你的记忆力减退，但是没有条件做SPECT扫描，可以考虑对影响记忆力的常见传染病进行筛查。以下是一些常见的传染病（病毒）。

①伯氏疏螺旋体（一种能够引起莱姆病的螺旋体）

② HIV/艾滋病

③梅毒

④单纯疱疹病毒1型和2型

⑤巨细胞病毒

⑥EB病毒

⑦弓形虫

⑧幽门螺杆菌

⑨肺炎衣原体

出现什么症状后需要去做检查

如果你有表12-4中所述的一种或多种症状，特别是这些症状持续两周以上的话，你就要考虑好好去检查一下这些症状是不是由传染病引起的。

表12-4　免疫力低下的常见症状

疲　劳	落枕　脖子僵硬
低热、潮热或寒战	游走性关节痛
盗汗	肌肉痛
咽喉痛	莫名胸痛和心悸
腺体肿胀	耳鸣
莫名腹痛、恶心	眩晕
腹泻	面部麻木、疼痛、麻刺感、麻痹
睡眠障碍	眼痛
注意力不集中、记忆力差	头痛
易怒、情绪不稳定	头晕目眩
抑郁	头昏眼花
视力模糊、眼痛	

如何降低免疫和传染病风险

方 法

1. 找一个经验丰富的医疗专家诊疗：你要找一个专业医师来诊断和治疗与免疫系统相关的问题或感染。

2. 坚持一个月的食物排除疗法：不要摄入糖、麸质、奶制品、玉米、大豆、人工色素、添加剂、防腐剂，一个月以后看看效果如何。

3. 检测身体里的重金属含量：参见第167页相关内容。

4. 采取措施保护好胃肠道：参见第108页相关内容。

5. 使体内维生素D达到理想水平：参见第205页"阳光维生素"。

6. 进行压力管理。压力会降低免疫力，增加自身免疫性疾病的风险。使用压力管理工具可以增强免疫力，我自己经常用的一个减压方法就是笑。"喜乐的心乃是良药。"（《箴言》）看喜剧真的具有疗伤的效果。

1964年，《星期六评论》（*Saturday Review*）编辑、著名记者诺曼·卡森斯（Norman Cousins）被诊断患有衰竭性自身免疫性疾病，而且医生告诉他活下来的概率只有1/500。在这种情况下，卡森斯做了三件在当时看来违背一般医学逻辑的事情：一是服用了高剂量的维生素C；二是出院，然后住进一间漂亮的酒店房间；三是买了一台放映机，看了数百小时的喜剧电影，包括《袖珍照相机》（*Candid Camera*），和《马克思兄弟》（*the Marx Brothers*）。第一个晚上，他看喜剧笑得很厉害，结果晚上睡得很好，而且身体没有疼痛感。此后，他继续这样看喜剧，一段时间过后，他的ESR水平下降了。很快，他就重新投入工作了，做着他喜欢做的事情。卡森斯可以说是用发笑救了自己一命。1979年，他在畅销书《疾病的解剖》（*Anatomy of an Illness*）里讲述了自己的故事。我在医学院上二年级的时候读过这本书，那一年，我开始决定要成为一名精神病医生。

智脑小提示

修行慈心禅（请参见第187页）。通过慈心禅改善情绪并且多吃蘑菇。蘑菇这种真菌里含有其他植物所没有的各种化合物，有增强免疫力的功效。研究表明，这些化合物还有抗氧化、抗肿瘤、抗病毒、抗炎、抗糖尿病的特性。

保健营养品

1. 摄入有治疗功效的蘑菇。蘑菇对人体有很多益处，我们建议摄入蘑菇补充剂（也可以吃蘑菇，请参见第208页）。其中被研究最多的是以下品种的蘑菇。

（1）猴头菇：有助于改善轻度认知障碍患者的情绪和记忆力。

（2）香菇：有助于增强免疫力，减少炎症标志物。

（3）灵芝：抗炎，增强免疫力，改善情绪。

（4）冬虫夏草：促进ATP合成，增强力量和耐力，还有抗衰老功效，深受运动员青睐。

2. 摄入以下营养物质有助于增强免疫系统对抗感染的能力。

（1）老蒜

（2）花青素：果蔬提取物、蓝莓、蔓越莓、葡萄

（3）松果菊

（4）叶酸

（5）褪黑素：参见第258页相关内容

（6）益生菌

（7）硒

（8）维生素A

（9）维生素C

（10）维生素D：参见下文"阳光维生素"

（11）维生素E

（12）锌

阳光维生素

维生素D，又被称为"阳光维生素"，除了具有促进骨骼生长和增强免疫力两大广为人知的功能之外，还对大脑健康、情绪、记忆力、体重控制至关重要。维生素D在体内会转化成一种保护健康必不可少的类固醇激素。目前已知有200种疾病都与维生素D含

量偏低有关，包括抑郁症、自闭症、精神错乱、多发性硬化、类风湿关节炎、心脏病、糖尿病、癌症、肥胖。此外，记忆问题和痴呆症也与维生素D含量偏低有关。

最新研究显示，维生素D可能有助于预防癌症、心脏病、骨折、跌倒、自身免疫性疾病、流感、2型糖尿病、抑郁症、认知功能减退等。一项荟萃分析显示，维生素D补充剂的摄入与死亡率大幅降低有关。2017年发表在《英国医学杂志》上的一篇针对25项对照试验（11321名参与者，年龄分布在0～95岁之间）进行研究的综述指出，摄入维生素D_3补充剂降低了所有实验参与者急性呼吸道感染的风险。

维生素D受体存在于大脑的各个区域，在学习和记忆方面发挥着重要作用。人体研究结果显示，维生素D的活性形式维生素D_3可能刺激免疫系统清除大脑中的β-淀粉样蛋白。2009年，波士顿塔夫茨大学的一个研究小组对1000多名65岁以上老年人血液里维生素D含量及其与认知功能之间的关系进行了研究。其中，只有35%的老年人有充足的维生素D（50nmol/L或以上），其余老年人则缺乏或缺少维生素D。维生素D含量处于理想水平的人在执行功能（比如推理能力、灵活性、复杂的感知能力）、注意力、信息处理速度方面的测试中，要比维生素D含量处于非理想水平的人表现得更好。

体内维生素D含量越低，你就会越有可能感到忧郁，因为抑郁症发病率升高与维生素D含量偏低有关。最近几年，研究人员一直在问：基于这种关联，补充维生素D是否可以改善情绪？为了回答这一问题，有人做了一个实验：对441名抑郁程度相似的超重和肥胖成年人进行了为期一年的跟踪研究。结果发现：摄入维生素D（每周20000IU或40000IU）的人相比摄入安慰剂的人抑郁症状明显减轻。另一项研究显示，摄入维生素D超过一个月的人出现疲劳的情况大大减少。

很遗憾，缺乏维生素D的现象如今越来越普遍，全球将近一半人口都面临着这一问题。这在一定程度上是因为我们现在宅在家里的时间更多了（晒太阳可以促进维生素D的合成），而且出门用防晒霜也比以前多了。对于以下群体而言，缺乏维生素D的可能性较高。

1. 老年人

2. 肤色较深的人（较难通过阳光合成维生素D）

3. 生活在日照时间较少地区的人（比如，生活在北纬地区的人）

4. 服用降压药、降糖药、苯二氮䓬类药等特定药物的人

5. 患有肝病、囊性纤维病、克罗恩病等脂肪吸收不良综合征的人

6. 肥胖的人，或做过胃旁路手术的人

将维生素D与美金刚（一种常见的治疗阿尔茨海默病的药物）搭配服用比只服用美金刚对阿尔茨海默病的疗效要好。目前，推荐每日用量为：400IU维生素D_3。而绝大多数专家认为，此用量远低于大多数人的生理需要，建议维生素D_3的每日摄入量为2000～5000IU。除此之外，晒太阳也会有很大帮助。例如，每周在太阳底下晒两次（冬天除外），在上午10:00至下午3:00之间选择一个时间段，花5～30分钟的时间，将脸部、双臂、双腿或后背露出来在太阳底下晒一晒。

食 物

不摄入/少摄入以下食物：

1. 标准美国饮食，包括快餐和加工食品

2. 碳酸饮料，包括无糖饮料

3. 单糖，包括蔗糖和蜂蜜

4. 富含 ω–6脂肪酸的食物，包括绝大多数植物油（玉米油、大豆油、葵花子油、红花油）

5. 油炸食品

6. 有杀虫剂残留的食物：无论什么时候，都要尽可能选择有机种植/饲养的食物

7. 麸质

多摄入以下食物：

1. 增强免疫力的调料：肉桂（有抗菌功效）、大蒜、姜黄粉、百里香、生姜、芫荽。

2. 富含蒜素的食物（有助于增强免疫力）：包括生蒜、捣碎的大蒜、洋葱、青葱。大蒜具有抗细菌、抗病毒、抗真菌的三重功效，可以有效预防感染。

3. 富含槲皮素的食物：红洋葱、红球甘蓝、红苹果、樱桃、红葡萄、圣女果、茶、柠檬、芹菜、可可。

4. 富含维生素C的食物：促进血液循环的天然血液稀释剂，包括柑橘、蜜橘、奇异果、浆果、红甜椒/黄甜椒、深色蔬菜（比如菠菜、羽衣甘蓝）、西蓝花、番茄、豌豆。

5. 富含维生素D的食物：三文鱼、沙丁鱼、金枪鱼等多脂鱼，鸡蛋，牛肝，鳕鱼肝油。

6. 富含锌的食物：牡蛎、牛肉、羊肉、菠菜、香菇、褐小菇、芦笋、芝麻、南瓜子。

7. 蘑菇：香菇、白蘑菇、褐菇、羊肚菌、鸡油菌。（由于长期被紫外线照射，蘑菇也富含维生素D。要想最大程度地获取维生素D，有一个简单的办法：先把从商店里买来的蘑菇的外包装去掉，然后在正中午把它们放在户外暴晒一小时后再食用。）

8. 富含硒的食物：坚果（尤其是巴西坚果）、种子、鱼、草饲肉类、蘑菇。

9. 富含ω-3脂肪酸的食物：参见第116页相关内容。

10. 富含益生元的食物：参见第116页相关内容。

11. 富含益生菌的食物：参见第116页相关内容。

 选择一个健康的智脑习惯，从今天开始就坚持下去。

1. 如果你有脑雾或记忆问题，可以考虑去检查是否有传染病。

2. 进行一个月的食物排除疗法，看看自己是否对什么食物过敏（会破坏免疫系统）。

3. 避免在可能被鹿蜱咬到的地方徒步旅行。

4. 了解自己体内的维生素D含量，想办法优化到理想水平。

5. 多摄入维生素C。

6. 在饮食中补充老蒜。

7. 在饮食中加入洋葱。

8. 在饮食中加入香菇。

9. 少喝酒。酗酒会打破胃肠道微生物群落的平衡，这种平衡对免疫力至关重要。

10. 看看喜剧，或者多去喜剧俱乐部。笑会增强免疫力。

第十三章
"N" 代表缺乏神经激素：保持年轻的心态

"甲状腺激素偏低不会要你的命，只是会让你生不如死。"

——里查德·谢姆斯（Richard Shames）、卡瑞里·谢姆斯（Karilee Shames），《甲状腺的精神力量》（Thyroid Mind Power）作者

安尼塔：一个被脑雾、焦虑、疲劳折磨的故事

安尼塔，38岁，是一名小学二年级老师，也是三个孩子的母亲。她热爱教书，过去觉得自己的家庭和事业蒸蒸日上。然而在2016年，她突然开始感到难过、疲劳、焦虑，而且变得健忘。不管怎么努力，她都无法摆脱这些负面情绪。由于失眠，她开始大量饮用咖啡来提神，但是这却让她感到更加焦虑。此外，她还对分贝较大的声音比较敏感，这让她很难去教小学生，而且每天午后都会头痛。

在安尼塔来亚曼诊所后，我做的第一件事就是通过实验室检测手段来检查她体内的一些重要的健康指标。结果显示：她的促甲状腺素水平偏高，T4（甲状腺激素的活性形式）水平偏低。她体内的甲状腺抗体含量也很高（超过1000，而正常水平一般在35以下）。甲状腺抗体如此之高与一种叫作"桥本甲状腺炎"的自身免疫性疾病有关。从检测结果上来看，安尼塔的免疫系统似乎正在攻击她自己的甲状腺组织。维生素D含量对甲状腺的健康至关重要，而安尼塔的维生素D含量偏低，ω–3指数也偏低。从其大脑SPECT扫描图来看，其大脑活跃度整体上也较低，这种现象常见于甲状腺功能减退的患者。

针对安尼塔的智脑风险因素，我们为她制定了干预措施，见表13-1。为安尼塔制定的智脑方案，包括开具甲状腺药物、采取食物排除疗法（很多甲状腺疾病患者都对麸质敏感），以及摄入L-酪氨酸、ω-3脂肪酸、锌、维生素D₃等保健营养品。这些治疗手段能够帮她有效增强记忆力、提高精力、稳定精神状态。三个月后，安尼塔对我说，她好像找回了原来的自己。

表13-1　安尼塔的智脑风险因素和干预措施

BRIGHT MIND	安尼塔的风险因素	干预措施
血流量	SPECT检查显示血流量偏低	对甲状腺进行治疗
退休/衰老		
炎症	ω-3指数偏低	摄入ω-3脂肪酸
遗传	有甲状腺疾病家族史	
头部创伤		
毒素		
精神健康	甲状腺问题引起的焦虑	服用甲状腺药物
免疫性/感染性疾病	维生素D含量偏低	摄入维生素D₃补充剂
缺乏神经激素	甲状腺抗体含量偏高	服用甲状腺药物；摄入锌和L-酪氨酸
糖胖病		
睡眠问题	睡眠障碍	采取催眠措施

激素：平衡是关键

当你的大脑、肾上腺、性器官、胰腺、甲状腺协同工作时，它们产生的激素含量恰到好处。这些化学信使（即激素）调控着我们身体很多基本功能。然而身体内外的很多因素都会影响这种协调性。当激素发挥协同作用时，我们会感觉很好。而只要有一个器官没有配合好，我们就会感到不舒服。一种或多种激素分泌过多或过少，都会打破这种平衡，身体就会出现问题。

激素失调会引起以下两种问题。

1. 出现不舒服的症状：开始改变你的想法、感受和行为，影响你的生活质量。

2. 患病的风险增加，比如抑郁症、阿尔茨海默病、心脏病、骨质疏松症、糖尿病、癌症。

激素与大脑之间的交流是双向的。大脑可以发出释放激素的信号，身体其他部位的激素也可以影响大脑。例如，当甲状腺活跃度低的时候（安尼塔就是这种情况），大脑的活跃程度一般也较低。这就是为什么甲状腺功能低下往往会使人抑郁、易怒、出现脑雾。

了解激素"家族"

人体内能够影响大脑的激素有几百种。我选择了其中7种最重要的激素，告诉你如何将它们调节到理想水平。

1. 甲状腺激素

2. 氢化可的松

3. 脱氢表雄酮

4. 雌激素

5. 孕酮

6. 睾酮

7. 胰岛素（参见第235页相关内容）

甲状腺激素：能量调节器

甲状腺是一个位于下颈区域形似蝴蝶的小型腺体，它可以产生3种主要的甲状腺激素：促甲状腺素（TSH）、三碘甲状腺原氨酸（T3）、四碘甲状腺原氨酸（T4）。这3种激素在机体内发挥着重大作用，三者只有保持适当的平衡，我们的大脑和身体才能保持健康。如果甲状腺激素分泌太少（甲状腺功能减退），你会感觉没有精神，整天只想躺在沙发上吃薯条，什么也不想去做。你身体内的一切器官的运转都会慢下来，包括心脏、肠道、大脑

（因为甲状腺激素会促进血清素、多巴胺、γ-氨基丁酸等很多神经递质的合成，这些神经递质对大脑的正常运转至关重要）。甲状腺功能减退症患者的大脑SPECT扫描图显示，他们的大脑活动整体上减少，而这往往会导致抑郁、认知障碍、焦虑、脑雾等。80%以上的轻度甲状腺功能减退症患者都有记忆功能障碍。1/3的抑郁症与甲状腺激素水平过高或过低直接相关。

甲状腺过于活跃（即甲状腺功能亢进）也会引起问题，因为它会让你身体内的一切器官运转得太快。你会感觉自己的身体好像在超速行驶，紧张而且急躁，就像摄入过多咖啡因一样。

表13-2　甲状腺激素分泌过少和分泌过多的常见症状

甲状腺激素分泌过少*	甲状腺激素分泌过多
正常人感觉热的时候你感觉冷	正常人感觉冷的时候你感觉热
体重增加	体重减轻（尽管食量增加，体重也照样减轻）
便秘	大便不成形
疲劳	失眠
胆固醇水平升高	焦虑、易怒
高血压	脉搏跳动较快
毛发干枯、稀疏或脱落（尤其是眉毛）	呼吸困难
皮肤干燥	思维具有跳跃性
眼睛干涩	眼睛肿胀、眼神经紧张
指甲纤薄、破裂或脱落	
月经失调	
不孕不育	
反复流产	
出生缺陷	
更年期身体不适	

* 注：即使你的甲状腺激素处于低至正常水平，你仍然可能会出现所谓的"亚临床甲状腺功能减退症"的症状，这种症状可以通过治疗让你感觉好转。

在一个人的一生当中，甲状腺问题随时有可能出现。女性在生育后（一般是在生育后六个月内）更容易出现甲状腺问题。在怀孕期间，女性免疫系统的特定部分会有所放松，使免疫细胞和抗体都不会去攻击附着在母亲子宫上的胎儿的胎盘。所以，很多有甲状腺问题的女性都认为孕期是她们一生中最好的时候，因为甲状腺问题会在孕期有所缓解。然而，婴儿出生以后，一切都变了：胎盘脱离子宫，最初为了防止攻击胎盘而受到抑制的部分免疫系统又重新活跃起来。

对女性而言，甲状腺问题比较严重的时期不止在产后。据估计，1/4的女性在绝经后都会有甲状腺功能失调的问题。《甲状腺》杂志编辑、医学博士里达·阿雷姆（Ridha Arem）指出，在50岁以上的群体中，约45%的人都有不同程度的甲状腺炎症，而且与甲状腺有关的一些小问题给老年人造成的障碍要比给年轻人造成的障碍多，因为年轻人的甲状腺功能更强大。

据称占世界总人口5%～25%的男性和女性都有甲状腺问题。而且这些问题似乎越来越多：《甲状腺的精神力量》（*Thyroid Mind Power*）的两位作者指出，"过去40年来，人工合成的化学物质大量增加，它们出现在我们呼吸的空气中和我们的饮食中，干扰体内激素的分泌……而甲状腺是最敏感和最易受影响的人体组织。"

大多数甲状腺疾病都与自身免疫相关，也就是说，身体会攻击自己。其原因可能与深藏在我们体内的环境毒素有关，也可能与食物过敏（尤其是麸质和乳制品）或我们呼吸的空气中的某些物质有关。正因为此，很多内科医生将甲状腺比作"煤矿里的金丝雀"，提醒我们摄入毒素的危害。

以下因素会抑制甲状腺激素的分泌。

1.压力过大，氢化可的松分泌增多。

2.缺硒。

3.缺少蛋白质。

4.糖过量。

5.慢性病。

6.肝功能/肾功能异常。

7. 镉/汞/铅中毒。

8. 除草剂/杀虫剂。

9. 口服避孕药。

10. 雌激素分泌过多。

氢化可的松与脱氢表雄酮：女性永恒的压力激素

肾上腺是一对位于肾脏上方呈三角形的腺体，在机体对压力做出反应的过程中发挥着至关重要的作用。肾上腺分泌肾上腺素、脱氢表雄酮、氢化可的松三种激素，在所谓的"战斗或逃跑反应"中被释放出来。下面，举个例子来说明肾上腺的工作原理：假设你和你的孩子们正在树林里徒步穿行，这时你突然看到一只美洲狮，紧接着你的肾上腺就会开始分泌肾上腺素及其他激素，给你一股暴发的能量，让你能够有强大的力量与狮子搏斗或者带着孩子们一起逃跑。

现在的问题是，你的机体无法区分你所经受的各种压力。不论是在看到美洲狮时面临的身体压力，还是熊孩子或背后搞坏的同事给你造成的精神压力，你的机体都会做出同样的反应，然后释放出这些激素。如果你在看到美洲狮后逃跑，你的机体就会处理这些激素，然后将它们清理出去。而如果你因在意同事的眼光而感到压力，情况则不一样。在这种情况下，你除了回到自己的办公室或格子间生闷气以外，什么也做不了。这会造成大量激素在你的体内积累，而这些激素需要一段时间才能逐一被代谢掉。

在当今社会，你可能每天都要面临这种心理压力。早上被闹钟叫醒后，你要做的第一件事就是去查看邮箱，看看有没有人给你下达任务。在去上班的路上，你遇上交通拥堵或者像沙丁鱼一样挤在已经晚点的列车上，到公司迟到后发现有一堆无法按期完成的工作。过了一会儿，学校打电话告诉你，你的儿子打架了。类似事情会不断重复上演，如果不排解这些压力，你的肾上腺就会不断分泌氢化可的松及其他激素，让你的身体不堪重负。

当氢化可的松水平慢慢升高时，血糖和胰岛素水平也会升高，大脑就无法正常工作，有镇静作用的血清素的分泌就会减少，造成焦虑、紧张、抑郁。血清素减少后，食欲会增加，睡眠会出现障碍，健康会失去控制。研究显示，长期面临压力会杀死我们海马体（大脑内主要的记忆中心）内的细胞，尤其当脱氢表雄酮也偏低的时候。如果压力持续数月或数年，肾上腺最终会疲劳，即我们所说的"肾上腺疲劳"。当肾上腺疲劳发生时，我们的机体就没有足够的资源来应对所有的日常压力了。我们几乎每天早上都起不了床，或一天也过不下去。

另外，肾上腺疲劳还可能会让你长胖，使大量脂肪堆积在你的腹部。你不仅错过收腹的机会，而且你患心血管疾病和糖尿病的风险更大。氢化可的松偏低还会引发炎症，影响免疫功能、改善血糖控制和性激素的分泌。当肾上腺素忙着合成压力激素的时候，储备的脱氢表雄酮就会被转移利用，而不会像正常情况下转化成性激素。

近来，肾上腺疲劳患者就诊越来越频繁。其中一个主要的原因就是，很多人缺乏睡眠。人体每晚需要7~8小时的睡眠时间。如果没有得到足够的睡眠，机体系统就会自动进入压力状态。如果你用药物来抵抗睡眠不足的影响，问题只会更加严重。喝咖啡或含咖啡因的能量饮料虽然可以让自己保持清醒，但是会进一步增加压力。白天摄入咖啡因之后，晚上再喝一杯酒精饮料来舒缓一下，这样也许在短时间内有效，但是一旦酒精作用消失之后，你的身体就会进入另一种压力反应，让你在凌晨两点钟醒来，而且无法再次入睡，第二天需要摄入更多的咖啡因来扛完一天。现在你处于一个永无休止的压力循环中，它不断消耗你的肾上腺系统，让你永远惴惴不安，无法处于最佳状态。

肾上腺疲劳的常见迹象

1. 承受压力的能力下降
2. 早上和下午易出现疲劳，缺乏耐力
3. 高血压，心跳加快
4. 无论做什么，腹部的脂肪都不会消失

5. 脑雾，伴有记忆力差和注意力难以集中的症状

6. 性欲低下

7. 爱吃甜食或咸食

8. 在坐姿或俯卧状态下起身时会感到眩晕

9. 有过早衰老的迹象

10. 对感染的抵抗力下降

11. 伤口愈合欠佳

医学博士塔米·梅拉格利亚（Tami Meraglia）是西雅图的一位整合医学医师，她接诊过很多有压力的患者。她曾写信告诉我她是如何给这些患者建议的。

"每当有患者来找我时，我会给他们解释什么是压力、什么是缺少压力、怎么做才能补救压力造成的损伤以及消除压力带来的炎症。他们听了以后都恍然大悟。绝大多数患者认为，回家休息和"放松"就可以消除一天的压力。其实并非如此。为了从一天的压力中解脱出来、让自己恢复活力，我的患者会积极地去做一些事情，比如学习网站（www.brainfitlife.com）上的冥想练习，事后就会看到效果。我记得在我11岁的时候，我问牙医需不需要用牙线把所有的牙齿都清洁一遍，他告诉我说只需要清洁那些我想要保留下来的牙齿就可以了。我觉得冥想也是这样的。虽然压力每天都在损害我们的健康，但是我们只需在自己想去缓解压力的时候去冥想就可以了。"

雌激素和孕酮：女性的性激素

雌激素：脑雾的解药

雌激素和孕酮是调节女性月经周期的两大重要激素，影响着机体内的很多系统，包括骨骼系统、心血管系统，以及大脑。它们不仅存在于女性体内，也存在于男性体内。男性体内的雌激素和孕酮远少于女性，除非男性的腹部极为肥胖，因为健康的睾酮会在肥胖条件下转化成不健康的、有致癌性

的雌激素。（我在讲座中往往会开玩笑地问现场观众为什么现在怀孕的男人这么多……男人们，你们生孩子的时候到了！）

女性月经周期一般是28天，这反映了这段时间女性体内雌激素和孕酮含量的自然升降。当一切都正常时，雌激素在这一周期内会出现两次分泌高峰，孕酮则会在这一周期内出现一次分泌高峰。雌二醇（一种重要的雌激素）和孕酮的分泌周期如图13-1所示。

当雌激素含量处于健康水平时，女性会感到愉悦，这在一定程度上是因为雌激素会参与大脑内血清素的产生。雌激素分泌过多，你会感到焦虑、易怒，就像一只浑身湿透的猫一样；雌激素分泌过少，你会感到抑郁、迷茫。所以，雌激素分泌的多少会影响人的心情。在围绝经期和绝经期，当雌激素含量慢慢减少时，问题会越来越严重。雌激素分泌减少还与一个人批判性思维的减弱、短期记忆的减退及其他认知功能的衰退有关。

雌激素有3种：雌酮（E1）、雌二醇（E2）、雌三醇（E3）。肝脏、胃肠道和肾上腺的健康状况决定了分泌哪种雌激素。所以，保证身体健康对机体内所有系统包括大脑都至关重要。

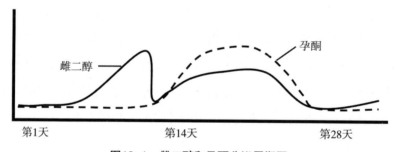

图13-1　雌二醇和孕酮分泌周期图

雌酮（E1）：女性在绝经期之后机体分泌的主要雌激素与乳腺癌和子宫癌有关。在绝经期之前，女性机体内会分泌雌酮、雌二醇、雌三醇、孕酮。而在绝经期之后，雌二醇、雌三醇和孕酮含量大幅减少，也不再发挥健康作用。因此，绝大多数乳腺癌病例都发生在绝经后的女性身上，这一点也不奇怪。肥胖女性罹患乳腺癌的风险更高，因为脂肪会将健康的睾酮和雌二醇转化为雌酮。饮酒也会促进雌酮分泌，这或许可以用来解释为什么摄入酒精与乳腺癌之间存在联系。摄入过量的糖、服用西咪替丁（一种抑制胃酸分泌的药）或口服避孕药、吸烟、甲状腺功能减退、接触杀虫剂等，也会促进雌酮分泌。雌激素分泌过少和分泌过多的常见症状如表13-3所示。

雌二醇（E2）：功能最强的雌激素，有助于女性清晰地思考。雌二醇产生于卵巢，有很多保护作用，包括维持骨密度、促进生长激素的合成、增强心血管功能、防止血液黏稠、改善认知功能和情绪、保障血脂健康。雌二醇分泌过多与雌激素相关的癌症有关，而分泌过少则会引起骨质疏松症、心脏病、痴呆症及其他老年病。

雌三醇（E3）：三种雌激素里功能最弱的一种激素，对乳腺组织有保护作用，也有观点认为它对阴道组织也有保护作用。雌三醇有助于减少女性的阵热潮红、保护尿道、维持骨密度。某项研究结果充分表明，摄入雌三醇可以修复多发性硬化女性患者的脑损伤。

表13-3　雌激素分泌过少和分泌过多的常见症状

雌激素分泌过少	雌激素分泌过多
体重增加	虚胖
膀胱失禁和感染	大出血
情绪变化/抑郁	乳腺纤维囊肿
失眠	性欲低下
心悸	臀部周围体重增加
骨质疏松症	阴道或口腔滋生酵母菌（鹅口疮）
性交疼痛	情绪不稳定/易哭
思维混乱	乳房柔软
记忆力和专注力差	头痛或偏头痛
易怒	爱吃糖
疲劳	
易伤心流泪	
阵热潮红	
疼痛	

孕酮：天然的安定剂

另一个影响女性月经周期的重要激素是孕酮。孕酮有助于为健康的受精卵在子宫着床做准备，促进怀孕。如果没有着床，孕酮含量就会下降，下一个月经周期就会开始。

然而，与雌激素一样，孕酮不仅仅是一种性激素。其受体主要集中在大脑内。孕酮可以保护神经细胞，促进髓鞘（包裹和保护神经元的膜）形成，增强 γ-氨基丁酸（大脑内促进放松的一种重要神经递质）的作用。我喜欢将孕酮称为放松类激素，因为它不仅可以让人感到平静，而且可以促进睡眠。它就像一种天然的安定剂一样，只会让你感觉越来越好，因为它可以让你的思维变得更加敏锐，而不会让你上瘾，也不会让你变得糊涂。研究表明，孕酮还可以通过减少炎症、抑制损伤来帮助修复脑损伤。

孕酮含量在孕期会增加。这就是为什么女性在孕期往往感觉良好。为了保持这种良好的感觉，一些有激素问题的女性会刻意地反复怀孕。孕酮含量在经期前两周较低，在经期的下半周期内则会随着雌激素的分泌而出现起伏。孕酮含量下降，说明放松类激素分泌减少，人就会从平静变得焦虑和易怒，睡眠会出现障碍，思维也会变得有点模糊。在经期快要开始前，孕酮和雌激素都会大幅减少。对一些女性而言，煎熬的日子就要开始了（孕酮分泌过少的常见症状如表13-4所示）。

表13-4　孕酮分泌过少的常见症状

焦虑/抑郁	经前头痛
睡眠障碍	产后抑郁症
乳腺纤维囊肿	骨质疏松
经前期综合征	

在三四十岁女性的体内，孕酮含量会出现大幅波动，这会导致此年龄段的女性感到焦虑和不安。在有经验医师的指导下，使用孕酮乳膏可以很好地缓解这一问题。

甲状腺激素分泌减少、服用抗抑郁药、长期面临压力、缺乏维生素A、维生素B$_6$、维生素C和锌、大量摄入糖精等，都会导致孕酮分泌减少。

女性需要了解的避孕药知识

全世界每天都有数百万女性在服用口服避孕药。在美国，约有1060万育龄女性通过服用口服避孕药来避孕。如果你也在服用口服避孕药，那么你一定要清楚其中存在的风险。研究表明，口服避孕药会引起血压和凝血方面的问题，增加脑卒中的发病率，对于吸烟或有偏头痛病史的女性而言尤其如此。口服避孕药还可能会消耗人体内一些重要的维生素和无机盐，从而导致人体缺乏这些维生素和无机盐。

如果你正在服用避孕药，一定要注意饮食，多摄入B族维生素（叶酸、维生素B$_6$、维生素B$_{12}$）、维生素E、镁。据报道，在服用过口服避孕药的女性中，有16%～56%的女性都出现过抑郁症状，因为口服避孕药会消耗血清素（这可能是23%的20～60岁年龄段的女性服用抗抑郁药的原因之一），而抑郁会增加男性和女性罹患痴呆症的风险。

新阶段的开启：围绝经期

当女性到了三四十岁的时候，她们的身体已经为育龄期的消失做好了准备，其体内激素含量开始发生另一种变化。这种变化不是立刻出现的。在进入绝经期（即月经周期彻底消失）前的8～10年，女性会经历一段调整期，即围绝经期。绝大多数女性一般都意识不到自己已经处于围绝经期，直到雌激素水平下降，出现阵热潮红和盗汗等最常见的围绝经期症状时，她们才会意识到。而等到阵热潮红出现的时候，她们恐怕早已经历了长达10年的围绝经期。

度过这段调整期会比较困难。内分泌系统的工作效率下降，在经期开始之前，激素水平不再像过去那样（相对）小幅度波动，而是雌激素会大幅增加，随后又大幅下降。最后造成的结果可能是严重的经前期综合征，一些从未患过经前期综合征的女性照样也可能会出现此类症状。当经期、围绝经期、绝经期雌激素水平下降时，女性短期记忆力会减退，哭泣和抑郁的情况也更有可能会出现。她们可能会忘记把钥匙放在什么地方，或者不记得来杂货店要买什么东西。雌激素偏低还会使女性对疼痛更加敏感。随着围绝经期激素分泌越来越不稳定，雌激素分泌会逐渐减少，以上这些症状越来越明显。这不是开玩笑的事情，女性在这段时期偶尔会有一种快要失去理智的感觉。

为了掌握激素的变化情况，女性可以在35岁左右检查一次自己体内的激素水平，然后每过2～3年检查一次，并与第一次检查得到的激素水平进行比较。不要像我们在诊所里看到的很多女性那样，等意识到有问题时才发现已经度过了10年的围绝经期，自己不但已经增重了15kg，而且还在服用抗抑郁药和抗焦虑药。早干预可以避免很多问题。（如想了解更多调节激素平衡的健康策略，请参见第227页"如何降低神经激素缺乏的风险"。）

绝经期不是老年妇女的"专利"

现在的绝经期概念与以往不同。我的祖母玛赛拉，是一位慈祥的老妇人，我很敬爱她。她生前超重、常显疲态、喘不过气来，62岁就去世了。相比之下，我的母亲现在85岁了，仍然精力充沛、富有活力。她还打高尔夫球，而且常常与我的姐妹、女儿、侄女儿一起去商场购物。在当今社会，很多处于绝经期的女性也正处于事业和社会生活的巅峰。

从专业角度上讲，在最后一次经期结束后，女性一般会有一年的绝经期。由于雌激素和孕酮已经降低到了极低水平，过去的保护机制不能够再有效发挥作用，女性会更容易出现骨质疏松症、心脏病、脑卒中、阿尔茨海默病。当雌激素水平降低时，流向大脑的血流量也会减少，而这会引起抑郁、焦虑、失眠、体重增加、注意力和记忆力减退等一系列问题。

智脑小提示

女性在绝经后更要重视大脑健康，因为大脑的组织和功能储备都已经在衰退。

正如我在本章中所说，性激素对大脑健康至关重要。研究表明，如果不进行激素替代治疗，做过子宫全切手术的女性罹患阿尔茨海默病的风险会增加一倍。近期，研究人员对做过和没有做过激素替代治疗的女性的大脑扫描图进行了研究。研究发现，两年后，在没有做过激素替代治疗的女性的大脑内，后扣带回（阿尔茨海默病患者大脑中最先丧失活力的区域之一）的活跃度降低。而在做过激素替代治疗的女性的大脑内，后扣带回的活跃度没有降低。

一项针对3000多名女性进行的前瞻性研究也得到了同样的结果：（与没有做过激素替代治疗的女性相比）做过激素替代治疗的女性在语言表达、工作记忆、精神运动速度方面的测试得分明显更高。研究人员发现，没有证据可以证明在接近绝经期的时候进行激素替代治疗会对女性晚年的认知功能产生有益的影响，但是他们发现这可能会降低女性罹患痴呆症的风险，甚至包括携带*APOE-e4*型基因的女性。另一项针对23万名女性进行的为期20年的追踪研究发现，在绝经后长期坚持进行雌激素替代治疗的女性罹患阿尔茨海默病的风险降低了47%。

睾酮：不是男性的"专利"

很多人认为睾酮是一种男性激素。从某种程度上，这样说也没错，因为在胎儿发育的关键时期输注睾酮可以促进男婴大脑形成，在青春期输注睾酮会使男孩的声音变得深沉、面部长毛发，以及出现其他很多男性特征。事实上，女性也会分泌睾酮（就像男性也会分泌一些雌激素一样）。男性和女性体内的睾酮有助于保护神经系统，预防认知障碍、抑郁、阿尔茨海默病。此外，睾酮似乎还可以防止细胞被炎症攻击。所以，一些研究人员认为男性比女性分泌睾酮更多，这就是男性比女性更不易患类风湿关节炎、银屑病、哮喘等炎症类疾病，以及男性得抑郁症的概率更低的原因。睾酮含量较低的男性更有可能有慢性疼痛，而慢性疼痛一般在女性中较为常见。

虽然睾酮对男性的大脑健康、精力、力量、动力、性欲等至关重要，但是睾酮分泌过多也不好。睾酮水平过高会削弱人的同理心，同时使性欲高涨，从而可能引起婚外情、离婚、财富损失等问题。由于这些原因，我一般会让男性患者将自己的睾酮分泌量调节到正常范围内。

一项针对两家大型医疗机构的医疗记录的最新分析发现，运用会导致睾酮分泌量减少的方法治疗前列腺癌的男性在若干年后被确诊患有阿尔茨海默病的可能性几乎是没有运用此方法治疗前列腺癌的男性的两倍。如果你需要治疗前列腺癌，那么一定要尽量保证大脑健康。

智脑小提示

要想将睾酮维持在理想水平，你需要做的是：减少腹部脂肪，减轻压力，少喝酒，少摄入过量的糖等不健康食品和能够引起胰岛素飙升的加工食品；如果缺锌，要及时去补充。

检查神经激素缺乏的问题

实验室检测

40岁以后，不管男性还是女性，每年一定要做以下激素检测。请注意，每个实验室对激素的正常值都有不同的参考范围。如果实验室没有提供激素正常值的参考范围，一定要自己去问。

1. 甲状腺检查（血检）：如果你有症状，千万不要只做TSH的检查，TSH检查可以检测你体内的促甲状腺素水平。如果你有甲状腺问题但尚未确诊，促甲状腺素的水平可能是正常的。所以，你应该坚持让医师给你做以下激素检查。

（1）促甲状腺素：如果检查的结果在3.0mU/L以上，说明是不正常的，但是需要进一步检查。

（2）游离T3：甲状腺活跃的指标；需要查询给你做检查的实验室对游离T3正常值给出的参考范围。

（3）游离T4：甲状腺不活跃的指标；需要查询给你做检查的实验室对游离T4正常值给出的参考范围。

（4）甲状腺抗体：甲状腺过氧化物酶（TPO）抗体；甲状腺球蛋白抗体（TG）；需要查询给你做检查的实验室对TPO和TG正常值给出的参考范围。

需要提醒的是：检查甲状腺固然有用，但是医师的任务是治疗，而不只是血检。我见过很多甲状腺功能减退的患者因为甲状腺指标偏低，但仍"处于正常范围"而没有得到应有的治疗，比如维生素D检测值为31被认为是正常的（正常值参考范围是：30~100）。我从来都不想在任何一门功课上垫底，那么患者又何尝不是呢？检测甲状腺功能时，患者的感觉和功能状况（例如精神不振、便秘、头发干枯、皮肤干燥、认知能力低下、体温不正常）比简单地拿着血检结果对比正常值范围更加重要。即使以上血检结果都显示正常，有些人可能仍然有问题。

2. 肝功能检查：95%的T4在肝脏里都处于"活性态"，所以肝脏健康很重要。关于肝功能检查的更多知识，请参见第167页相关内容。

3. 铁蛋白含量检查：铁蛋白就像一辆将活跃态T3送进细胞的大巴；铁蛋白含量只有在50以上，才能将T3送进细胞。关于铁蛋白含量检查的更多知识，请参见第97页相关内容。

4. 氢化可的松（唾液）检查：一天中每隔一段时间（跟踪你的每日循环）做一次检查，最好做4次检查：早上醒来时、午餐时、晚餐时、准备入睡前。在理想的情况下，氢化可的松含量早上偏高（让你能够醒来），然后在白天和晚上慢慢降低，最后让你能够在晚上安稳地睡觉。如果氢化可的松分泌过多，我们会感到焦虑不安。而如果氢化可的松分泌过少，我们会感到疲倦、无精打采或行动迟缓。

5. 硫酸脱氢表雄酮（DHEA-S）检查（血检）：硫酸脱氢表雄酮在血液中的正常浓度范围会因被检查者性别和年龄的不同而有所不同。

一般而言，女性的硫酸脱氢表雄酮正常值参考范围如下。

18~19岁：3.77~10.27μmol/L（145~395μg/dl）

20~29岁：1.69~9.88μmol/L（65~380μg/dl）

30～39岁：1.17～7.02μmol/L（45～270μg/dl）

40～49岁：0.83～6.24μmol/L（32～240μg/dl）

50～59岁：0.68～5.20μmol/L（26～200μg/dl）

60～69岁：0.34～3.38μmol/L（13～130μg/dl）

70岁及以上：0.44～2.34μmol/L（17～90μg/dl）

一般而言，男性的硫酸脱氢表雄酮正常值参考范围如下。

18～19岁：2.81～11.47μmol/L（108～441μg/dl）

20～29岁：7.82～16.64μmol/L（280～640μg/dl）

30～39岁：3.12～13.52μmol/L（120～520μg/dl）

40～49岁：2.47～13.78μmol/L（95～530μg/dl）

50～59岁：1.82～8.06μmol/L（70～310μg/dl）

60～69岁：1.09～7.54μmol/L（42～290μg/dl）

70岁及以上：0.73～4.55μmol/L（28～175μg/dl）

6. 游离睾酮和血清总睾酮检查（血检）：睾酮处于理想水平对人的健康和幸福很重要。睾酮分泌太多会引起攻击等行为问题，而分泌太少又会造成抑郁、记忆力减退、性欲低下。

成年男性的睾酮正常值参考范围如下。

总睾酮［9.72～27.76nmol/L（280～800ng/dl）；17.35～27.76nmol/L（500～800ng/dl）是理想浓度范围］

游离睾酮［2.5～8.3pmol/L（7.2～24pg/ml）；4.2～8.3pmol/L（12～24pg/ml）是理想浓度范围］

成年女性的睾酮正常值参考范围如下。

总睾酮［0.21～2.85nmol/L（6～82ng/dl）；1.39～2.85nmol/L（40～82ng/dl）是理想浓度范围］

游离睾酮［0～0.76pmol/L（0～2.2pg/ml）；0.35～0.76pmol/L（1.0～2.2pg/ml）是理想浓度范围］

7. 女性雌激素和孕酮检查：雌激素和孕酮的含量可以通过血液或唾液进行检查。月经规律的女性一般要在月经周期的第21天接受检查。绝经后的女性随时都可以检查。请对照给你检查的实验室对雌激素和孕酮正常值给出的参考范围。

如何降低神经激素缺乏的风险

方 法

1. 关爱激素健康。为了大脑健康，你需要关爱激素健康。把合理调节激素水平放在第一位，你的生活才会更加幸福。

2. 改掉坏习惯，培养好习惯。为了保证激素健康，要尽量少做一些破坏或者减少激素的事情，包括吸烟（会使绝经期提前）、承受压力、食用加工食品、摄入过量糖/不健康的脂肪、食用小麦、缺乏睡眠、摄入过多咖啡因、每周喝过多的酒、肥胖。与此同时，要培养一些健康的习惯，比如锻炼身体、负重练习、保证充足的睡眠、健康饮食、管控压力等。

3. 清除内分泌干扰物。众所周知，杀虫剂会导致内分泌失调，研究表明一些杀虫剂可以作为内分泌干扰物，干扰机体固有的激素系统，引起一系列的健康问题。

4. 合理使用激素补充剂和药物。如果有条件，可以使用与激素具有相同生物特性的补充剂或药物，因为它们的分子结构与我们机体产生的激素的分子结构是一样的，而且它们的不良反应一般很小。

保健营养品

1. L-酪氨酸：有助于改善甲状腺功能。

2. 锌：有助于维持健康的睾酮水平。

3. 脱氢表雄酮：可以从药店购买，但是最好在专业医师的指导下服用。我一般会根据患者所需，先让患者服用10mg，然后再慢慢地加大剂量。脱氢表雄酮一般耐受良好，但是也可能会产生一些不良反应，比如长痤疮、面部长毛发等，原因是脱氢表雄酮会促进睾酮的分泌。使用7-酮基去氢表雄酮（一种脱氢表雄酮的代谢物）就可以避免这些不良反应的发生。虽然7-酮基去氢表雄酮价格更高，但是在某些情况下可能会更合适。7-酮基去氢表雄酮的剂量通常为50～100mg。

4. 二聚吲哚（DIM）：西蓝花、花椰菜等十字花科蔬菜中含有的一种植物化合物，可以影响雌激素的代谢，使机体产生友好或无害的雌激素代谢物。DIM在短短4周内能显著增加"不良"雌激素的尿排泄量。DIM的剂量通常为是75～300mg/d。

5. ω-3脂肪酸（鱼油）：含有二十碳五烯酸（EPA）。实验室研究表明，EPA有助于调控雌激素代谢，降低患乳腺癌的风险。

6. D-葡萄糖酸钙：苹果、抱子甘蓝、西蓝花、卷心菜等果蔬中含有的一种天然化合物，对能够诱发乳腺癌、前列腺癌、结肠癌的酶有抑制作用，还可以减少消化道对雌激素的再吸收。D-葡萄糖酸钙的剂量通常为500～1500mg/d。

7. 益生菌：有助于将肠道菌群和激素水平维持在健康范围内。

调节激素平衡的重要维生素、无机盐和草本植物

有助于调节多种（所有）激素的物质

1. 复合维生素/无机盐。

2. EPA和DHA等ω-3脂肪酸。

3. 益生菌：有益于胃肠道健康。

4. 镁：200～300mg，每日1～2次，有助于神经放松。镁是能够产生能量的酶的一种必需的辅助因子，参与血糖调节，抗疲劳（包括缓解纤维肌痛患者的疲劳症状），以及保持健康的血压水平和血管张力。

5. 维生素D：维生素D_3的每日摄入量一般在2000～5000IUs之间，具体摄入量需根据实验室检测结果而定。

6. 锌：每日20～30mg，有助于将男性和女性体内的睾酮和甲状腺激素维持在理想水平。

7. 褪黑素：1～6μg。

8. 硒：200μg。

有助于调节女性雌激素的物质

1. DIM：每日100～200mg。

2. D-葡萄糖酸钙：每日500mg。

3. 植物雌激素（包括黑升麻）：20～80mg，每日2次。

4. 月见草油：500mg，每日2次。

有助于调节女性孕酮的物质

圣洁莓：每日160 ~ 400mg。

有助于调节睾酮的物质

1. 脱氢表雄酮：具体摄入量需根据实验室检测结果而定。

2. 锌：每日20 ~ 30mg。

有助于调节甲状腺激素的物质

1. 锌：每日摄入量为20 ~ 40mg。

2. L–酪氨酸：500mg，每日2 ~ 3次。

3. 铬：每日100 ~ 1000μg。

4. 碘：每日最多150μg。

5. 维生素A（每日摄入量为5000IU）、维生素B_2（每日摄入量为50mg）、维生素B_3（每日摄入量为50mg）、维生素B_6（每日摄入量为25mg）、维生素C（每日摄入量为200 ~ 1000mg）、维生素D_3（每日摄入量为2000 ~ 5000IU）。

6. 海菜（含碘和硒）：每日最多摄入150μg的碘和200μg的硒。

7. 南非醉茄提取物：250 ~ 500mg，每日1 ~ 2次。

有助于调节氢化可的松的物质

1. L–茶氨酸：200mg，每日2 ~ 3次。

2. 圣罗勒：300 ~ 600mg，每日2 ~ 3次。

3. Relora品牌保健营养品（含有厚朴和黄柏）：750mg，每日1 ~ 2次。

4. 南非醉茄提取物：250mg，每日1 ~ 2次（有甲状腺激素和氢化可的松问题的患者每日摄入量不应超过250 ~ 500mg，每日1 ~ 2次）

5. 红景天：200mg，每日1 ~ 2次。

6. 镁：200 ~ 300mg，每日2次，有助于神经放松。

有助于调节脱氢表雄酮的物质

1. 脱氢表雄酮：具体摄入量需根据实验室检测结果而定。

2. 7–酮基去氢表雄酮：具体摄入量需根据实验室检测结果而定。

食　物

不摄入/少摄入以下食物。

1. 糖和单一糖类：会使有害菌群在胃肠道生长，破坏雌激素代谢，还会使血糖和胰岛素水平升高，对性激素平衡产生不利影响。

2. 用激素或抗生素饲喂的动物的蛋白质：要食用无激素、无抗生素的草饲有机牛肉和鸡肉，因为它们富含ω-3脂肪酸，ω-3脂肪酸可以减少炎症，促进激素受体正常发挥作用；还要多食用有机蔬菜、水果、坚果、种子、豆类、谷物。

3. 加工食品。

4. 麸质。

5. 大豆分离蛋白。

6. 兴奋性神经毒素：能够杀死神经元的物质，包括味精、阿斯巴甜、水解植物蛋白、三氯蔗糖，以及"天然调料"（往往含有味精）。

7. 能够降低睾酮水平的饮食：包括大豆、甘草精，以及薄荷茶。

多摄入以下食物。

1. 富含纤维的食物：包括含有木质素的食物，比如豌豆、胡萝卜、种子、巴西坚果。木质素会在消化道里与有害的雌激素结合，然后随粪便排出体外，而不会被重复吸收。膳食纤维还可以优化肠道细菌的构成，便于机体排泄有害的雌激素代谢物，同时抑制睾酮转化成雌激素，使睾酮处于健康水平。

2. 促进激素分泌的调料：大蒜、鼠尾草、欧芹、茴香籽、红三叶草、啤酒花。

3. 鸡蛋：很多激素都是由胆固醇构成，所以要保证饮食中有足够的胆固醇。

4. 促进睾酮分泌的食物：石榴、橄榄油、牡蛎、椰子、芸薹属蔬菜（包括卷心菜、西蓝花、抱子甘蓝、花椰菜）、乳清蛋白、大蒜。

5. 促进雌激素分泌的食物：大豆、亚麻籽、葵花子、黄豆、大蒜、山药、富含B族维生素和维生素C的食物、甜菜、欧芹、八角、红三叶草、啤酒花、鼠尾草。

6. 促进甲状腺激素分泌（且富含硒）的食物：海草、海菜、芸薹属蔬菜、玛卡。

7. 促进孕酮分泌的食物：圣洁莓，以及富含镁的食物，参见第87页相关内容。

8. 富含锌的食物（促进睾酮分泌）：参见第208页相关内容。

9. 富含益生元和益生菌的食物：参见第116页相关内容。

 选择一个健康的智脑习惯，从今天开始就坚持下去。

1. 定期检查激素水平。

2. 避免接触激素干扰物，例如双酚A、邻苯二甲酸酯、对羟基苯甲酸酯、杀虫剂。

3. 不吃用激素或抗生素饲喂过的动物的蛋白质，因为它们会对激素构成干扰。

4. 多吃纤维（有助于清除不健康的雌激素）。

5. 做负重训练，促进睾酮分泌。

6. 少吃糖。

7. 摄入锌，促进睾酮分泌。

8. 摄入能够减少氢化可的松的补充剂，比如南非醉茄（对甲状腺也有好处）。

9. 女性一定要将雌激素保持在理想水平，因为这对大脑健康至关重要。

10. 如有必要，可以进行激素替代治疗。

第十四章

"D" 代表糖胖病：与糖进行殊死搏斗

"不要因为吃而丢了性命。"

——英语谚语

我的妻子塔纳和我都对自己心爱的人因"糖胖病"而去世有切身的体会。糖胖病是一种糖尿病和肥胖症同时存在的疾病。糖胖病曾夺走了塔纳生命中最重要的一个人：她的祖母阿布拉。我在年轻的时候也目睹过自己的家人和朋友受尽了这种病的折磨。出于这个原因，我没有像前面那样选取亚曼诊所的一个案例作为本章的开头，而是要将时间线进一步往后推移，介绍两个受糖胖病影响的人。正是因为这两个人，塔纳和我才走上了医疗的职业道路。

祖母阿布拉：一个被糖胖病夺走生命的故事

想到自己的祖母，塔纳最先想到的总是祖母那又大又软的肚子。在塔纳的记忆中，她依偎在祖母怀里，祖母那宽大的双腿和富有感染力的笑声总是能给她带来一种舒适感和安全感。祖母阿布拉生前高约150cm，重90kg，整个人看起来圆圆的、软软的。塔纳小的时候很喜欢浑身胖乎乎的祖母。

塔纳也很喜欢祖母做的饭菜，尤其是蘸了黄油、滴着蜂蜜的热面包（困难时期，她们还会吃涂有黄油和糖的玉米饼）。就这样，塔纳的祖母将自己不健康的饮食习惯传给了塔纳。由于父母经常不在家，塔纳很早就学会了用祖母吃的那种热乎乎的甜食来安慰自己。

阿布拉在黎巴嫩长大，从小生活在土耳其军队的恐怖氛围中。这种情感创伤给她带来了持久的痛苦。于是，吃糖成为了她用来治愈自己的一种方式。虽然糖及其他单一的糖类可以增加大脑中的血清素，给人带来愉快放松的感觉，但是它们也容易使人患上糖尿病和肥胖症，引起严重的精神健康危机，塔纳的祖母就是这样。

在塔纳出生前，阿布拉就已经被确诊为2型糖尿病。塔纳在11岁的时候就开始给阿布拉注射胰岛素，因为糖尿病影响了阿布拉的视力，她已经无法给自己注射准确的剂量。由于塔纳的母亲当时做着3份工作，这个任务就交给了塔纳。

当塔纳12岁的时候，阿布拉就开始整天在卧室里盯着电视机，即使她几乎什么也看不见。她不仅失明了，患有心脏病，而且手、脚和眼睛都有严重的神经病变（疼痛、麻木、刺痛、溃疡）。神经病变导致她行走困难，即使是从床边走到浴室都很困难。最后她只好在床边放了一个便盆。对于这样一位有自尊心的、端庄的女士来说，这实在不是一件光彩的事情。她的脚趾开始变黑，疮液从腿上渗出来，有时疼得禁不住哭出来。如果阿布拉没有死于心脏病，她的脚趾早应该被切除了。

塔纳不仅为失去这位可爱的女人而悲伤，也为糖尿病从她祖母身上夺走的一切而悲伤。她帮阿布拉注射胰岛素并照顾她的那些经历，最终让她成为了一名护士，并开始对自己的健康重视起来。

山姆：爱吃甜食的故事

山姆是我十几岁时一个好朋友的父亲。我认识他已经有30多年了。山姆经常酗酒，脾气差，而且超重，在他55岁时被确诊为2型糖尿病。在我上医学院的时候，山姆悄悄对我说，如果医生要求他注射胰岛素，他就自杀。所幸，后来当得知自己需要注射胰岛素的时候，他并没有自杀。但是在后来的20年里，他的糖尿病一发不可收拾，慢慢地摧毁他的一个又一个器官，让他痛不欲生。虽然曾被反复劝告不要吃糖，但是他就是戒不了。他会偷偷溜出去买甜甜圈、含糖糕点、冰淇淋、糖果。即便他的妻子和孩子都对他发火，他也控制不住自己。山姆戒得了酒，但就是戒不了糖。后来，他慢慢地失明了，还失去了双腿，最后死于痴呆症。眼睁睁地看着他这样一步步地走向死亡着实令人痛心，其实，是这一切原本都是可以避免的。

一位学员的课堂评价

——摘自"大脑战士之路"

"我发现现在去杂货店很有意思。我不再是按区域一个一个地去找商品了，因为我的生活不再需要它们了。收银台上总是会放着各种各样的垃圾食品，诱惑人们在离开的时候去购买。有趣的是，现在我即使看到糖果棒，也能够经得住诱惑，不去吃它们了，因为它们的"非食品"标签已经深深烙印在我的脑海里。这种感觉就像是：虽然我看到的是糖果棒，但是我已经把它当成了胶带、剃须刀片这样的东西。所以，我不会一时兴起去买胶带或剃须刀片，然后拿回家吃……糖果再也召唤不到我了！士力架与我已经正式离婚了。耶！"

"我的丈夫看起来好多了！而且他再也不用被糖尿病前期所折磨了！感谢。"

"自从学习了'大脑战士之路'课程以来，我丈夫的糖化血红蛋白水平从9.4mmol/L下降到了6.2mmol/L。很厉害吧！我发现当初你们教的很多东西现在都已经成为我们日常生活和思维定式的一部分。现在我的柜子里只有健康食品。我的饮食习惯也改变了，脑海里不断地浮现出您和塔纳对我们的交代……有朋友告诉我，她很想吃一种食物，但是这种食物对她的身体并不好，不知道该怎么办。我对她说，'为什么你要吃一种你喜欢它而它却不喜欢你的食物呢？'天哪！我觉得我现在已经成为一名大脑战士了！"

糖尿病和肥胖症是引起记忆问题和痴呆症的两种独立的风险因素。本章将介绍这两种风险因素，包括它们引起问题的原因，以及应对它们的办法。

胰岛素：血糖激素

胰岛素这种激素就像燃油调节器一样，解锁细胞膜，将葡萄糖（糖）及其他营养物质从血液中吸收进细胞内。只要你摄入糖类，胰腺就会分泌胰岛素。当你摄入单糖和深加工糖类食品时，比如烘焙食品、糖果、面包、意大利面、饼干，会使胰腺释放大量的胰岛素，引起血糖水平发生大幅升降。胰岛素水平较高造成的结果是：机体会从分解膳食脂肪变成存储膳食脂肪，久而久之就会引起体重问题。

衰老引起的最严重的一个后果是：肌肉的胰岛素敏感性丧失，胰岛素调节血糖的能力下降，引起糖尿病前期和糖尿病。饮食中不摄入糖及其他单一糖类，有助于调节机体内的胰岛素，促进脂肪分解产生能量，减少铬（胰岛素受体所需的一种无机盐）的消耗。

糖尿病：与血糖相关的疾病

当缺乏胰岛素（调节血糖水平）或胰岛素不起作用的时候，就会发展为糖尿病。糖尿病主要有两种类型：1型糖尿病和2型糖尿病。当机体不产生胰岛素时，人就会得1型糖尿病；而当机体对胰岛素的调节不当时，人就会得2型糖尿病（糖尿病前期是患者全面发展为2型糖尿病的前兆）。1型糖尿病患者和2型糖尿病患者体内血糖水平长期居高不下，这会损坏血管，使血管变得脆弱、缺少张力，而且更容易破裂。受损的血管无法正常输送营养物质，也无法排出毒素，最终导致身体内的每个器官都出现问题，包括大脑。近期，科学家发现了新的证据，可以用来证明胰岛素水平异常与阿尔茨海默病和认知功能减退之间存在联系。由于这种关联性很强，一些研究人员将阿尔茨海默病称为"3型糖尿病"。

可能引起糖尿病的风险因素有：衰老、疾病家族史、过量摄入糖和能够引起高血糖的食物、肥胖、酗酒、毒素暴露（参见第十章）以及久坐不起的生活方式。要当心这些迹象的出现：排尿增多、容易口渴、食欲增加、伤口愈合较慢。

糖尿病带来的问题有：炎症增多、抑郁、阿尔茨海默病、血管性痴呆、脑卒中、心脏病、高血压、加速衰老。除此之外，糖尿病还与大脑血流量减少（判断未来是否会出现记忆问题的首要指标，可通过大脑SPECT扫描清楚地看到）以及海马体缩小有关。

科学家们一直在研究治疗糖尿病的药物是否可以用来治疗阿尔茨海默病。目前来看，答案似乎是肯定的。医学数据显示，145000多名糖尿病患者在服用两种常用的降糖药——艾可拓（主要成分是吡格列酮）和格华止（主要成分是二甲双胍）以后，患痴呆症的风险降低了。另一项研究发现，与痴呆症有关的大脑的变化可能会诱发糖尿病，而不是抑制糖尿病。这与先前的想法相反，我们过去认为糖尿病最初是从胰腺问题或高脂肪/高糖饮食发展而来的。

即使是血糖水平略微升高或者处于糖尿病前期都是很严重的问题，而且这与大脑萎缩、记忆问题、痴呆症有关。例如，在没有糖尿病的群体中，平均血糖水平为6.4mmol/L（115mg/dl）的人罹患痴呆症的风险，比平均血糖水平为5.6mmol/L（100mg/dL）的人高18%（关于健康的血糖水平数据，请参见后文"检查糖胖病问题"）。血糖水平的升高与罹患痴呆症的风险增加成正相关。"高–常态"的血糖水平还与海马体的萎缩（引起记忆问题）有关。糖尿病患者罹患痴呆症的风险更高，因为其血糖水平普遍较高。平均血糖水平为10.5mmol/L（190mg/dl）的人罹患痴呆症的风险，比平均血糖水平为8.9mmol/L（160mg/dl）的人高40%。这个数值已经很高了。所以，得出的结论就是：血糖水平越高，罹患痴呆症的概率也就越大。

这里有一组可怕的数据：几乎一半美国人都患有糖尿病或处于糖尿病前期。血糖问题已经在过去30年里急剧演变为一个很严重的问题。1960年，只有1%的美国人患有2型糖尿病。而这一比例在今天已经增加至1/10，是1960年的10倍。自20世纪80年代以来，2型糖尿病患者的数量已经增加了700%。

造成今天这一局面的原因可能是美国人那种久坐不动的生活方式、标准美国饮食习惯，以及生活环境中越来越多的毒素。不过，好在糖尿病在绝大多数情况下都是可以预防的。研究表明，改变生活方式可以有效预防糖尿病。

肥胖：罹患"恐龙综合征"的风险

2010年，我的朋友赛勒斯·拉吉（Cyrus Raji，医学博士、哲学博士）和他在匹兹堡大学（现在他在加州大学旧金山分校）的同事们共同发表一项关于老年人脑容量与身体质量指数（BMI，一种通过人体体重和身高来衡量体脂的指标）之间关系的研究。研究发现，超重的老年人（BMI：25～30）MRI扫描显示脑容量比BMI处于健康范围（18.5～25）的老年人要小4%，而且前者的大脑看上去比后者大脑要老8岁；肥胖的老年人（BMI>30）比BMI处于健康范围的老年人的脑容量要小8%，大脑看起来要老16岁。在看完拉吉博士的研究后，我们亚曼诊所的团队调取了我们自己的大脑SPECT扫描图数据库进行研究，结果发现我们诊所里那些超重和肥胖的患者也有同样的情况。于是，我们发表了自己的研究结果。后来，又有数十项相关研究发表，结论都是一致的。

在我们发表了关于肥胖问题的研究后不久，我乘坐一架小型飞机从芝加哥飞往得梅因，专程去做了一期主题为"改变大脑，改变人生"的电视节目。

在飞行途中，有一个非常肥胖的女人坐在我旁边，我的座位都被她给挤占了一部分，导致我们两个人都有点儿尴尬。大约飞行到一半行程的时候，一个声音从我的脑袋里冒出来：你应该提醒她小心患"恐龙综合征"——体大脑小，不然最后可能会像恐龙那样"灭绝"。

接着，有一个声音在脑袋里提醒我：闭嘴吧！这样说太不礼貌了。

我的母亲过去常常对我说的一句话是："如果你没有什么好话要说，那就保持沉默。"

下飞机后，我打电话给我的妻子塔纳，跟她讲了恐龙综合征和我在飞机上的那些疯狂的想法。她说："不要大声说出来，那样很不礼貌！"看来，我们的想法一致。

两周后，塔纳和我一起去参观了一家医疗公司，商讨两家机构的合作。在见了这家公司的营销总监威尔之后，我很失望，因为他有病态性肥胖。在我看来，如果一个在医疗行业工作的人连自己的身体健康都不关注，他/她很难成为一名优秀的医疗从业者。但是我当时什么也没说，直到晚上，我们和他的营销团队一起去一家饭店吃饭。无论什么时候在外就餐，我都非常谨慎，因为我非常爱护自己的大脑，并且想保护好它。当时，我点了一份沙拉、一份烤野生三文鱼，还有一份烤芦笋。而在威尔点了一份蛤蜊汤、一份炸鸡排拌土豆泥，还有葡萄酒和两份作为甜点的巧克力酥后，我终于忍不住发话了。我说："威尔，你可能需要注意恐龙综合征。"这时，塔纳在桌下踢了我一脚，还给我使了一个只有妻子才会给的那种眼神，好像在说："这关你什么事？"

但是威尔很好奇，于是问我："为什么这么说呢？"接下来，我们聊了很久，谈到了他的人生规划、体重、大脑大小以及健康问题。

"你多大了？"我问道。

"42岁，"他说。

"你的职业生涯结束了吗？目标实现了没有？"我又问道。

"还远着呢，"他回答道。

"如果想进一步发展，你就需要有健康的大脑，"我说。我觉得这是很显然的事情，但是很可惜，绝大多数人都没有意识到这一点。

他说他的胆固醇没问题，医生似乎也"不是很担心"他的体重问题。他问我为什么说体重与大脑大小之间存在联系。

我告诉他："你身上的脂肪就是问题所在。它会产生炎症性的化学物质，损害你身体里的每一个器官。而且炎症与抑郁症和痴呆症有关。另外，脂肪会存储毒素。你身体里的脂肪越多，你积累的毒素也就越多。腹部脂肪还会将健康形态的睾酮转化为不健康的致癌雌激素。"

聊完后，威尔发誓说要开始认真对待自己的健康问题。一个月后，他写信告诉我说，他瘦了近7kg。一年后，他瘦了36kg。自那以后，他也升职了好几次。

目前，2/3的美国人处于超重状态，1/3以上的美国人都有肥胖问题，我们正在经历美国有史以来最大规模的大脑危机。这甚至已经演变成了一场国家的安全危机：美国军方以健康为由拒绝了70%的新兵入伍，其中体重问题是最常见的健康原因。最近几年，肥胖已经发展到与11种癌症都有关系的地步了。

控制体重非常重要，因为体重过高会损害大脑（如果你还有糖尿病，那么体重对大脑的损伤可能会更严重）。一项针对10000多人进行的为期36年的追踪研究发现，中年时期的超重或肥胖问题与晚年时期的记忆问题和痴呆症有很强的关联性。另一项针对408名健康成年人的研究发现，随着BMI的升高，认知分数会下降，尤其是在决策（执行功能）方面的认知分数。还有一项研究发现，超重的人对记忆训练响应较差。基于这些最新研究结果，我们在亚曼诊所的团队调取了NFL球员的数据，结果发现相同的关联性：通过位置对球员进行分类后发现，随着球员体重的增加，他们大脑前额皮质的功能（以及推理和记忆的测评分数）出现了下降。

以上研究结果也引起了我个人的注意，因为我自己以前就超重过。经过大约一年的时间，我瘦了11kg以上，而且过去10年里我一直维持着这一体重。我从不会故意去做一些明知道会损害大脑的事情。我也在用本书中的方法，因为我与你们一样需要用行动去践行。

代谢综合征（MetS）

以下5种常见的风险因素会增加患心脏病、糖尿病、脑卒中的概率。如果面临3种及以上的风险因素，你就会得代谢综合征，这是一种与胰岛素抵抗有密切联系的健康问题。

1. 空腹血糖水平偏高

2. 腰围粗（腹部肥胖）

3. 三酰甘油水平偏高

4. 高密度脂蛋白胆固醇水平偏低

5. 血压偏高

如果同时出现以上几种症状，你就要小心了。代谢综合征会导致发生记忆问题和痴呆症的风险增加300%。代谢综合征还与大脑的血流量偏低有关。如果你有代谢综合征或者怀疑自己有代谢综合征，那么你就需要开始改变一系列生活方式，让大脑健康工作。好消息是什么呢？如果你真的想拯救自己的记忆，可以采取一些行动。减少10%的腹部脂肪就可以将罹患心血管疾病的风险降低75%。

 检查糖胖病问题

为了让体重不影响到健康，你需要定期检查以下健康指标。

1. 身体质量指数（BMI）

BMI是通过体重和身高来衡量人体健康的一个指标。BMI的理想值的范围为18.5~25，25~30表示超重，30以上表示肥胖，40以上表示有病态性肥胖。你可以用我们的"大脑健康测评"来计算自己的BMI，这是我们免费提供的服务，登录网址www.amenclinics.com即可进行测评。

2. 腰高比值（WHtR）

另一种衡量体重是否健康的方式是计算腰高比值。一些研究人员认为，腰高比值甚至比BMI还要准确，因为腹部是承重最危险的部位。腰围粗则说明有腹部脂肪，而腹部脂肪的代谢较为活跃，产生的各种激素会造成不良的健康影响，比如高血压、胆固醇和三酰甘油水平升高、糖尿病等。

腰高比值是用腰围除以身高来计算的。假设一位女性的腰围是81.3cm，身高是178cm，用81.3除以178就得到了她的腰高比值：45.7%。健康的腰高比一般在50%以下。换句话说，你的腰围应该小于身高的一半。在量腰围时，一定要用卷尺，不要随便估计一个数，也不要根据裤子的尺码来判断，因为不同的生产厂家有不同的尺码标准。从我的经验来看，90%的人都会低估自己的腰围。

3. 实验室检查

每年做一次血检，检查空腹血糖水平、胰岛素水平、血红蛋白含量。如果检查结果不正常，那就要把它当成一次健康危机，引起重视。

（1）空腹血糖检查：这是用来判断患者是否患有糖尿病或处于糖尿病前期的一种常见检查手段。

空腹血糖正常值参考范围：3.9~5.8mmol/L（70~105mg/dl）

空腹血糖理想值参考范围：3.9~4.9mmol/L（70~89mg/dl）

糖尿病前期患者空腹血糖参考范围：5.8~6.9mmol/L（105~125mg/dl）

糖尿病患者空腹血糖参考范围：7.0（126mg/dl）及以上

美国恺撒医疗集团（Kaiser Permanente）曾在一项大型研究中发现，空腹血糖水平超过4.7mmol/L（85mg/dl）后每上升一个百分点，患者在10年内发展成为糖尿病患者的风险会增加6%［比如4.7mmol/L（86mg/dl）对应6%的风险增加，4.8mmol/L（87mg/dl）对应12%的风险增加，4.9mmol/L（88mg/dl）对应18%的风险增加］。那些空腹血糖水平在5.0mmol/L（90mg/dl）以上的患者，其血管已经受到了损伤，并且其肾脏和眼睛也有可能会受到损伤。

（2）糖化血红蛋白（HbA1c）检查：用于检查过去2~3个月内的平均血糖水平，以诊断糖尿病和糖尿病前期。正常人的HbA1c为4%~5.6%，低于5.3%是理想值。5.7%~6.4%说明处于糖尿病前期。6.4%以上可能说明患有糖尿病。

（3）空腹胰岛素：胰岛素水平偏高往往与摄入较多的单一糖类有关，会造成很多不良的健康问题，包括脂肪肝、腹部肥胖、欲望过剩、血糖升高、痤疮、多囊卵巢综合征、女性脱发且趋向男性化（前面和侧面）、痛风风险增加、高血压、脚踝肿胀。空腹胰岛素的正常水平为2.6~25uU/ml，低于10uU/ml是理想水平，25uU/ml以上说明有早期糖尿病的迹象。

 如何降低糖胖病的风险

方　法

关于糖胖病，我们有好消息要告诉你：只要制订有针对性的计划并遵照执行，你就可以大大降低自己得糖胖病及相关疾病的概率。与所有智脑风险因素一样，从长远来看，选择一种适合自己的生活方式是很重要的。即使在执行拯救记忆计划的过程中你很快就看到效果，你也需要继续坚持一年。只有这样，才能够让大脑长期受益。对此，我们提出了以下建议，这些建议与其他人的研究结果一致。

1. 按照拯救记忆食谱饮食。一定要少摄入含糖量高、膳食纤维含量低的食物（糖和可以转化成糖的食品）、小麦（包括全麦）、加工食品，多摄入含糖量低、膳食纤维含量高的食物。这种饮食不仅可以让胰腺"休息"，不用不断分泌大量胰岛素，而且可以提高细胞对胰岛素的敏感性。瑞典的一项研究对比了无谷物饮食（原始人饮食法）与地中海饮食（一部分是全谷物）对血糖水平的影响。12周以后，采用原始人饮食法的小组患者成员的血糖水平（下降了26%）明显低于采用地中海饮食法的小组患者成员的血糖水平（下降了7%）。研究结束时，采用原始人饮食法的小组所有成员的血糖都处于正常水平，而采用地中海饮食法的小组却不然。

谷物可能会影响人的体重和胰岛素抵抗，因为它们含有一种叫作"凝集素"的蛋白质。一些研究人员怀疑凝集素可能会引发炎症、抑制体重减轻。禁食谷物不但可以促进体重减轻、改善血糖调节，而且有利于肠道整体健康。我们的拯救记忆食谱从本质上就是抗炎，促进胃肠道中有益菌与有害菌之间形成良好的平衡。另外，在执行低糖、无奶制品、无谷物的饮食计划过程中，很多患者发现以前一些消化不适的小毛病（比如腹胀、胀气、消化不良）都有所好转。

智脑小提示

每天喝一杯果汁会为日后罹患阿尔茨海默病埋下祸根，不如直接吃水果。

2.（如有必要减肥）要循序渐进地减肥：这是最健康的减肥方式。最好是每周减0.5~1kg。以下是一些减肥的建议。

（1）多喝水。

（2）早餐摄入蛋白质，平衡血糖。

（3）多喝脱因绿茶和脱因咖啡：研究表明脱因绿茶和脱因咖啡有助于促进代谢，降低罹患糖尿病的风险，而且两者都富含抗氧化物质。所以，不要饮用含添加剂的茶和咖啡。

（4）做菜时加点椰子油。

（5）不要饮用高热量的饮料：1980年，美国人每天平均摄入0.94kJ（225cal）；2015年，这一数字增长到了1.88kJ（450cal）。如果你每天多摄入0.94kJ，那么你一年就会多长10kg的脂肪！此外，饮料中的热量比食物中的热量更容易被身体吸收。

（6）制订一个健康计划来指导自己以后如何健康饮食，比如拯救记忆食谱。

（7）蒸桑拿和食用有解毒作用的食品：脂肪储存毒素，所以在减肥的同时可以解毒。

（8）不要过度减肥：太瘦了肯定不行，BMI太低会引起认知问题。

3. 锻炼身体！锻炼身体可以改善血糖水平、减轻体重、促进解毒。研究表明，力量训练的效果尤其明显。与没有进行力量训练的女性相比，进行过力量训练的女性患2型糖尿病的可能性降低了30%。只要运动，就会有效果，步行也有效，但是最好是快走（参见第76页相关内容）。

4. 接受医师的检查，看看是否还需要进行其他治疗：根据个人健康指标和基因风险，你可能不需要服药就能够改善健康。

保健营养品

1. EPA和DHA等ω-3脂肪酸有助于保持大脑内正确的胰岛素信号传导、防止形成非酒精性脂肪肝（常见于代谢综合征）、降低患代谢综合征的整体风险。一项针对老年人的大型研究表明，血液中ω-3脂肪酸浓度最高的老年人患糖尿病的风险，比血液中ω-3脂肪酸浓度最低的老年人患糖尿病的风险低43%。在安慰剂对照试验中，为超重的2型糖尿病患者补充ω-3脂肪酸EPA，显著降低了血清胰岛素水平、空腹血糖水平和HbA1c水平，同时在很大程度上削弱了胰岛素抵抗。对绝大多数成年人而言，每日有效剂量大约是1.4g或以上，其中EPA与DHA的质量比大约是60∶40。

2. 吡啶甲酸铬：有助于调节胰岛素，增强机体葡萄糖代谢和脂肪代谢的能力。研究表明，补充吡啶甲酸铬能减少对摄入糖类的渴望、减少暴饮暴食，从而合理控制血糖水平和体重。一些研究表明，吡啶甲酸铬还可以显著降低2型糖尿病患者体内的HbA1c水平。对成年人而言，每日的推荐剂量为200~1000μg。

3. 肉桂：一种香甜可口的调料，可以很好地预防糖尿病。研究表明，肉桂可以降低空腹血糖水平和HbA1c水平，提高胰岛素敏感性。肉桂还可以降低糖尿病前期老年患者的胆固醇水平，增强他们的工作记忆，同时增加前额皮质的血流量。还有研究发现，肉桂可以减少tau蛋白的异常沉积，tau蛋白异常沉积被认为是诱发阿尔茨海默病的主要原因之一。

如果你要用肉桂作为补充剂来调节血糖，每日剂量一般是1~6g。如果你要把它当调料来用，那就很随意了。然而如果你正在通过服药来调节血糖，在服用肉桂前请先咨询医师，因为贸然服用可能会造成相加作用，大幅降低血糖水平。

智脑小提示

肉桂可以调节血糖水平，给你的爱情生活加点儿料。

4. α-硫辛酸（ALA）：一种对细胞线粒体产生能量至关重要的营养物质。由于ALA抗氧化性极强，其可以帮助维生素E、维生素C、谷胱甘肽等抗氧化物质再生。ALA也是产生葡萄糖的酶的一种必需的辅助因子。因此，补充ALA可以提高细胞对葡萄糖的利用率，同时整体上改善血糖调节。研究表明，ALA的神经保护特性可能会减缓轻度痴呆症患者的认知功能减退。对成年人而言，建议每日剂量为300～600mg。每天摄入ALA（600mg）或睾酮（50mg）连续12周以后，有勃起功能障碍的男性患者出现一系列好转：勃起功能改善、体重减轻、血糖调节改善、高密度脂蛋白胆固醇增加、三酰甘油减少。患有多囊卵巢综合征（主要症状为体毛过多、血糖调节较差、肥胖）的女性在摄入ALA以后，也出现了体重减轻和血糖调节改善的现象。

5. 表没食子儿茶素没食子酸酯（EGCG）：一种从绿茶中提取出来的儿茶素，大量研究表明EGCG可以降低血糖和胰岛素水平、提高胰岛素敏感性。在一项为期16周的安慰剂对照试验中，92名2型糖尿病患者每日摄入500mg EGCG（一日3次），结果显示他们的胰岛素敏感性和高密度脂蛋白胆固醇水平显著提高、三酰甘油显著降低。另一项为期两个月的研究发现，与摄入安慰剂的对照组相比，每日摄入高达800mg EGCG的103名健康的绝经后的女性的血糖和胰岛素水平显著提高。一般而言，EGCG的每日摄入量为500～800mg。如果你要大剂量摄入，请在医师的监督下服用。

6. 镁：参与机体内300多种生化反应，不仅对机体产生能量至关重要，而且在血糖调节过程中发挥着关键作用。镁含量低在糖尿病患者中较为常见，而镁含量高则是与HbA1c水平偏低和患2型糖尿病的风险降低相关。镁含量低还与C反应蛋白高和炎症增加相关。68%的美国人对含镁的食物摄入不足，难怪美国的糖尿病患者在不断增加。绿叶蔬菜（包括菠菜、羽衣甘蓝、瑞士甜菜）、豆类、坚果和种子都含有镁。一般而言，含有膳食纤维的食物也含有镁。对成年人而言，每日剂量通常为50～400mg。

7. 维生素C：有助于调节血糖水平和HbA1c的水平。在某项研究中，2型糖尿病患者连续12周分别摄入了1000mg的维生素C或安慰剂，以及降糖药二甲双胍。研究人员发现，摄入维生素C的患者的空腹血糖水平和HbA1c水平都显著降低。

8. 维生素D_3：在糖尿病患者、肥胖症患者以及两种疾病的患者体内，维生素D水平较低。你可以去检测自己的维生素D水平，然后将其调节到理想水平（关于维生素D的更多知识，请参见第208页相关内容）。

食物

不摄入/少摄入以下食物。

高血糖指数、膳食纤维含量低的食品：比如白面包、小麦面包、意大利面、白土豆、大米。

糖：不仅没有营养价值，而且还会消耗铬及其他重要的维生素和无机盐。

玉米

加工食品

果干：包括李子干、杏干、蔓越莓、葡萄干、枣。

高血糖指数的水果：比如菠萝、西瓜、熟香蕉。

多摄入以下食物。

调料：肉桂、姜黄粉、生姜、孜然、大蒜、辣椒、牛至、马郁兰、鼠尾草、肉豆蔻。

富含纤维的食物（有助于调节胆固醇和血压）：车前子壳、海军豆、树莓、西蓝花、菠菜、兵豆、青豆、梨、笋瓜、卷心菜、豌豆、鳄梨、椰子、无花果、洋蓟、鹰嘴豆、火麻仁、奇亚籽。

富含多酚的食品或饮料：尤其是绿茶、脱因咖啡、蓝莓，请参见第126页相关内容。

富含蛋白质的食物：鸡蛋、肉类、鱼。

蔬菜：最好是低血糖指数的蔬菜，比如芹菜、菠菜、芸薹属蔬菜（西蓝花、抱子甘蓝、花椰菜）。

水果：低血糖指数的水果，包括苹果、柑橘、蓝莓、树莓、黑莓、草莓。

富含ω–3脂肪酸的食物：参见第116页相关内容。

富含镁的食物：参见第87页相关内容。

富含维生素D的食物：参见第208页相关内容。

选择一个健康的智脑习惯，从今天开始就坚持下去。

1. 现在就去计算自己的BMI，以后每月测量并计算一次。

2. 测量并计算自己的腰高比值。

3. 不要饮用高热量饮料。

4. 开始按照拯救记忆食谱去饮食。

5. 每餐合理食用蛋白质和脂肪，稳定血糖水平，减少食欲。

6. 如果超重，要循序渐进地减肥，还要培养终身健康的饮食习惯。

7. 补充吡啶甲酸铬。

8. 摄入 α-硫辛酸。

9. 做菜时加入肉桂和肉豆蔻。

10. 每天称体重，避免自己欺骗自己，同时激发自己保持健康的智脑习惯的动力。

第十五章

"S" 代表睡眠问题：每晚净化大脑、清除垃圾

> "在上帝给予我们的所有恩赐中，最让人感到幸福和被眷顾的事情莫过于睡眠了。如果没有睡眠，我们不知道会病到什么程度，不知道会有多么疯狂。"
>
> ——摘自《主题与变奏》（*Themes and Variations*），
>
> 奥尔德斯·赫胥黎（Aldous Huxley）

凯尔：为什么睡眠很重要

多年前，我对7名CEO做过健康评估。他们定期会面，互相支持和鼓励。每年他们都会进行一次特别的"亲密"旅行，体验一些很精彩的事情，比如滑雪、从飞机上跳伞、水肺潜水等。有一年，他们中的带头人想让他们感受一下终极的大脑体验。于是，他们作为一个整体在我们位于南加州的诊所里做了大脑评估，他们认为，这样就能够更加深入地了解彼此，因为他们可以看到对方的大脑！

51岁的凯尔是最需要我帮助的小组成员之一，他是一家肉类加工家族企业的CEO。虽然凯尔的事业很成功，但是他个人却过得很糟糕。几年前，他在一场车祸中遭遇了脑震荡，从那以后他感觉自己的注意力越来越差。他做事情没有条理，他的办公室也是一团糟。他连简单的决策都难以做出，而且有拖延的问题，很难做到准时。为了把事情完成，他需要有那种"紧急关头"的压力。他告诉我，他的妻子已经注意到他很难听进去别人的话而且很

容易分心。在开会时，他往往会不假思索地说话，坐立不安。他的焦虑也变得越来越严重，甚至有几次惊恐发作的经历。另外，经营家族生意也使他长期处于压力之下。

凯尔的BMI是31.5（在肥胖的范围内），而且已经被确诊为2型糖尿病和高血压。他的总胆固醇水平和低密度脂蛋白胆固醇水平均偏高，空腹血糖水平和HbA1c水平也偏高（这说明他的糖尿病没有被控制住，尽管他一直在服用降糖药二甲双胍），同型半胱氨酸水平偏高，游离睾酮水平偏低，维生素D含量极低37.5nmol/L（15ng/ml）。尽管他在3年前就被确诊患有睡眠呼吸暂停综合征，但是他从来没有用过持续气道正压通气系统（CPAP）面罩来进行治疗。

凯尔的大脑SPECT扫描图看上去很可怕。我从他的大脑扫描图（如图15-1）中发现他患有注意缺陷多动障碍（以上他的经历已经说明了问题）的迹象、遭遇过脑震荡的迹象以及易患阿尔茨海默病的迹象。除此之外，他的QEEG（如图15-2）结果显示，其脑电波θ波段过于活跃，这也是注意缺陷多动障碍的迹象，而且这说明不久以后他可能会出现记忆问题。

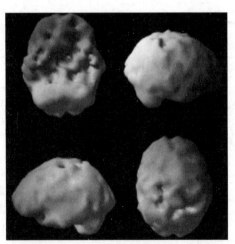

睡眠呼吸暂停综合征、头部创伤、代谢
综合征、维生素D偏低

图15-1 凯尔在亚曼诊所接受诊疗前的大脑SPECT扫描图

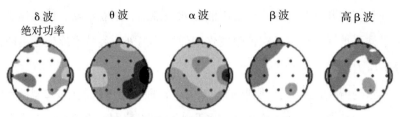

δ波 绝对功率　　θ波　　α波　　β波　　高β波

从深灰色区域可以看出（灰色越深表示活跃度越高），凯尔的
脑电波θ波段（慢波）的大脑活跃度过高

图15-2　凯尔的定量脑电图（QEEG）

针对凯尔的智脑风险因素，我们为他制订了干预措施，如表15-1所示。

表15-1　凯尔的智脑风险因素和干预措施

BRIGHT MINDS	凯尔的风险因素	干预措施
血流量	高血压	锻炼；摄入银杏提取物
退休/衰老		
炎症	血液中炎症标志物（C反应蛋白和同型半胱氨酸）含量偏高	摄入ω-3脂肪酸；少摄入加工食品和含有ω-6脂肪酸的食品
遗传		
头部创伤	脑震荡	服用保健营养品；高压氧疗法（HBOT）
毒素		
精神健康	注意缺陷多动障碍，长期工作压力	治疗注意缺陷多动障碍；采取压力管理工具
免疫性/感染性疾病		
缺乏神经激素	睾酮水平和维生素D含量偏低	摄入维生素D_3补充剂；少摄入糖；做负重练习；如有必要，可进行激素替代治疗
糖胖病	肥胖，2型糖尿病（HbA1c和空腹血糖水平偏高）	遵循拯救记忆的饮食方式
睡眠问题	睡眠呼吸暂停综合征未经治疗	立即治疗睡眠呼吸暂停综合征

当着一群首席执行官的面反馈凯尔的治疗情况对我来说还是一件很新鲜的事。我见过无数家庭，但是从来没有见过这样的互援团。凯尔再也不会拖延了，这让我很欣慰。他的小团体会给他施压，迫使他去做一些对自己健康有益的事情。我鼓励他去治疗注意缺陷多动障碍，这样他就能更好地完成他需要做的事情，我还给他灌输治疗睡眠呼吸暂停综合征的重要性。如果不治疗睡眠问题，其他一切都是空谈。慢慢地，凯尔的状况得到了很大改善：他瘦了16kg，所有重要的指标都有了改观，精力也像以前那样充沛了。在这次大脑体验之后，凯尔的婚姻质量和事业都有了提升。他过去不慎陷入了困境，好在后来又摆脱了困境，至少暂时是这样的。

睡眠障碍或造成认知功能减退

大量研究发现，失眠、睡眠呼吸暂停综合征等睡眠问题与出现记忆问题和患痴呆症的风险增加有关，而有效地治疗这些睡眠障碍可以改善记忆力和大脑功能。

高质量的睡眠对大脑健康非常重要。最新研究发现，大脑会在我们睡眠时进行自我清理或"清洗垃圾"。大脑有一种特殊的垃圾管理系统，可以帮助我们清除一天中积累的毒素，包括与阿尔茨海默病相关的β-淀粉样蛋白斑块。在白天，大脑忙于处理各种事务，所以排毒系统基本上处于关闭状态。某种理论认为，之所以痴呆症患者的睡眠时间较长，是因为他们的大脑需要清理沉积的斑块或黏性物质。

失眠：熬夜付出的健康代价

如果没有健康的睡眠，大脑就没有足够的时间完成清理工作，垃圾就会不断堆积，造成脑雾和记忆问题。想象一下你的房子一个月不打扫会是什么样子？这就是长期失眠对大脑造成的影响。然而，失眠问题如今已变得很普遍，1/4的人都有失眠问题。失眠有几种不同类型：短暂性失眠，一般持续数天，主要由短期压力、时间变更等因素引起；急性失眠，一般持续数周，在情绪悲伤或面临人际关系/工作方面的压力时较常见；长期性失眠，短则持续数月，长则持续数年。长期性失眠会增加一个人脑卒中、疼痛、心血管疾病、焦虑、癌症，以及各种原因引起的死亡的风险。

很多生活习惯、疾病、压力，包括睡眠卫生习惯不良（比如在晚上喝咖啡或把手机放在床边）、抑郁、忧虑、不安腿综合征、内分泌失调（尤其是女性孕酮分泌失调）、工作轮班等，都能够引起失眠。关于影响睡眠的更多因素，请参见第254页相关内容。

随着失眠人群比例与日俱增，安眠药的销量急剧上升，但是服用安眠药是有代价的。一项研究发现，服用唑吡坦（思诺思）、艾司佐匹克隆（舒乐安定）、替马西泮（羟基安定）等常用安眠药，会使死亡风险增加3倍以上。

研究人员建议的每晚睡眠时间是7～8个小时。对于绝大多数人而言，这是最佳的睡眠时间。如果睡眠时间不足7小时，大脑整体血流量会减少，患痴呆症的风险会更高，成百上千种有益于健康的基因也会受到干扰。除此之外，老年人的睡眠问题还与脑容量变小有关。而如果睡眠时间超过8小时，则会出现认知问题。

如果睡眠时间严重不足，开车可能会产生灾难性的后果。美国汽车协会（AAA）发布的最新报告称，睡眠时间为6～7个小时的司机发生车祸的可能性是睡眠时间超过7个小时的司机发生车祸的可能性的1.3倍；睡眠时间为5～6个小时的司机发生车祸的可能性增加至1.9倍；睡眠时间为4～5个小时的司机发生车祸的可能性会增加至4.3倍；睡眠时间不足4小时的司机发生车祸的可能性会飙升至11.5倍。

睡眠呼吸暂停综合征：杀死脑细胞

睡眠呼吸暂停综合征的表现有：鼾声很大，夜间睡眠过程中呼吸短时间暂停，白天长时间处于疲惫状态。它不仅对自己的身体不利，而且会影响伴侣的睡眠质量。如果不经治疗，患痴呆症和抑郁症的风险将是正常人的3

倍，而且减肥也很困难。与健康的大脑SPECT扫描图［如图15-3（a）］相比，睡眠呼吸暂停综合征患者的大脑SPECT扫描图［如图15-3（b）］看上去像是早期阿尔茨海默病，顶叶和颞叶血流量减少。睡眠呼吸暂停综合征的诊疗对保持大脑健康至关重要。很多人在发现自己得了睡眠呼吸暂停综合征之后，就像凯尔一样，从来不坚持治疗，原因是他们不想戴CPAP面罩。但是，由于大脑对氧气比较敏感，睡眠呼吸暂停综合征若得不到治疗，就会杀死脑细胞。如果感觉戴面罩不适应，一定要多去咨询医师，换别的治疗方法。CPAP面罩有很多种类，选择一种适合自己的就可以了。

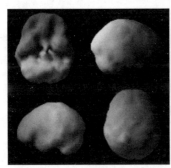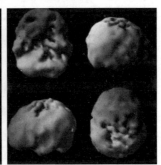

（a）健康的大脑　　　　（b）睡眠呼吸暂停综合征
患者的大脑

图15-3　大脑SPECT扫描图

 检查睡眠问题

检查自己是否患有睡眠呼吸暂停综合征

如果你打鼾声音大，夜间有呼吸暂停的情况，或者白天长期感觉疲劳，那么你应该找一家睡眠实验室去做检查，或者请医师到家里为你做一次睡眠呼吸暂停综合征检查。

确认自己每晚需要的睡眠时间

有一个办法可以确认自己每晚需要的睡眠时间，这个办法在任何时候都可以去做（比如度假时）：在不设闹钟的情况下，每天晚上在同一时间入睡，然后看看自己第二天早晨什么时候醒来。这样坚持一周或十天以后，你可以发现自己的自然睡眠时间。如果你无法做到这一点，可以试着每晚睡7~8个小时，这个睡眠时间适合绝大多数人。

影响睡眠质量的健康问题

以下问题会通过各种方式影响睡眠，从妨碍睡眠到中断睡眠，再到导致过早醒来。如果你有以下问题，而且发现自己很难得到充分休息，那么你一定要向医师反映情况，寻找解决办法。

1. 睡眠呼吸暂停综合征：会让人在夜间睡觉时呼吸短时间暂停，让人无法得到安稳的睡眠，导致第二天没有精神、注意力难以集中、健忘等。

2. 不安腿综合征：主要表现为夜间双腿抽搐或不断运动，导致枕边人难以入睡，患者本人也更加难受。

3. 甲状腺疾病：甲状腺功能减退和甲状腺功能亢进都会造成睡眠问题。关于甲状腺问题的检测方法，请参见第224页。

4. 充血性心力衰竭。

5. 慢性疼痛。

6. 未经治疗或治疗不充分的精神问题：比如强迫症、抑郁症、焦虑症。

7. 阿尔茨海默病：一些痴呆症患者在夜间比在白天更有精神，甚至还可能会下床走动。

8. 慢性胃肠道问题：比如反流。

9. 良性前列腺肥大：患有此病症的男性在夜间可能会频繁上厕所，这使他们无法安心入睡。

 **如何降低影响睡眠的风险**

方 法

1. 治疗睡眠呼吸暂停综合征：如果你有这种疾病的症状，务必去就医，一定要重视治疗。

2. 保证睡眠质量：生活在当今这个日夜不停的忙碌的社会，你可能会问："还有什么不会影响睡眠呢？"我们很多人每天晚上都无法安然入眠，其中的原因有很多。以下是影响睡眠的一些最常见的因素。

（1）不利于睡眠的环境：房间里的温度、光线、噪声（包括打鼾声）都有可能影响睡眠。

（2）电子设备。

（3）负面情绪：比如生气、忧虑。

（4）药物：很多药物，包括治疗哮喘和咳嗽的药物、抗组胺药、抗痉挛药、兴奋剂〔比如，治疗注意缺陷多动障碍的药物——苯丙胺盐（阿德拉）和哌甲酯（专注达）〕，都会影响睡眠。

（5）咖啡因：喝太多咖啡因，这种兴奋剂会干扰睡眠。

（6）女性问题：怀孕、经前期综合征、围绝经期、绝经期等会影响女性体内的激素水平，而激素水平的波动可能会干扰女性的睡眠周期。

（7）工作轮班：上夜班的人，比如医疗服务人员、卡车司机、急救人员，尤其易受睡眠时间不规律的影响，从而容易出现过度嗜睡、工作效率降低、易怒以及情绪问题。

（8）压力：当遭遇了亲人去世、离婚等重大事件，或者遇到了要赶着完成的重要工作、接到孩子学校老师打来的电话等临时性事件后，我们一般会感受到压力，而这种压力可能会影响我们的睡眠。

（9）在入睡前2~3小时内饮食：不仅会使胃肠道处于活跃状态，而且会使血压在夜间升高，增加心脏病发作和脑卒中的风险。

（10）时差：跨时区的国际旅途会扰乱睡眠周期。

3. 采取催眠措施：为了得到更好的睡眠，让大脑有时间清理垃圾，尝试以下催眠方法。如果一个方法不管用，可以尝试其他方法，直到你察觉到睡眠有所改善为止。

（1）睡前整理好卧室：睡觉前要让卧室处于一种凉爽、全黑、安静的状态。虽然理想的睡眠温度因人而异，但是一般都以凉爽为宜。如果在关灯后卧室内光线还是很亮，可以考虑戴上眼罩或者用东西遮住光线。如果外面有噪声或者睡在旁边的配偶有打鼾的习惯，可以戴上耳塞。

（2）不要让电子设备干扰到你：把手机、平板电脑、手表等放在远离床的地方，或者把它们的声音关了。把闹钟有刻度的那一面朝墙放置，不要让发光的刻度数字影响到你。

（3）不要让宠物进卧室：如果非要放它进来，至少不能让宠物上床。

（4）尽量在入睡前解决好情绪问题：如果你容易发愁，那么尽量在睡前花10~15分钟时间来整理好情绪，然后什么都不要再想了。如果你跟某人有矛盾，那就在睡前给他/她发一个语气缓和的短信或邮件，或者想好第二天一早再去处理问题。有句话说得好："不可含怒到日落。"（《以弗所书》）这样做可以抑制你的愤怒进一步恶化。

（5）制订并坚持有规律的睡眠计划：尽量坚持每晚在同一时间入睡、每天早晨在同一时间醒来，包括周末。无论前一天晚上睡了多长时间，第二天都要在同一时间起床，因为这样会有助于稳定你的生物钟，防止出现失眠的情况。

（6）睡前读一本书：最好是选一本厚厚的或者枯燥乏味的书，比如《旧约圣经·利未记》。如果你读的是斯蒂芬·金（Stephen King）最新出的恐怖小说，那么你恐怕只会越读越兴奋。另外，最好不要看电子书或在平板电脑上阅读，因为光线会让你的大脑处于警惕状态。

（7）白天不要打盹：即使前一天晚上没有睡好，第二天白天也不要打盹。很多失眠症患者会在白天打盹，但是打盹只会进一步扰乱夜间的睡眠周期。

（8）声疗：听一些舒缓的轻音乐，或者听电风扇的声音，白噪声可能更容易让人入睡。研究发现，舒缓的古典音乐或节奏在60~80拍/分钟的音乐可能都有助于睡眠。曾获格莱美奖的音乐制作人巴里·戈德斯坦（Barrygoldstein）的音乐就有催眠效果，登录网址：www.brainfitlife.com，即可找到他的音乐。

（9）喝一杯温热、不含糖的杏仁牛奶：加一茶匙香草精（要纯天然的）和几滴甜叶菊提取物，这样可以增加大脑里的血清素，促进睡眠。

（10）睡前4小时内不要运动：坚持锻炼是对抗失眠的好方法，但是晚上剧烈运动不利于睡眠。

（11）穿袜子睡觉：研究人员发现，手脚暖和是快速入睡的最佳标志。

（12）下午或晚上不要饮用含咖啡因的饮料：不要在下午2点以后饮用咖啡、茶或者其他含咖啡因的饮料，也不要摄入巧克力、尼古丁、酒精，尤其是在晚上。虽然酒精在最开始可以给人带来睡意，但是实际上是会干扰睡眠的。

（13）半夜醒来不要去看时钟：查看时间只会徒增焦虑，让自己更难入睡。

（14）床和卧室只作性爱或睡眠之用：性爱会让肌肉紧张，使机体分泌大量天然激素。性生活健康的成年人往往有更好的睡眠，精神状态整体上更好。如果你难以入睡或者难以持续保持睡眠状态，可以换一个房间试试。

（15）不要服用苯二氮䓬类药物和传统催眠药：如果确有必要服药，我一般会建议患者服用曲唑酮、加巴喷丁或阿米替林。

（16）为促进睡眠制订一个放松的夜间常规：至少要在入睡前一个小时关闭所有电子设备，同时把灯光调暗。洗一个热水澡、冥想、祷告、按摩等都可以让人放松下来（如想了解有关冥想的更多知识，可登录网址：www.mybrainfitlife.com）。

智脑小提示

可以用薰衣草香味来促进睡眠。研究发现，薰衣草香味有缓解焦虑、改善情绪、促进睡眠的功效。

保健营养品

1. 褪黑素：每日0.3～6mg。

2. 5-羟色胺（尤其适用于容易发愁的人）：每日50～200mg。

3. 镁：每日50～400mg。

4. 锌：每日20～40mg。

5. γ-氨基丁酸：每日250～1000mg。

6. 柠檬香蜂草（香蜂花）：每日300～600mg。

7. 维生素D_3：每日3500IU。

8. 褪黑素、镁、锌、γ-氨基丁酸混合物：我的患者喜欢这样混合起来摄入。

食 物

不摄入/少摄入以下食物。

酒精（包括葡萄酒）：人在饮酒后容易打鼾，烈酒对大脑的伤害更大，酒精还会干扰睡眠。

咖啡因：睡前几个小时内不宜摄入咖啡因，包括黑巧克力（也含有可可碱）。

能量饮料（显然不能饮用！）

辛辣的食物：尤其不能在晚上食用。

葡萄柚：其酸性可能会在晚上引起胃灼热。

含有利尿剂的食物（食用后会让人频繁上厕所）：芹菜、黄瓜、水萝卜、西瓜。

含有酪胺的食物：比如番茄、茄子、大豆、红葡萄酒、陈年奶酪，摄入后会促进机体分泌刺激性神经递质——去甲肾上腺素。

不健康的高脂肪食物：包括汉堡、炸薯条、比萨，它们都含有难以消化的饱和脂肪。

黑豆辣椒酱：食用后胃肠道会不断传来咕噜咕噜的声音。

高蛋白食物：很难消化。

多摄入以下食物。

具有安眠功效的调料：比如生姜。

富含褪黑素（安眠类激素）的食物：酸樱桃浓缩汁（还有抗氧化的功效）、樱桃、核桃、生姜、芦笋。

富含血清素的食物：参见第189页相关内容。

富含镁的食物（有助于缓解焦虑）：参见第87页相关内容。

健康的糖类：比如红薯、藜麦、香蕉（还富含镁），食用后可以补充色氨酸和血清素，有助于提升睡眠质量。

甘菊茶、百香果茶。

 选择一个健康的智脑习惯，从今天开始就坚持下去。

1. 如果你睡觉时打鼾，去检查一下是否有睡眠呼吸暂停综合征。

2. 不要在白天摄入咖啡因（要慢慢地戒掉，否则会头痛！）。

3. 用蓝色灯罩盖住电子设备。

4. 在入睡前将卧室的温度稍稍调低。

5. 将卧室的光线调暗。

6. 关掉各种设备，以防被吵醒。

7. 坚持有规律的睡眠时间。

8. 摄入褪黑素和镁。

9. 听具有催眠作用的音乐。

10. 如果你是一个容易发愁的人，补充5-羟基色氨酸（请参见第188页相关内容）。

第三部分

增强记忆力的日常
饮食和习惯

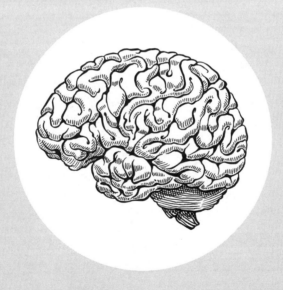

第十六章

拯救记忆的饮食：智脑饮食

"这周，我生平第一次去了一家大型商场。那里到处都弥漫着死亡的气息（有毒食品），有毒食品被一层一层地堆叠起来。当时，亚曼博士的声音不断在我的脑中回响，所以我只拿了有机食品就离开了。这对我来说真的很难做到，因为当时就快到午餐时间了，而且周边的食物闻起来真的很香！感谢您让我能够做出正确的选择。"

——"大脑战士之路"课程某学员

选择正确的食物是拯救记忆最重要的方法之一。我们摄入的卡路里，20%～30%都会被大脑消耗掉。大脑是我们体内能量消耗最多的器官。如果我们吃快餐，那么我们的头脑会变得像快餐那样，思维不再敏捷，决策也不再可靠。

我在本书第二部分每一章节的末尾都推荐了一些食品，它们对减少各种风险因素都有很大的帮助。在本章，我想要介绍的是一种适合于所有人的饮食方式。只要你想拥有好的记忆力，就应该去遵循这种饮食方式。一旦你开始按照我推荐的这个有益于大脑健康的饮食方式去做，你很快就会注意到自己比以前更有精力，食欲也不再像以前那样过剩，专注力和记忆力更好，心情也更好，甚至在短短几周内小肚子就没了。

近来大量研究发现，健康的饮食，如拯救记忆的饮食，不仅可以大幅降低罹患阿尔茨海默病等严重记忆问题的风险，而且可以最大程度避免我在前文中讲过的那些风险因素，包括心脏病、炎症、抑郁和糖尿病。健康的饮食还与大脑变大存在联系。而对于大脑而言，越大越好。

拯救记忆饮食清单

过去30年来，我研究出一种新的饮食方法，专注于改变人们对饮食的思维方式和实际饮食方式。这两大原则构成了拯救记忆的饮食的基础，以下清单列出了这一有益于大脑健康的饮食方法的具体内容，为你日后的大脑健康提供最佳的饮食指导。

1. 改变对饮食的思维方式

（1）端正思想：健康饮食不是为了减少饮食，而是为了丰富饮食。

（2）把卡路里想象成钱，要理性地消费。

（3）采取间歇性饮食，控制就餐时间。

（4）避免标准美国饮食。

2. 改变饮食方式

（1）选择最健康的蛋白质食用。

（2）不是不吃脂肪，而是要吃健康的有益的脂肪。

（3）多吃绿叶蔬菜（还有红色、黄色等其他各种颜色的蔬菜）。

（4）选择有益于大脑健康的糖类。

（5）不要吃糖。

（6）多补充水分。

（7）做菜时添加一些健康的草本植物和香料。

当你在培养以上这些健康的饮食习惯时，你与食物之间便开始形成一种新型的健康关系。与你想的刚好相反，有益于大脑健康的饮食方式不会增加成本，反而会降低成本，因为你的医药费减少了，工作效率提高了，最重要的是你的记忆力也改善了。记忆力这么重要的东西是可以用钱来衡量的吗？

实际上，我们的拯救记忆饮食没有什么花里胡哨的"妙方"，也不会"设计"什么食品让你去买。我很清楚，如果某种方法很复杂，你根本就不会去尝试，更不用说让你在以后的40年里每天都吃一些很无趣的食物。我自己都不会，更何况其他人呢？所以，我们推荐的食物是香甜可口的、能够让人精力充沛的，而且有治愈功效的。

改变对饮食的思维方式

端正思想：健康饮食不是为了减少饮食，而是为了丰富饮食。

很多患者来找我时都是从这种态度开始的："我不想委屈自己，我想吃什么就去吃什么。"

面对这种心态的患者，我通常会这样反问他们："你想要哪种生活？你是想要身体健康、头脑清醒、长命百岁、没有痴呆症的生活，还是想要那种每晚沉迷于酒精和糖分的生活？"

绝大多数人的营养计划最终都失败了，原因是他们关注的从来都不是自己可以做到的事情，而是自己无法做到的事情。在他们看来，实施营养计划就是委屈自己控制饮食。他们在乎的是自己吃不到那些让自己垂涎欲滴、容易引起炎症的食物——零能量食物、高糖食物、快餐食品，还有残留杀虫剂的食物。

在拯救记忆的过程中，第一步就是要端正思想。

以我的经验来看，在培养健康饮食习惯的开始，人们一般会忍不住想念石板街（Rocky Road）冰淇淋，眼巴巴地望着甜甜圈，还有为自己不能吃炸鸡排、土豆泥、酸橙派而感到伤心。然而在大概连续10天摄入高质量的食物之后，他们就会发现自己的味蕾好像复活了一样，觉得这些高质量食物的味道很好。

培养健康饮食习惯就是合理地摄入丰富的营养物质。这些营养物质有助于预防糖尿病、心脏病、癌症、抑郁症、痴呆症等疾病。这一观念上的转变至关重要。那些继续遵循"拯救记忆饮食"的人，开始将很多不健康的食品看成是自杀式武器并避免食用它们，就像是看到有人在打喷嚏和咳出绿色的浓痰一样恶心。

不妨将自己与食物的关系想象成自己的其他关系。要找那些喜欢你、你自己也喜欢的食物，远离那些对你不好的食物。要知道，你喜欢的并不一定就是适合你的。曾经有一个患者告诉我，她宁愿得阿尔茨海默病，也不想放弃吃糖。这就是一种不好的关系。她爱上的是一个会伤害她的东西。所幸，她后来慢慢地终结了这段有毒的关系，也挽救了整个家庭。

千万不要认为健康饮食就是"适度饮食"，因为这种想法最终会让你发展成为痴呆症患者。这种想法不过是给了你一个继续在错误的道路上走下去的借口，而且很快你就会为自己每天不健康的饮食来辩解。

把能量想象成钱，要理性地消费

有思想的成功人士对待钱往往都是怀有一种小心谨慎的态度。他们会为退休作储蓄，理智地花自己辛苦赚来的钱。而花钱大手大脚的人更有可能会遇到经济困难或者申请破产。在我看来，卡路里的消耗也是同样的道理。卡路里非常重要，我们应该谨慎地利用它们。换句话说，我们应该把卡路里用在那些能够给我们提供营养的食物上，而不是那些不利于我们健康的食物上。

请注意，我们在摄入食物时，质量比数量要更重要。好比一个能量为2.1kJ的蓝莓甜甜圈与一盘能量同样为2.1kJ的虹鳟鱼/西蓝花/橙甜椒/树莓/杏仁。甜甜圈会消耗你的能量，引起炎症。而吃鱼不仅对大脑有好处，并会降低加速衰老的风险。你可能会在几分钟之内就大口吃完了甜甜圈，然后血糖水平会飙升，刺激你的快乐中枢。对于后者，你就不会狼吞虎咽了，而是会慢悠悠地享用，吃完后你的饱腹感会更持久，更有幸福感，情绪也会更稳定。

智脑小提示

能量就像钱一样。如果你超支了，你的身体最后就会"破产"。一些卡路里的"汇率"较高。

这并不是说摄入的卡路里数量不重要。相反，最初在动物身上所做的大量研究，以及后来在人身上所做的大量研究，都得出了一个结论：热量限制式饮食有助于控制体重，降低发生心脏病、癌症、脑卒中的风险，触发机体内促进神经生长因子产生的机制，对大脑有好处。一项针对猕猴进行的为期25年的研究发现，卡路里摄入比其他猕猴少30%的猕猴存活的时间更长，它们患有糖尿病和癌症的概率也更低，它们的毛发、皮肤和大脑看起来也更年轻（海马体萎缩的程度较小）。摄入的卡路里过多会导致垃圾在细胞内累积，使整个人看起来显老。

哥伦比亚大学的研究人员发现，减少卡路里的摄入对*APOE-e4*型基因携带者维持健康尤为重要。他们对980位老年人进行了为期4年的跟踪调查，通过测量他们每天摄入的卡路里后发现，卡路里摄入量最多的*APOE-e4*型基因携带者患阿尔茨海默病的可能性是卡路里摄入量较少的*APOE-e4*型基因携带者的2.3倍。目前正在进行的一项关于热量限制的研究——"热量（CALERIE）"研究，对体重正常或略微超重的志愿者进行了调查，结果发现两年内卡路里摄入量减少了25%的志愿者面临的心血管疾病方面的风险因素（包括低血压）大大降低。

然而，热量限制有其缺陷：很难长期维持，而且与睾酮水平下降、易怒、性欲低下有关，所以可能不利于长寿。科学家认为，其他方式，比如，降糖药二甲双胍（降低血糖水平）、锻炼身体、压力管理、改善睡眠质量等，与热量限制有同样的效果，同时又没有热量限制的这些不良反应。

采取间歇性禁食，控制就餐时间

也许还有别的方法可以控制你的卡路里摄入量。正如前文中讲过的，记忆丧失可能是由损害脑细胞的β-淀粉样蛋白和异常的tau蛋白过量产生所致。而大脑可以通过自噬来消除这些蛋白质，这一过程就像是一个个小型的垃圾收集器在清理毒素。每晚禁食12～16小时可以启动这一过程。也就是说，如果你在下午7点吃晚餐，那么从这时起一直到第二天上午11点都不要进食，以便你的大脑在此期间清理垃圾。这就是所谓的"间歇性禁食"，能够显著增强记忆力、改善情绪、减少脂肪、减轻体重、保证血压和炎症标志物处于正常水平。你还可以用这种方法来减少卡路里的消耗，比如，不吃早餐，每周只吃2～3天午餐和晚餐。

最新研究还发现，入睡前2～3小时内不宜进食，而且深夜进食会增加患心脏病、脑卒中和糖尿病的风险。夜间进食会让大脑处于一种"高度警惕"的压力状态，导致机体在应该放松的时候释放压力激素。健康的人入睡时血压至少会下降10%，而深夜进食的人的血压则会处于较高水平。夜间血压不下降的人被称为"非勺型高血压患者"，他们死于心脏病的概率很高。研究表明，深夜进食者发展成为非勺型高血压患者的可能性是其他人的3倍左右。

现在来看，有两件事情是确定无疑的：一是卡路里摄入过多对大脑和身体都不好，二是健康饮食很重要。

避免标准美国饮食

没有人想要摄入能够引起炎症的食物，而这正是绝大多数美国人所做的事情。标准美国饮食包括：快餐、糖、单一糖类、奶制品、反式脂肪、一些取自于动物的饱和脂肪、过量ω−6脂肪酸、毫无营养的精制食品和加工食品，以及含有杀虫剂残留物、抗生素、激素的食品。这种饮食里含有的化学物质对机体而言是陌生的，所以会促使机体做出反应，就像是在受到伤害后做出反应那样。炎症是机体和大脑在修复这种伤害时产生的。如果不改变这种饮食，炎症就会长期存在，最后引发很多健康问题。从现在起，我们每一个人都要意识到标准美国饮食的危害！

现在，我们要更加重视自己的饮食。要吃"干净的"食物——取源于有机种植的、未喷洒过杀虫剂的植物或未被饲喂激素和抗生素的动物（即使是微量杀虫剂，在被摄入体内后也会在大脑和身体内慢慢积累）。要选择那些用自由放养或食草动物做成的肉类食物，以及有机的坚果和种子。养成看食品标签的习惯，尽量避免摄入那些含有食品添加剂、人造防腐剂、食用染料和甜味剂的食品。

虽然鱼富含健康的蛋白质和ω−3脂肪酸，但是有些种类的鱼有较大的毒性。一般来说，小鱼的汞含量比金枪鱼这样的大鱼少。所以，要少吃大鱼。

要食用那些没有被过度捕捞的鱼类，种类可以丰富些，特别是富含ω-3脂肪酸的鱼类，比如，野生的阿拉斯加三文鱼、鳟鱼、沙丁鱼、鲲鱼、大西洋/太平洋鲭鱼。如果想进一步了解相关知识，可以登录加州蒙特利湾水族馆的官方网站（www.seafoodwatch.org）查询。

有机和可持续种植的农产品价格可能很高。所以，我们先要弄清楚哪些果蔬携带的杀虫剂残留物最多，将它们排除后再购买我们最需要的有机果蔬。我会特意查询美国环境工作组每年公布的杀虫剂残留物含量最高和最低的食物清单，我建议你也要去看一看（网址是：www.ewg.org）。2019年公布的杀虫剂残留物含量最高的12种食物是：草莓、菠菜、羽衣甘蓝、油桃、苹果、桃子、梨、樱桃、葡萄、芹菜、番茄、土豆。如果要购买这些果蔬，尽量选择有机的。

2019年公布的杀虫剂残留物含量最低的15种食物是：牛油果、玉米、菠萝、豌豆、洋葱、木瓜、茄子、芦笋、猕猴桃、圆白菜、花椰菜、哈密瓜、西兰花、蘑菇、香瓜。（美国环境工作组指出，一小部分在美国出售的甜玉米、木瓜和西葫芦来源于转基因种子，对于不想食用转基因食品的人而言，建议购买有机食品。）

改变饮食方式

选择最健康的蛋白质食用

说了你可能会难以相信，在构成我们身体的所有物质中，只有一种物质比水还要多，那就是蛋白质。我们的细胞、组织、器官的生长和正常工作都需要蛋白质。我们身体里所有物质的健康也都离不开蛋白质，无论是肌肉、毛发、皮肤，还是各种激素和神经递质，它们都需要20种氨基酸的稳定供应，而这20种氨基酸是蛋白质的组成部分。在这20种氨基酸中，一部分由我们的机体合成，剩下的需要从食物中获取，即所谓的必需氨基酸。

蛋白质有利于维持健康的新陈代谢，因此也是我们饮食的重要组成部分。蛋白质能够刺激机体释放促进代谢的激素，有助于稳定血糖水平，同时防止能量耗尽。因此，我们在摄入蛋白质以后产生的饱腹感会比摄入高糖或高糖食品以后产生的饱腹感更持久。另外，由于蛋白质的消化需要更多能量，所以你燃烧的卡路里也更多。

既然蛋白质有这么多好处，那么你可能会认为，只要摄入的蛋白质够多，就能保持身体健康。实际上，我们只需摄入一小部分蛋白质就足够了。相反，蛋白质摄入太多对我们的身体是有害的，因为它会加速机体内部的各种反应（比如氧化反应、炎症反应），从而加速衰老，引起疾病。我们在亚曼诊所一般建议患者每4～5个小时摄入一定量的蛋白质，因为这样有助于稳定血糖，同时降低过剩的食欲。

现在，我们知道蛋白质的摄入不宜过多。更重要的是，要选择高质量的蛋白质。高质量的动物蛋白（羊肉、火鸡肉、鸡肉、牛肉、猪肉等）指的是没有用激素和抗生素饲喂过的、自由放养的草饲动物的肉。虽然这类蛋白质比工业养殖的动物的蛋白质要贵，但是它们对我们的健康是有好处的。工业养殖肉类含有的棕榈酸（一种不健康的饱和脂肪）比草饲肉类高30%左右，而棕榈酸与心血管疾病有关。另外，鱼类、豆类、纯天然无盐坚果，以及西蓝花和菠菜等高蛋白蔬菜，也都含有蛋白质。鱼类、家禽，以及绝大多数肉类，都含有必需氨基酸，而植物性食物只含一部分必需氨基酸。然而植物性食物对健康饮食而言是不可或缺的，不仅仅是因为它们含有蛋白质，还因为它们含有很多能够预防疾病的植物营养素。如果想了解更多相关知识，请参见后文"多吃绿叶蔬菜（还有红色、黄色等其他各种颜色的蔬菜）"。

大豆有什么问题？

大豆是当今美国最常见的植物蛋白之一。豆腐、豆豉、毛豆、豆酱、炸豆片、坚果、牛奶等都含有大豆。素食主义者和非素食主义者都认为，大豆是肉类和奶制品的理想蛋白质替代品。然而，大豆其实是可能引起问题的。现在，很多商业加工的食品里都含有大豆，长期摄入这些食品会导致敏感性增加。另外，即使适量摄入正常形态的大豆是有益的，但其中含有的物质却不利于我们大脑和身体的健康。大豆里含有高浓度凝集素（一种可以与糖类结合的蛋白质，不但有毒，而且会引起过敏和炎症反应）、大量ω-6脂肪酸、植物雌激素（可能会诱发癌症，同时导致女孩儿早熟和男性阳痿），以及植酸（可能会抑制机体对重要无机盐的吸收）。因此，我建议少吃或者干脆别吃大豆。

不是不吃脂肪，而是要吃健康的有益的脂肪

你可能在想：为什么脂肪在拯救记忆饮食的清单上排名会这么靠前？这是因为健康的脂肪对预防身体疾病和大脑疾病至关重要。梅奥诊所的一项研究发现，饮食以脂肪为主的人患有认知障碍的风险会降低42%，饮食以蛋白质为主的人患有认知障碍的风险会降低21%，而饮食以单一糖类为主（比如面包、意大利面、土豆、大米、糖）的人患有认知障碍的风险则增加4倍。所以，问题不是出在了脂肪上，而是出在了糖上（参见后文"选择有益于大脑健康的糖类""不要吃糖"）。

不要对脂肪说不，至少不要拒绝膳食脂肪。我们机体需要补充健康的脂肪来正常地执行各种基本的功能，从存储能量、保证大脑正常工作到产生健康的细胞和激素等。多摄入有益的脂肪还有助于减脂。研究发现，适量地摄入脂肪（饮食中脂肪产生的热量占35%）有助于减轻体重和减小腰围，而脂肪摄入较少（饮食中脂肪产生的热量占20%）则会增加体重和腰围。适量摄入脂肪还有一个好处：健康的脂肪更容易让人产生饱腹感。这一研究发现，在适量摄入脂肪的人里面，54%的人将个人的饮食计划坚持了整整18个月，而在脂肪摄入较少的人里面，只有20%的人能够坚持个人的饮食计划。

请注意，我在上文反复强调的是摄入"有益的""健康的"脂肪。而对于不健康的脂肪，我们则需要避免，比如油炸脂肪、反式脂肪、部分饱和脂肪等。下面介绍各种类型的脂肪对我们健康的影响。

1. 不饱和脂肪。不饱和脂肪是对人体有益的脂肪，因为它们有助于调节胆固醇水平、减少炎症、稳定心率、平衡血糖等。不饱和脂肪分为两种：多元不饱和脂肪（多不饱和脂肪酸）和单元不饱和脂肪（单不饱和脂肪酸）。植物油（比如橄榄油）、坚果、种子等植物性食物中富含不饱和脂肪酸。前文已经介绍过 ω–3和 ω–6这两种重要的多不饱和脂肪酸。

（1） ω–3脂肪酸。EPA和DHA这两种 ω–3脂肪酸，对改善大脑健康尤为关键。三文鱼、鲭鱼、沙丁鱼、鳟鱼等冷水鱼富含 ω–3脂肪酸。EPA和DHA（只能从饮食中获取）摄入不足会导致罹患与衰老有关的认知功能减退、心理障碍、抑郁症及其他很多疾病的风险增加。EPA和DHA含量增加还与血液中 β–淀粉样蛋白大量减少有关，而 β–淀粉样蛋白大量减少则会使罹患阿尔茨海默病的概率降低，同时减缓认知功能减退。

（2） ω–6脂肪酸。与 ω–3脂肪酸一样， ω–6脂肪酸对人体健康同样也非常重要，在保证大脑正常运转、身体正常生长和发育上都发挥着关键作用。绝大多数植物油（大豆油、葵花子油、红花油、玉米油、菜籽油等）、很多油炸食品、谷类食品、全麦面包、加工食品都富含 ω–6脂肪酸。然而， ω–6脂肪酸摄入过多会抵消 ω–3脂肪酸的效果。标准美国饮食中含有过量的富含 ω–6脂肪酸的植物油，所以很多人的饮食中 ω–6脂肪酸与 ω–3脂肪酸的比例几乎达到了20：1，甚至更高，而最佳比例一般在4：1以下。 ω–6脂肪酸与 ω–3脂肪酸的比例过高会促进炎症产生，同时会增加罹患心脏病、癌症、糖尿病及其他很多健康问题的风险。

少摄入含有 ω–6脂肪酸的食物，多摄入含有EPA和DHA这两种 ω–3脂肪酸的食物，以及服用鱼油补充剂，均有助于平衡 ω–6脂肪酸与 ω–3脂肪酸的比例。

2. 饱和脂肪。根据结构的不同，饱和脂肪有好有坏。范德堡大学心脏病专家、医学博士马克·休斯顿（Mark Houston）研究发现，短链和中链饱和脂肪酸（碳链上碳原子数为4～12的三酰甘油）一般比长链饱和脂肪酸更健康。以下列举了一些健康的和不健康的饱和脂肪酸。

（1）丁酸（含有4个碳原子）：常见于富含纤维的食物中，如红薯、蔬菜、豆类、坚果、水果、黄油和酥油（精炼后的黄油）。

（2）辛酸（含有8个碳原子）、癸酸（含有10个碳原子）、月桂酸（含有12个碳原子）：均属于中链三酰甘油，常见于椰子、椰子油中。虽然它们是饱和脂肪酸，但是可以被大脑用来产生能量，而且研究表明它们对记忆力也有好处，尤其是有利于有血糖问题的人。

（3）肉豆蔻酸：一种含有14个碳原子的饱和脂肪酸，常见于绝大多数动物脂肪（包括奶制品）和部分植物油中。由于其可能对心脏有害，所以摄入量不宜过多。

（4）棕榈酸：一种含有16个碳原子的饱和脂肪酸，会对胆固醇和心脏健康产生负面影响。在我们摄入高糖或高糖食品后，肝脏会合成棕榈酸。此外，棕榈酸还会导致用玉米饲喂的牛的肉上出现脂肪纹。

（5）硬脂酸：一种含有18个碳原子的饱和脂肪酸，常见于谷饲肉类、香肠、培根、冷切肉、花生、花生酱、人造黄油、炸土豆、全脂牛奶、奶酪、植物油（其中葵花子油中的硬脂酸含量最高）。虽然巧克力也富含硬脂酸，但是如果只是少量摄入，那么巧克力中含有的抗氧化物质和黄酮类化合物可以起到中和的作用。

总的来说，最健康的饮食就是减少对肉豆蔻酸、棕榈酸、硬脂酸等饱和脂肪酸的摄入，同时增加对多不饱和脂肪酸（鱼油、坚果、种子）的摄入。

3. 反式脂肪。人工合成的反式脂肪对人体是最有害的，所以绝对不能被摄入体内。反式脂肪与记忆问题存在联系，尤其是青壮年的记忆问题。反式脂肪还会减少健康的血流量，使血液凝块更易形成，从而引起脑卒中和心脏病。部分氢化植物油、起酥油、人造黄油、很多加工食品、油炸食品，以及包装后的烘焙食品（甜甜圈、饼干、休闲食品等）中都含有反式脂肪。

要注意的是，很多加工食品的包装上都印着"无反式脂肪"的标签。

因为目前的政府规定，只有食品中的反式脂肪含量超过0.5克/份的法定限制，才需要在食品标签上对反式脂肪进行说明。所以，很多食品并不是完全不含反式脂肪。这里有一个小方法可以帮助辨别食品是否含反式脂肪：如果食品标签上写着含有部分氢化油或植物起酥油，说明这个食品一定含有反式脂肪。

最健康的脂肪和油类及其来源 vs 最不健康的脂肪和油类及其来源

最健康的脂肪和油类及其来源

1. 鳄梨
2. 鳄梨油
3. 可可脂
4. 椰子
5. 椰子油
6. 亚麻油
7. 草饲牛肉、北美野牛肉、羊肉
8. 澳洲坚果油
9. 坚果
10. 橄榄
11. 橄榄油
12. 有机养殖的家禽
13. 海鲜：鳗鱼、北极鲑、鲶鱼、鲱鱼、帝王蟹、鲭鱼、野生三文鱼、沙丁鱼、海鲈鱼、鲷鱼、鳎鱼、鳟鱼、金枪鱼、蛤蜊、贻贝、牡蛎、扇贝
14. 种子
15. 芝麻油
16. 核桃油

最不健康的脂肪和油类及其来源

    1. 菜籽油

    2. 玉米油

    3. 过量的 ω–6脂肪酸

    4. 工业农场养殖的动物的脂肪和奶制品

    5. 加工肉类

    6. 红花油

    7. 大豆油

    8. 反式脂肪

多吃绿叶蔬菜（还有红色、黄色等其他各种颜色的蔬菜）

如果你除了摄入更多各种色彩鲜艳的果蔬之外，对饮食不做其他的调整，那么你仍然可以从中获取身体所需的营养物质、维生素和无机盐。例如，西蓝花及其他十字花科蔬菜，以及各种草本植物和调料（比如姜黄粉），都含有萝卜硫素，能够为DNA修复提供很大帮助。取材于各种颜色植物（甚至包括白色）的食物，还可以预防癌症，减少诱发阿尔茨海默病、心脏病、关节炎、胃肠功能紊乱及其他很多疾病的炎症。植物性营养物质可以通过抵御攻击、预防疾病来强化人体的免疫系统。（为避免摄入过多的糖，蔬菜的摄入量应该是水果的两倍。）

农产品中抗衰老作用最强的成分是抗氧化物质，因为抗氧化物质可以减少机体内自由基造成的破坏。氧化自由基的吸收能力（ORAC）可以用来检测食物的抗氧化力。我们知道蓝莓有益于大脑健康，但是从富含抗氧化物质的食物按氧化自由基吸收能力（ORAC）的排名（表16–1所示）中来看，巴西莓和树莓的抗氧化性比蓝莓还要强，而且很多草本植物和香料（比如，丁香、牛至、迷迭香、百里香、肉桂、姜黄粉、鼠尾草）的抗氧化性也很强。（如想了解更多相关信息，请参见第284页"用健康的草本植物和香料给食物调味"）

表16–1　富含抗氧化物质的食物按氧化自由基吸收能力（ORAC）的排名

食品/香料/草本植物	ORAC/100g	食品/香料/草本植物	ORAC/100g
丁香	290000μmol TE	可可粉	55000μmol TE
牛至	175000μmol TE	树莓	19000μmol TE
迷迭香	165000μmol TE	核桃	13000μmol TE
百里香	157000μmol TE	蓝莓	9600μmol TE
肉桂	131000μmol TE	洋蓟	9400μmol TE
姜黄粉	125000μmol TE	蔓越莓	9000μmol TE
鼠尾草	120000μmol TE	芸豆	8600μmol TE
巴西莓	102000μmol TE	黑莓	5900μmol TE
欧芹	73000μmol TE	石榴	4400μmol TE

选择有益于大脑健康的糖类

在介绍了果蔬的好处后，再来讨论有益于大脑健康的糖类是顺理成章的，因为一些果蔬本身就是最健康的糖类。抱子甘蓝、芦笋等蔬菜（不含淀粉），以及梨、苹果等水果，都属于复合糖类。复合糖类富含纤维，被消化的速度较慢，而且含糖量低（即摄入后不会引起血糖飙升），所以是最适合摄入的糖类。如果你能够用这种糖类来替代甜甜圈、比萨、糖果、饼干、薯条等高糖、低纤维的糖类，那么你就可以很快改善胰岛素和血糖水平、降低过剩食欲、增强记忆力。

控制胰岛素分泌对我们精神健康和身体健康至关重要。胰岛素能够在一定程度上决定机体对我们摄入的卡路里的利用方式。胰岛素在胰腺产生。在我们摄入过多的糖、加工谷物、薯条等单一糖类以及其他能够迅速转化为糖的食物后，胰腺会产生更多的胰岛素。哈佛大学内分泌学家、肥胖病专家、医学博士、哲学博士大卫·路德维格（David Ludwig）研究发现，胰岛素会使脂肪细胞体积增大，同时使脂肪细胞数量增多。当胰岛素水平较高时，脂肪细胞会积累越来越多的葡萄糖和脂肪。所以，坚持这种饮食习惯，减肥实际上是不可能的。那应该怎么办呢？答案就是：不要再摄入那些能够促进胰岛素分泌的单一糖类了，要摄入能够让人有饱腹感的高纤维、低糖的糖类。

血糖指数（GI）与血糖负荷（GL）

血糖指数和血糖负荷是衡量血糖水平的两个指标，可以帮助我们更好地进行饮食选择。糖类对血糖水平的影响可以用血糖指数来量化，数值范围从1到100以上（葡萄糖是100）。血糖指数低的食物不会引起血糖飙升，所以相对更加健康。而血糖指数高的食物会使血糖水平快速升高，所以相对不太健康。一般而言，血糖指数在60以下的食物是最健康的。研究人员惊奇地发现，蔗糖的血糖指数竟然低于土豆和面包的血糖指数。

血糖负荷既考虑了血糖因素，又考虑了膳食量的因素，因此是一种更有参考价值的指标。例如，菠萝的血糖指数较高（66），而血糖负荷却较低（6）。所以，我们需要摄入大量菠萝才能使血糖水平升高。血糖负荷在10及以下就说明是比较低的水平了（美国糖尿病协会发布过一份标有血糖负荷的完整食物清单，登录网址即可查询：http://care.diabetesjournals.org/content/suppl/2008/09/18/dc08-1239.DC1/TableA1_1.pdf）。然而，不要想当然地认为血糖负荷低的食物就一定有益于健康。例如，虽然牛奶的血糖负荷较低，但是其中可能掺入了抗生素和激素。为了确保饮食健康，要检查你摄入的食物是否符合拯救记忆饮食的所有原则。

纤维：一种重要的糖类

绝大多数人对纤维的了解很少。纤维其实有很多的好处，包括调节血糖水平，让人在饭后有饱腹感，降低患结肠癌的风险，保持肠道润滑。然而，我们大多数人摄入的纤维太少了。美国人每天对纤维的摄入量平均不到15g。相比之下，我们的祖先每天大概摄入135g的纤维。建议女性每天摄入25～30g的纤维，男性每天摄入30～38g的纤维。

纤维分为两种：水溶性纤维和非水溶性纤维。苹果、蓝莓、豆类、燕麦片等食物和纤维补充剂中都含有水溶性纤维，有助于预防心脏病和糖尿病。纤维还可以喂养胃肠道里的有益菌，从而增强免疫力，抑制有害菌的生长（如想进一步了解胃肠道细菌在保障大脑健康和身体健康中发挥的作用，请参见第七章）。非水溶性纤维，即所谓的粗粮，常见于种子、根茎类蔬菜、果皮中，有助于清理肠道，在结肠中分散水溶性纤维的重要副产品。

多吃蔬菜可以大量增加对水溶性纤维和非水溶性纤维的摄取。摄入纤维补充剂也有用，特别是如果你有胰岛素抵抗或胆固醇水平较高的问题。

不健康的谷类食品

很多人都把面包和意大利面当作纤维的主要来源。而实际上，面包和意大利面究竟对人体是否有好处，尚且存疑。遗憾的是，我们的祖先食用的那些少量的粗粮基本上不同于当今生产的基因杂交谷物。之所以说遗憾，是因为我们的消化系统根本无法消化这些现代谷物，特别是自300年前农业革命开始以来这种谷物数量呈指数级增长。

现代谷物不利于人体健康的原因至少有两点。首先，很多谷物被摄入体内后会转化成糖。其次，有些谷物，比如小麦、大麦、黑麦、卡姆小麦、布格麦、玉米、斯佩耳特小麦都含有麸质（在拉丁语中表示为"胶"），麸质是一种可以给面团增加弹性、促进发酵的黏性物质。商业制作的面包产品、蛋糕、饼干、谷物、意大利面及其他谷类食品，以及色拉调料、调味酱、加工食品，甚至化妆品中都含有麸质。这引起了一系列与麸质相关的健康问题，包括乳糜泻、1型糖尿病、桥本甲状腺炎等自身免疫性疾病。麸质还可以引起类似流感的症状、心理障碍、痤疮、关节炎、食物成瘾，增强胰岛素抵抗，减少大脑血流量。根据腹腔研究中心的数据，1800万美国人对麸质过敏，麸质过敏会引起100多种症状，包括慢性腹泻、腹胀、肠胃胀气、恶心、腹痛、皮疹、疲劳、脑雾。无麸质饮食会有助于减轻甚至彻底缓解部分精神分裂症患者的症状，改善部分自闭症患者和注意缺陷多动障碍患者的症状。

另一种不健康的谷物是玉米。玉米中含有不健康的脂肪酸（ω-6脂肪酸含量较高，而ω-3脂肪酸含量较低）使它成为一种会破坏肠黏膜的炎症性食物。在美国，绝大多数玉米是由转基因种子种植而来，农达（一种毒性很强的草甘膦杀虫剂，在部分欧洲国家已被禁止使用）在玉米上的广泛使用尤其令人担忧。农达的有效成分草甘膦与注意缺陷多动障碍、癌症、抑郁症、帕金森病、多发性硬化、甲状腺功能减退、肝脏疾病等有关。

在美国，玉米用途非常广泛，从玉米油到玉米淀粉，再到玉米糖浆等。尽管如此，只要不吃含有玉米粒的加工食品和膳食，我们就可以大量减少对玉米的摄入。维克托就是这样，他的焦虑症、抑郁症和失眠已经持续了几十年。为此，他去看过内分泌医生、精神病医生、心脏病医生和睡眠治疗医生，但是仍然没有解决问题。

而在执行拯救记忆饮食计划一周后，维克托就感觉自己的情绪出现了好转，这是他过去几十年来从未有过的。当维克托再次在饮食中加入玉米后，他说自己"吃了几口"就发现了问题所在。虽然维克托非常喜欢炸玉米片、玉米饼、爆米花，但是他还是决定"忍痛割爱"。在被折磨了这么久之后，他发现让自己重返快乐原来是这么简单就可以做到的，这让他感到很不可思议。

动物也需要合理饮食

除了人类之外，动物也需要合理饮食。我和塔纳有一只白色牧羊犬，名字叫阿斯兰，如图16-1。它的性情很温顺，但是从我们第一天将它领回家后，它就开始出现长期腹泻和耳朵过敏的症状，而且总是显得很焦虑。

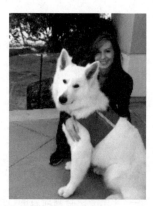

图16-1　塔纳与阿斯兰的合照

有一天，我们回家后发现它在角落里落泪，还流着血，看起来好像是被别的动物攻击过。我想去看看它，但是它不让我碰。

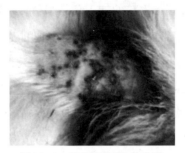

图16-2　阿斯兰浸渍的皮肤

我和塔纳都吓坏了，花了好几千美元去给它做检查，结果发现它对我们喂给它的"优质"狗粮严重过敏。兽医建议我们用食物排除疗法给它治疗，这很有意思，因为这就是我们一直给患者推荐的疗法。后来，我们给阿斯兰的饮食做了调整，只给它吃5种食物：羊肉/鸭肉、红薯、蔓越莓、蓝莓、羽衣甘蓝。看到这里，你是不是觉得很熟悉？

不到一周，阿斯兰的皮肤就焕然一新了，而且它的毛发变得富有光泽。它也变得更开心、更平静，也更爱玩了。在后来两年的时间里，阿斯兰再也没有去看过兽医。很多人认为好的食品很贵，但是请想一想，比起这些食品，生病的花费要贵得多，而且还很痛苦。食品既是毒药，又是解药！

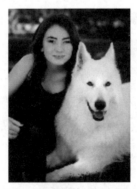

图16-3　克洛伊与阿斯兰的合照

不要吃不健康的糖

美国人平均每年对糖的摄入量约为63kg。精糖含有99.4%~99.7%的能量，不含维生素、无机盐及其他补充性成分。不管来源于蜂巢、枫树，还是其他天然物质，糖终究还是糖，不要被它骗了。过去几年来，有不少声音说，建议糖尿病患者应该摄入龙舌兰甜味剂，因为龙舌兰富含果糖（含量高达80%~90%）。果糖一般被认为是一种低糖型甜味剂，因为它不像蔗糖那样会造成胰岛素的大量分泌。然而，果糖对肝脏是有毒性的，而且它可能会引起代谢综合征、脂肪肝、胰岛素抵抗。

不论你摄入哪种类型的糖，你的血糖水平都会上升。血糖上升后，胰腺就会分泌胰岛素，导致血糖水平降低，让你又想去吃甜食。就这样周而复始地循环下去。因此，当你再次摄入糖和单一糖类的时候，你就会像对它们有毒瘾似的垂涎欲滴。

当然，这还只是糖的危害之一。摄入糖和含糖食品还会促进炎症产生和脑细胞异常放电，造成无机盐缺乏和体重增加，而且与甘油三酯水平增加、高密度脂蛋白胆固醇水平减少、低密度脂蛋白胆固醇水平增加有关。至于糖对大脑的影响，脑成像研究发现，糖的摄入与抑郁症、注意缺陷多动障碍、多动症、脑电波中的慢波增多有关。加利福尼亚州大学洛杉矶分校的一项研究发现，糖还可能影响人的学习能力和记忆力。

如何在食品标签上识别食品是否含糖

表16-2　含糖食品的名称及别名

糖	蜂 蜜	玉米糖浆	麦芽糖
糖蜜	山梨醇	固体玉米糖浆	浓缩果汁
焦糖色素	果糖	高果糖玉米糖浆	麦芽糊精
大麦麦芽	甘蔗汁晶体		

因为2/3的包装食品都添加了糖，所以，在购买食品时阅读食品标签、了解所有不同的糖别名是很关键的，含糖食品的名称及别名如表16-2所示。

人工甜味剂：根本不甜

经常摄入人工甜味剂不利于身体健康，因为人工甜味剂会使胰岛素长期处于较高水平，从而增加患阿尔茨海默病、心脏病、糖尿病、代谢综合征及其他健康问题的风险。关于人工甜味剂有助于减肥的说法纯属无稽之谈。相反，它可能会使体重增加，因为它可能会抑制新陈代谢。动物研究发现，添加人工甜味剂的食品会减慢动物的代谢速度，而且比含糖食品更能增加动物体重，即便含糖食品的能量比添加人工甜味剂的食品的能量多。所以，不管是阿斯巴甜（常见于NutraSweet品牌和Equal品牌的食品）、糖精（常见于Sweet'N Low品牌的食品），还是三氯蔗糖（常见于Splenda品牌的食品），只要是甜味剂，最好都不要食用。

赤藻糖醇和甜菊糖：更好的替代品

赤藻糖醇是一种以晶体或粉末形式存在的糖醇，不含热量，摄入后也不会引起血糖水平和胰岛素水平飙升。一定要谨慎摄入直到你知道自己的身体会对它做出什么反应，因为绝大多数糖醇（比如木糖醇、麦芽糖醇）都会引起胃肠道不适。

甜菊糖是从一种草本植物的叶子中提取出来的，甜度是糖的200～300倍，但它影响血糖水平的方式不同于糖。实际上，甜菊糖可能具有稳定血糖水平、提高葡萄糖耐量、降低血压的功效，但是还需更多的研究证明。请注意：如果你正在服用降压药或降糖药，务必要在摄入甜菊糖之前先咨询医师。

补充水分

正常成年男性体内含水量约占总体重的60%，正常成年女性体内含水量约占总体重的55%。人体大脑内的含水量更高：约占大脑重量的80%。无论是润滑关节，排出废弃物，合成激素和神经递质，还是调节体温，以及向全身输送氧气等，机体内一切都需要水的参与。水分补充不足会对大脑和身体产生影响。研究发现，当人体脱水仅为体重的2%时，需要注意力、记忆力和身体活动能力参与的任务就会完成得不好。老年人尤其需要重视饮水的问题，因为让人感到口渴的机制会随着年龄的增长而变得不那么高效。

如果你正在减肥，那么保证机体内水分充足很重要。这里说的保证水分充足是指每天需要摄入8～10杯清洁水。这样做有几点好处。首先，可以防止过量饮食。当你认为自己饿了的时候，其实你可能只是口渴。其次，机体需要水来将存储的脂肪释放的毒素排出去。最后，如果在进食前半小时饮用两杯水，进食量就会减少，而且也不会有饥饿感。但是不管你节食与否，不要在进食的时候饮水，因为这样会稀释胃酸，减慢消化速度。

智脑小提示

停止饮用苏打水、果汁等甜味饮料，可以使标准美国饮食的热量平均每天减少1.67kJ。

在多饮水的同时，还要少摄入高热量饮料和有脱水作用的饮料。不要饮用苏打水（包括无糖苏打水）、果汁及其他含糖饮料了，只喝普通的水就可以了（你可以用相同热量的健康食品来代替这些饮料，或者不用代替而是直接戒掉，那么你一年就可以瘦18kg）。也不要饮用咖啡因、酒精及其他利尿剂。如果你在运动过程中出汗了，一定要记得补充水分。

不要再喝牛奶了

我们对牛奶的记忆可能停留在刚当上母亲或者还是小孩儿的时候。越来越多的科学研究发现，牛奶对人体的坏处似乎大于好处。以乳糖酶为例，乳糖酶是分解乳糖和消化牛奶所需的一种酶。全世界有很多人的体内都无法产生乳糖酶。由此产生的乳糖不耐受会导致很多严重的胃肠道问题。即便人体内可以产生乳糖酶，也不是什么好事，因为乳糖分解的产物——半乳糖和葡萄糖，不仅会使血糖升高，而且会引起炎症。

接下来是干酪素，牛奶中含有的一种蛋白质，也是一种兴奋性神经的毒素，能够引起大脑炎症和神经系统变性疾病。另外，当你将牛奶与咖啡、茶、浆果、蔬菜等食物混合在一起摄入后，干酪素会与这些食物中含有的有益多酚相结合，使它们无法被机体吸收。数项研究还表明，喝牛奶与帕金森病之间存在一定的联系，因为帕金森病可能是由接触杀虫剂引起的。还有，牛奶中含有的激素，包括妊娠期奶牛分泌的牛生长激素和天然雌激素，会增加患前列腺癌和乳腺癌的风险。还有人怀疑，天然雌激素会使儿童早熟。

如果你想补钙，很多其他方法都比喝牛奶补钙要好得多，比如，食用大量绿叶蔬菜，锻炼身体，增加蛋白质的摄入量等。虽然其他奶（比如杏仁奶、椰子奶、米奶）蛋白质含量较低并且糖含量较高，但是往往含钙量很高，只不过在挑选品牌的时候要注意。或者可以尝试饮用羊奶，羊奶比牛奶含有更多的蛋白质、钙和镁。虽然羊奶中含有乳糖，但是其天然均质化程度更高，而且更易被吸收。

用健康的草本植物和香料给食物调味

草本植物和香料不仅可以给食物调味，而且有益于身体健康。这些取自于植物的香料很早就被发现有药用价值，你可以在烹饪中添加它们（如果你想了解如何在烹饪中添加香料，请参见《大脑战士之路食谱》（*The Brain Warrior's Way Cookbook*）。以下是一些在增强记忆力的方面功效最强的草本植物和香料，以及它们对身体的好处。

草本植物

1. 罗勒：一种抗氧化性很强的草本植物，可以增加大脑的血流量、改善认知功能、预防脑卒中。

2. 大蒜：一种球根植物，有助于增加血流量、改善大脑功能。经常食用大蒜可以降低脑卒中的风险，提高免疫系统抵御感冒和流感的能力。大蒜还有助于稳定血糖水平，提高胆固醇水平。

3. 马郁兰：一种好看的甜味草本植物，含有一些很好的营养物质——维生素C、β胡萝卜素、维生素A、叶黄素、玉米黄素，可以预防与年龄相关的神经系统变性疾病和白内障。除此之外，马郁兰还有抗炎和抗菌的特性。

4. 薄荷：薄荷的气味有助于增强记忆力和注意力，薄荷油可以缓解消化不良的症状。

5. 牛至：一种超强的抗氧化物质（从其氧化自由基吸收能力就可以看出来），它可以保护脑细胞和身体内的细胞不受自由基的攻击，防止提前衰老，还可以缓解失眠，减轻偏头痛。

6. 迷迭香：另一种氧化自由基吸收能力很强的比较有名的草本植物，具有抗氧化和抗炎特性。迷迭香可以促进血液循环和消化，预防与痴呆症相关的认知功能减退。研究发现，迷迭香的气味有助于提高记忆力。

7. 藏红花：一种似乎可以增加大脑中血清素含量的草本植物。伊朗德黑兰大学的多项研究发现，藏红花在治疗轻度到中度抑郁症方面与抗抑郁药具有同样的功效。除此之外，藏红花还可以提高记忆力和学习能力。

8. 鼠尾草：有助于增强记忆力，能抑制与阿尔茨海默病相关的认知功能减退。鼠尾草还会抑制分解乙酰胆碱（一种能够显著增强记忆力的神经递质）的酶。

9. 百里香：不仅可以防止大脑中的神经元过早衰老，而且可以增加大脑中DHA含量。由于富含多酚、维生素和无机盐，百里香也具有很强的氧化自由基吸收能力。

10. 黑胡椒：有助于增强机体对姜黄素（一种强大的抗氧化物质）等多种物质的吸收，还可以促进有助于消化的盐酸（胃酸）的分泌。

11. 红辣椒：红辣椒的强烈味道由辣椒素（一种广为人知的止痛剂）产生。红辣椒也可以促进盐酸分泌、减少炎症、增强免疫力、促进新陈代谢。一项针对大量人口进行的研究发现，食用红辣椒的人死于心脏病和脑卒中的风险比不吃红辣椒的人低13%。如果你患有高血压，请注意适量食用红辣椒。

12. 肉桂：一种甜味的开胃调料，可以降低胆固醇、空腹血糖和HbA1c水平，同时可以增强胰岛素敏感性。研究发现，肉桂还可以增强老年人和糖尿病前期患者的工作记忆力，增加前额皮质的血流量。

13. 丁香：一种芳香超级的抗氧化物质（氧化自由基吸收能力最强），千百年来其药用价值得到了广泛应用，包括（用丁香油）缓解胃部不适和牙痛，缓解腹泻，祛痰等。丁香还含有丁香酚———一种有效的抗炎物质。丁香树的花蕾烘干后还可以用作香料，多见于中东和亚洲的美食中。

14. 芫荽：芫荽中含有的植物营养素可以帮助控制血糖，降低胆固醇水平。芫荽富含镁、维生素C和维生素K。

15. 姜黄粉：一种取自姜黄根的多酚混合物，常用于咖喱中，姜黄素是姜黄粉中主要的姜黄素类化合物（研究表明，姜黄素类化合物可以减少 β - 淀粉样蛋白斑块和炎症）。在一项双盲安慰剂对照研究中发现，试验参与者在摄入一种特殊的姜黄素增强吸收制剂（Longvida品牌）仅一小时后，就出现了记忆力和注意力改善的迹象。4周后，参与者的工作记忆、精力、冷静程度和满足感（用于衡量情绪的指标），甚至心理压力造成的疲劳，都得到了显著改善。

16. 生姜：一种具有抗炎特性的香料，可以预防神经系统变性疾病，减少能够造成脑细胞衰老以及死亡的氧化应激反应。生姜含有能够减少恶心呕吐反应的天然物质，还有助于降低胆固醇水平。需要注意的是：由于生姜有抗凝血的功效，所以如果你正在服用抗凝血的药物，请务必在摄入生姜补充剂之前先咨询医师。

17. 肉豆蔻：这种香料中含有丁香酚——一种据称可以保护心血管系统的化合物，还含有肉豆蔻醚——可以阻止β–淀粉样蛋白斑块的形成。

用智脑方法调整饮食

以下是根据10种营养原则，从智脑的角度，整理出来的建议摄入和不建议摄入的食物清单，参见表16-3至表16-13。首先要了解自己面临的风险，然后再进行相应的选择。

表16-3　食物清单

血流量	
建议摄入的食物	不建议摄入的食物
香料：红辣椒、生姜、大蒜、姜黄粉、芫荽、豆蔻、肉桂、迷迭香、佛手柑（有助于降低胆固醇水平）	咖啡因
富含精氨酸的食物（能促进一氧化氮产生和增加血流量）：甜菜、猪肉、火鸡、鸡肉、牛肉、三文鱼、大比目鱼、鳟鱼、钢切燕麦、蛤蜊、西瓜、开心果、核桃、种子、甘蓝、菠菜、芹菜、卷心菜、萝卜。研究发现，饮用富含硝酸盐的甜菜汁可降低血压，增强锻炼身体时的耐力，以及增加老年人的大脑血流量	苏打水（包括普通苏打水和无糖苏打水）
富含维生素B$_6$、维生素B$_{12}$和叶酸的食物：绿叶蔬菜、卷心菜、小白菜、彩椒、花椰菜、兵豆、芦笋、鹰嘴豆、菠菜、西蓝花、欧芹、三文鱼、沙丁鱼、羊肉、金枪鱼、牛肉、鸡蛋	烘焙食品
富含维生素E的食物（有助于扩张血管、减少血液凝块）：绿叶蔬菜、杏仁、榛子、葵花子	用植物油炸的薯条及其他食品
富含镁的食物（有助于扩张血管）：南瓜子、葵花子、杏仁、菠菜、瑞士甜菜、芝麻籽、甜菜叶、西葫芦、藜麦、黑豆、腰果	反式脂肪
富含钾的食物（有助于调节血压）：甜菜叶、瑞士甜菜、菠菜、小白菜、甜菜、抱子甘蓝、西蓝花、芹菜、哈密瓜、番茄、三文鱼、香蕉、洋葱、青豌豆、红薯、鳄梨、兵豆	低纤维快餐食品

血流量	
建议摄入的食物	不建议摄入的食物
富含纤维的食物（有助于降低血压、改善胆固醇水平）：参见第246页	酒精
富含维生素C的食物：参见第208页	
富含多酚的食物：参见第126页	
富含蒜素的食物（有助于降低胆固醇水平）	
富含ω–3脂肪酸的食物：参见第116页	
玛卡：一种原产于秘鲁的根茎类蔬菜和药用植物，可以降低血压	

表16–4　食物清单

退休/衰老	
建议摄入的食物	不建议摄入的食物
富含抗氧化物质的香料：丁香、牛至、迷迭香、百里香、肉桂、姜黄粉、鼠尾草、大蒜、生姜、茴香	糖和可以转化为糖的食物
富含抗氧化物质的食物：巴西莓、欧芹、可可粉、山莓、核桃、蓝莓、洋蓟、蔓越莓、芸豆、黑莓、石榴、巧克力、橄榄油、大麻油（不宜在高温烹饪时添加）、绿茶、蒲公英绿茶	烤肉
富含胆碱的食物（有助于合成乙酰胆碱，增强记忆力）：虾、鸡蛋、扇贝、鸡肉、火鸡、牛肉、鳕鱼、三文鱼、香菇、鹰嘴豆、兵豆、甘蓝菜	反式脂肪
富含蒜素的食物：参见第208页	如果你的铁蛋白或铁含量偏高，不要摄入富含铁的食物，包括红肉、菠菜、莙荙菜、孜然、大豆、甘蓝菜、兵豆、鹰嘴豆、西蓝花、韭菜、豆类、芽菜、芦笋、海藻、南瓜子、芝麻籽、橄榄
富含多酚的食物：参见第126页	
富含维生素B$_{12}$及叶酸的食物：参见第86页	

表16-5　食物清单

炎　症	
建议摄入的食物	不建议摄入的食物
抗炎类香料：姜黄粉、红辣椒、生姜、丁香、肉桂、牛至、南瓜派香料、迷迭香、鼠尾草、茴香	富含ω-6脂肪酸的蔬菜：玉米和大豆
富含叶酸的食物：菠菜、深色绿叶蔬菜、芦笋、芜菁、甜菜、芥菜、抱子甘蓝、利马豆、牛肝、根菜、芸豆、白豆、三文鱼、鳄梨	富含ω-6脂肪酸的植物油：玉米油、红花油、葵花子油、大豆油、菜籽油、棉花籽油
富含ω-3脂肪酸的食物（降低心血管风险和减少炎症的最佳食物）：亚麻子、核桃、三文鱼、沙丁鱼、牛肉、虾、核桃油、奇亚籽、鳄梨油	糖和精制谷物
富含益生元的食物：蒲公英叶、芦笋、奇亚籽、豆类、卷心菜、洋车前子、洋蓟、生大蒜、洋葱、韭菜、根茎类蔬菜（红薯、山药、南瓜属植物、豆薯、甜菜、胡萝卜、芜菁）	小麦粉
富含益生菌的食物：咸菜（不包括醋）、泡菜、酸菜、开菲尔酒、味噌汤、腌菜、螺旋藻属植物、小球藻、蓝绿藻、康普茶	反式脂肪：食品标签上印有"部分氢化"或"植物起酥油"字样的食品
酸樱桃汁（可以减少炎症标志物C反应蛋白含量）	加工肉类
富含镁的食物：参见第87页	谷饲肉类
富含多酚的食物：参见第126页	食品添加剂，比如味精、阿斯巴甜
富含蒜素的食物：参见第208页	麸质及其他能够破坏胃肠道内壁的食物
富含纤维的食物：参见第246页	

表16-6　食物清单

遗　传	
建议摄入的食物	不建议摄入的食物
有助于减少β-淀粉样蛋白的香料：鼠尾草、姜黄粉、肉桂、小豆蔻、生姜、藏红花	血糖指数较高的食物、饱和脂肪较多的食物
有助于抑制tau蛋白沉积的调料：肉桂	加工奶酪、微波炉爆米花

遗 传	
建议摄入的食物	不建议摄入的食物
有助于减少β–淀粉样蛋白的食物：三文鱼、蓝莓、咖喱	
富含多酚的食物（含有能够促进血液循环、防止低密度脂蛋白被氧化以及减少炎症和β–淀粉样蛋白斑块的槲皮素及其他物质）：巧克力、绿茶、蓝莓、羽衣甘蓝、红葡萄酒、洋葱、苹果、樱桃、卷心菜	
富含维生素B$_6$、维生素B$_{12}$、叶酸的食物：参见第86页	
富含镁的食物：参见第87页	
富含维生素D的食物：参见第208页	
生酮饮食食物（糖类含量极低）：研究发现，生酮饮食有助于减少动物体内的β–淀粉样蛋白	

表16–7　食物清单

头部创伤	
建议摄入的食物	不建议摄入的食物
有助于促进大脑康复的香料：姜黄粉、胡椒薄荷	酒精
富含胆碱的食物（促进乙酰胆碱合成）：虾、鸡蛋、扇贝、沙丁鱼、鸡肉、火鸡、金枪鱼、鳕鱼、牛肉、甘蓝菜、抱子甘蓝	咖啡因
富含ω–3脂肪酸的食物（有助于神经细胞膜形成）：参见第116页	糖
其他抗炎类食物（如富含益生元和益生菌的食物）：参见第116页	油炸食品
富含锌的食物：参见第208页	加工食品

表16-8　食物清单

毒　素	
建议摄入的食物	不建议摄入的食物
养肝类食物：含有叶酸（一种有解毒作用的必需营养物质）的绿叶蔬菜、鸡蛋等富含蛋白质的食物、有解毒作用的芸薹属植物（各种颜色的卷心菜、抱子甘蓝、花椰菜、西蓝花、羽衣甘蓝）、柑橘（含有维生素C和柠檬烯）、浆果、葵花子和芝麻籽（富含半胱氨酸）、葛缕籽和莳萝籽（含有柠檬烯）	抑制肝脏解毒食物：加工肉类、葡萄柚、红辣椒中的辣椒素、传统种植/养殖的农产品、奶制品、谷饲肉类、养殖鱼类
补肾类食物：水（每天8~10杯）、促进解毒的香料（包括丁香、迷迭香、姜黄粉，以及富含镁的腰果、杏仁、南瓜子等坚果/种子）、绿叶蔬菜、柑橘类水果（除葡萄柚之外）、有助于促进血液循环和增强耐力的甜菜汁、有抗炎功效的生姜、蓝莓（有助于增强肾脏滤过作用）、树莓、草莓、黑莓、大蒜、无糖巧克力（有助于增加血流量）	抑制肾脏解毒食物：动物蛋白含量过多的食物、盐含量过多的食物、磷酸盐含量过多食物（包括加工奶酪、鱼罐头、加工肉类、调味水、苏打水、非乳制品、瓶装咖啡饮料、冰茶）
滋养皮肤的食物：水、绿茶、含有抗氧化物质的各种颜色的果蔬（尤其是有机浆果、奇异果、柑橘、石榴、西蓝花、辣椒）、鳄梨、橄榄油、杏仁、核桃、葵花子、野生三文鱼、无糖巧克力	

表16-9　食物清单

精神健康	
建议摄入的食物	不建议摄入的食物
有益于精神健康的香料：藏红花、姜黄粉（含有姜黄素）、藏红花和姜黄素混合物、胡椒薄荷（有助于解决注意力问题）、肉桂（对有注意力问题、注意缺陷多动障碍和易怒的人有帮助）	促进炎症产生的食物
富含多巴胺的食物（有助于增强专注力和提高积极性）：姜黄粉、绿茶（含有茶氨酸）、兵豆、鱼类、羊肉、鸡肉、火鸡肉、牛肉、鸡蛋、坚果、种子（南瓜子和芝麻籽）、高蛋白蔬菜（如西蓝花和菠菜）、蛋白粉	酒精
富含血清素的食物（有助于改善情绪和睡眠，缓解疼痛，控制食欲）：鸡蛋、火鸡肉、海鲜、鹰嘴豆、坚果、种子等含有色氨酸的食物（含有血清素合成所需的成分）与红薯、藜麦等健康的糖类搭配食用，可以在短时间内产生胰岛素反应，将色氨酸输送至大脑；黑巧克力也可以促进血清素的合成	阿斯巴甜

精神健康	
建议摄入的食物	**不建议摄入的食物**
富含γ–氨基丁酸的食物（有抗焦虑的功效）：西蓝花、杏仁、核桃、兵豆、香蕉、牛肝、糙米、大比目鱼、无麸质全燕麦、柑橘、米糠、菠菜	咖啡因
富含胆碱的食物：参见第147页相关内容	
有助于改善情绪的果蔬：每日食用8份	
绿茶	
玛卡（有助于缓解抑郁）	
富含ω–3脂肪酸的食物（有助于神经细胞膜的形成和血清素的合成）：参见第116页相关内容	
富含抗氧化物质的食物：参见第103页相关内容	
富含镁的食物（有助于缓解焦虑）：参见第87页相关内容	
富含锌的食物：参见第208页相关内容	
富含维生素B$_6$、维生素B$_{12}$、叶酸的食物：参见第86页相关内容	
富含益生元的食物：参见第116页相关内容	
富含益生菌的食物：参见第116页相关内容	

表16–10　食物清单

免疫性/感染性疾病	
建议摄入的食物	**不建议摄入的食物**
有助于增强免疫力的香料：肉桂（有抗菌功效）、大蒜、姜黄粉、百里香、生姜、芫荽	标准美国饮食食物
富含蒜素的食物（有助于增强免疫力）：生蒜、蒜泥、洋葱、大葱	苏打水，包括无糖苏打水
富含槲皮素的食物：红皮洋葱、红叶卷心菜、红苹果、樱桃、红葡萄、樱桃番茄、茶、柠檬、芹菜、可可粉	酒精
富含维生素C的食物（天然血液稀释剂，可以促进血液循环）：柑橘、奇异果、浆果、红彩椒、黄彩椒、深色绿叶蔬菜（比如，菠菜和羽衣甘蓝）、西蓝花、抱子甘蓝、花椰菜、卷心菜、番茄、豌豆	单糖

免疫性/感染性疾病	
建议摄入的食物	不建议摄入的食物
富含维生素D的食物：包括三文鱼（113g三文鱼511IU维生素D）、沙丁鱼、金枪鱼在内的多脂鱼、鸡蛋、蘑菇（灰树花、羊肚菌、香菇）、牛肝、鳕鱼肝油	富含ω-6脂肪酸的食物（绝大多数植物油）
富含锌的食物：牡蛎、牛肉、羊肉、菠菜、香菇、小褐菇、芦笋、芝麻籽、南瓜子	
油炸食品	
蘑菇：香菇、白蘑菇、褐菇	有杀虫剂残留物的食物
富含硒的食物：坚果（尤其是巴西坚果）、种子、鱼类、草饲肉类、蘑菇	奶制品
富含ω-3脂肪酸的食物：参见第116页相关内容	
麸质	
富含益生元的食物：参见第116页相关内容	
富含益生菌的食物：参见第116页相关内容	

表16-11 食物清单

缺乏神经激素	
建议摄入的食物	不建议摄入的食物
富含纤维的食物（包括含有木质素的食物）：青豌豆、豌豆、胡萝卜、种子、巴西坚果	糖、单一糖类
促进激素分泌的香料：大蒜、甘草、鼠尾草、欧芹、八角、红车轴草、啤酒花	用激素或抗生素饲养过的动物蛋白质
鸡蛋：很多激素都是由胆固醇合成，所以要保证饮食中有充足的胆固醇	加工食品
促进睾酮分泌的食物：石榴、橄榄油、牡蛎、椰子、芸薹属植物（包括卷心菜、西蓝花、抱子甘蓝、花椰菜）、乳清蛋白、大蒜	麸质
促进雌激素分泌的食物：亚麻子、葵花子、豆类、大蒜、山药、富含维生素C或B族维生素的食物、甜菜、欧芹、八角、红车轴草、甘草、啤酒花、鼠尾草	大豆分离蛋白

缺乏神经激素	
建议摄入的食物	不建议摄入的食物
促进甲状腺激素分泌的食物（富含硒）：海藻、海菜、芸薹属植物、玛卡。	含有兴奋性神经毒素食物，包括味精、阿斯巴甜、水解植物蛋白、三氯蔗糖、"天然调料"（通常含有谷氨酸钠）
促进孕酮分泌的食物：圣洁莓、富含镁的食物，参见第87页相关内容	能够降低睾酮水平的食品和饮料：留兰香茶、大豆、甘草
富含锌的食物（促进睾酮分泌）：参见第208页相关内容	
富含益生元和益生菌的食物：参见第116页相关内容	

表16-12　食物清单

糖胖病	
建议摄入的食物	不建议摄入的食物
香料：肉桂、姜黄粉、生姜、孜然、大蒜、红辣椒、牛至、马郁兰、鼠尾草、肉豆蔻	高糖、低纤维食品
富含纤维的食物（有助于调节胆固醇和血压）：车前子壳、海军豆、树莓、西蓝花、菠菜、兵豆、青豌豆、梨、笋瓜、卷心菜、青豆、鳄梨、椰子、无花果、洋蓟、鹰嘴豆、亚麻子、奇亚籽	糖
富含多酚的食物和饮料：尤其是绿茶、咖啡和蓝莓，参见第126页相关内容	玉米、豌豆
富含蛋白质的食物：鸡蛋、肉类、鱼类	加工食品
低糖蔬菜：芹菜、菠菜、芸薹属植物（西蓝花、抱子甘蓝、花椰菜）	果干
低糖水果：苹果、柑橘、蓝莓、树莓、黑莓、草莓	高糖水果：菠萝、西瓜、熟香蕉等
富含 ω-3 脂肪酸的食物：参见第116页相关内容	
富含镁的食物：参见第87页相关内容	
富含维生素D的食物：参见第208页相关内容	

表16-13 食物清单

睡眠问题	
建议摄入的食物	不建议摄入的食物
有助于提高睡眠质量的香料：生姜	酒精，包括葡萄酒
富含褪黑素（催眠激素）的食物：酸樱桃浓缩汁、酸樱桃、核桃、生姜、芦笋	含咖啡因的食品和饮料，包括黑巧克力
富含血清素的食物：参见第189页相关内容	能量饮料
富含镁的食物：参见第87页相关内容	
辛辣食物，尤其是在夜间食用辛辣食物	
健康的糖类：红薯、藜麦、香蕉（含有镁）	
葡萄柚	
甘菊茶、百香果茶	含有利尿剂的食物：芹菜、黄瓜、萝卜、西瓜
	含有酪胺的食物：番茄、茄子、大豆、红葡萄酒、陈年奶酪
	不健康油脂类食物
	黑豆辣椒酱
	高蛋白食物（不易被吸收）

请注意：以上食物宜在身心压力较低的情况下食用，便于机体更好地消化和吸收其中的营养物质。

第十七章

增强记忆力：锻炼大脑，丰富生活

> "我们要不断挑战大脑。不然它会觉得很无聊，我们自己是很清楚这一点的。"
>
> ——马里安·戴蒙德，加利福尼亚州大学伯克利分校哲学博士

有句话说得好："用进废退。"如果不锻炼肌肉，肌肉就会萎缩。大脑也是如此。当我们动脑学习时，会产生新的神经连接，从而增强记忆力。事实上，无论年龄大小，多动脑都会对大脑整体产生积极的影响。而当我们停止动脑学习时，大脑内部的连接就开始断开，从而导致认知功能减退。

加利福尼亚州大学伯克利分校神经学家、哲学博士马里安·戴蒙德花了40年的时间研究大脑。她的研究成果颠覆了我们对大脑健康和神经可塑性的认知。在给美国衰老问题研究学会所做的一场讲座中，戴蒙德说过这样一句话："我们现在知道，只要有适当的刺激和丰富的环境，人类的大脑就能够持续地被开发，无论年龄大小。"

戴蒙德及其同事对中年老鼠（相当于60岁的人）和老年老鼠（相当于90岁的人）进行研究后得出了以上结论。当这些实验鼠有玩具、球、迷宫可以玩的时候，或者当它们有活跃的同类玩伴的时候，它们的大脑变大了，认知功能也增强了。在这些老鼠的大脑中，树突、神经细胞和血管不断发育生长，大脑皮质也变厚了。

2017年，戴蒙德博士在90岁高龄时过世。她生前对自己的研究进行了这样一番总结："我们在任何年龄都可以改变自己的大脑。如果你坚持动脑，你的大脑就会变得像年轻人的大脑那样。"随着年龄的增长，我们学习起来

可能会稍微比较吃力，但是我们的大脑可以变得越来越好。特别是如果我们能够改变饮食习惯、锻炼身体、不断挑战自我、不断接受新的事物、做到心中有爱的话，我们就能够保持大脑健康，让它变得越来越好。

吉姆·卡罗尔：大脑的神奇记忆力

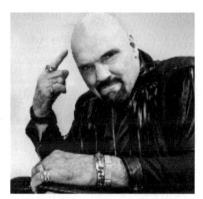

图17-1 吉姆·卡罗尔

心灵大师吉姆·卡罗尔（如图17-1）的经历就是戴蒙德博士研究成果的有力证明。吉姆在宾夕法尼亚州阿伦敦长大，上学时是一名很普通的学生，由于他的巨大身材而被欺负。上完大学后，吉姆就去一家钢厂工作了。29岁时，他因膝盖受伤而被解雇。也就是从那时起，他开始在一家魔术公司工作，在那里他发现自己在这方面很有天赋。31岁时，他开始表演魔术，被很多人称为"魔术疯子"。在他知道自己的这一绰号之前，吉姆发现自己因准确预测宾夕法尼亚彩票结果而登上了全美报刊的头条。于是，他被邀请做客电视节目，知名度开始不断上升。他尤其深受大学生的欢迎，甚至还被邀请去了白宫。

而就在他快要到50岁的时候，吉姆突然出现了健康危机——被诊断患有心肌病和心脏增大。医生对他说，他的心脏看起来就像他93岁老母亲的心脏那样，除了"坐车兜兜风"之外什么也干不了。吉姆对预后感到不满，于是又找了一位理疗师，并在其指导下开始上健身课程。他一边骑健身自行车一边开始动脑（而不是看电视），从一些很基础的练习开始做起——去记美国的各大州及其首府的名字、8万多个邮政编码、拼字游戏词典里的每一个单词，还有圆周率小数点后几千位的数字。在这种记忆训练下，他做到了可以数出从公元一世纪开始每周对应的日期。如果递给他一副刚洗过的扑克牌，他可以在一分钟之内就记住这副牌的顺序！

就在美国劳军联合组织即将派吉姆出国进行劳军演出时，在一个共同好友的引荐下，我与吉姆在安德鲁斯空军基地见了一面。当我看到他在我面前记住了一副扑克牌，还猜中了我心里所想的一个牌时，我完全被震惊了。后来，随着谈话的深入，我了解到他一直在专注于锻炼自己的大脑。

"记忆运动员"指的就是像吉姆这样擅长这种记忆技巧的人。美国斯坦福大学医学院和德国慕尼黑马克斯·普朗克科学促进会精神病学研究所进行的一项最新研究得出了一个令人振奋的结论：没有掌握过任何特殊记忆技巧的人可以学会记忆术——一种备受记忆运动员青睐的记忆方法，而且这种记忆术训练可以"扩大大脑的记忆网络"。首先，一组记忆运动员做了一个记忆72个单词的测试，每个人的准确率平均为71个单词。然后，一组从未经过记忆训练的人开始练习使用这些记忆运动员的记忆技巧，并且分别在20分钟和24小时之后进行了测试。4个月后，他们又进行了测试（换了一组别的单词），结果发现他们记住的单词数量几乎与记忆运动员一样多。（如果你也想试一试这种记忆术训练，请参见第304页的"记忆方法"。）

最好的脑力训练就是不断获取新的知识、不断去做从未尝试过的事情。即使你的日常性事务非常复杂，比如，给大学生上课、分析大脑扫描图、修理电脑网络等，它们对你的大脑的帮助都赶不上学习新的知识。只要大脑反复去做某件事，它就会用越来越少的能量去做这件事。而像记邮政编码、玩新游戏这样学习新的知识可以在大脑内建立新的连接，从而维持甚至改善大脑内那些不常用的区域的功能。在对吉姆的海马体进行测试后，科学家们发现，在吉姆这个年龄和体型的群体中，他的海马体排名在前1%。

关于大脑内的区域，只要你使用它们，它们就会生长；而如果你不使用它们，它们就会萎缩。这让我们明白了要如何去锻炼大脑。只是玩玩纵横填字游戏或者数独，根本不会完全开发你的大脑，因为这就像在健身房做了几组右臂肱二头肌卷曲训练之后就离开了一样。下面，推荐一些"大脑综合性锻炼"的方法。

锻炼前额皮质

1. 语言类游戏，比如文字拼图游戏Scrabble（如果你能够把Scrabble词典背下来，你的朋友们一定会有一种被碾压的感觉）、Boggle、Words With Friends。

2. 纵横填字游戏。

3. 大学组织的演讲和辩论课程，Toastmasters演讲会以及其他公开演讲的机会。

4. 战略类游戏，比如围棋、Risk。

5. 俄罗斯方块：这款游戏可以有效降低对毒品（包括酒精、尼古丁、咖啡因）、饮食，以及活动（包括性爱、身体锻炼、玩游戏）的欲望（还可以锻炼大脑的顶叶和枕叶）。

6. 祷告和冥想：可能是锻炼前额皮质最有效的方法。我发表过几个关于冥想的研究，我也发现了冥想是如何刺激前额皮质的。冥想可以增强专注力、执行功能、判断力和冲动控制，使我们的决策更周到、更符合道德标准。我的朋友和同事——托马斯杰斐逊大学医院的神经科专家，医学博士安德鲁·纽伯格（Andrew Newberg）在一次研究中发现，冥想式祷告有助于前额皮质的血流量增加。

7. 负重训练和有氧运动（快速步行）：坚持这两种运动有助于改善痴呆症患者的大脑执行功能，包括推理、计划、解决问题、多任务并行处理的复杂思维过程。

锻炼颞叶

1. 3D游戏（比如，"超级马里奥3D世界"游戏，不包括"愤怒的小鸟"及其他2D游戏）：有助于增强海马体功能。3D游戏在2D基础上增加了一个特殊维度，也更加复杂，玩家在3D游戏中有更多可以探索和学习的空间，有助于增强玩家的学习能力和记忆力。

2. 密集型学习（比如，在医学院或法学院学习）：研究发现，密集型学习14周以后，海马体就会变大。

3. 背诵诗词散文：可以增大海马体。

4. 记忆力和记忆术训练。

5. 学习弹奏新的乐器：有助于增强前额皮质、顶叶和小脑的功能。

6. 身体锻炼：也可以增大海马体。学习一项新的体育运动还可以带来更多好处。

锻炼顶叶

1. 像数独这样的数字类游戏。

2. 同时处理多项事务：前额皮质、颞叶（海马体）、枕叶、小脑都可以得到锻炼。

3. 打高尔夫（即便你是新手）：打高尔夫40个小时可以增加顶叶和枕叶里的灰质。

4. 跳舞（包括跳探戈舞）：帕金森病患者也可以去跳舞。

5. 学习识谱和演奏。

6. 在不依靠GPS的情况下学会去看地图。

锻炼基底神经节

1. 平衡训练。

2. 四肢同时运动。

3. 操纵绳子、球等小件物体。

锻炼小脑

1. 协调性运动：打乒乓球（前额皮质也能得到锻炼）、跳舞（以及学习新的舞步）、练瑜伽、打太极等。

2. 打篮球。

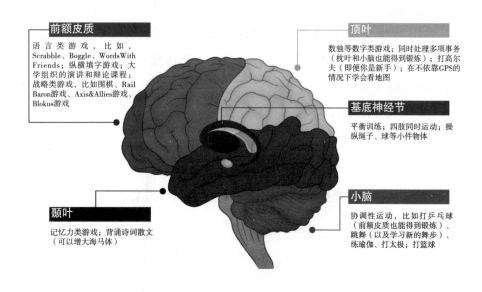

前额皮质

语言类游戏，比如，Scrabble、Boggle、WordsWith Friends；纵横填字游戏；大学组织的演讲和辩论课程；战略类游戏，比如围棋、Rail Baron游戏、Axis&Allies游戏、Blokus游戏

顶叶

数独等数字类游戏；同时处理多项事务（枕叶和小脑也能得到锻炼）；打高尔夫（即便你是新手）；在不依靠GPS的情况下学会看地图

基底神经节

平衡训练；四肢同时运动；操纵绳子、球等小件物体

颞叶

记忆力类游戏；背诵诗词散文（可以增大海马体）

小脑

协调性运动，比如打乒乓球（前额皮质也能得到锻炼）、跳舞（以及学习新的舞步）、练瑜伽、打太极；打篮球

智脑小提示　　　很多新的学习方法可以用来刺激大脑。按照马里安·戴蒙德的建议去做就可以了，每项活动都应该是富有挑战性的、新奇的，并且是你所喜欢的。

学习会给神经元带来实质性的影响：使神经元更容易放电和持续放电。人脑中大约有1 000万亿个突触，如果不积极放电，突触就会慢慢衰弱和死亡。就像肌肉在得不到锻炼后会萎缩一样，不活跃的神经细胞也会慢慢凋亡。大脑内有很多不同的回路，连接着各个区域的神经元。得不到使用的回路就会变得日益脆弱。

举例来说。那些重返大学去读书的中年人，往往在一开始会觉得自己学习迟钝又很笨，在几个学期的脑力训练之后，他们才会觉得学习其实不难。他们不仅需要找回过去的学习速度，而且随着年龄的增长，其脑细胞的酶活力也开始下降。脑细胞的工作效率会降低，所以，50岁的人的大脑一般没有18岁的年轻人的大脑那样灵活。然而，从某种意义上看，年轻人也有其不足之处。50岁的人可能比年轻人更擅长做学术研究，因为随着年龄的增长，人的额叶会更加发达，年龄大的人在课堂上一般会更加集中注意力，也会提出更好的问题。

额叶越发达，我们就越容易掌握新的知识，越能够把握重点所在，也越容易将这些知识与实际生活结合起来，进一步发挥其个人价值。18岁的年轻人可能更擅长记忆，但是由于其额叶不够发达，所以不一定能够知道什么才是值得去记忆的。

锻炼大脑和增强记忆力的10种方法

在保障身体健康和大脑健康方面，锻炼大脑与合理饮食及锻炼身体一样重要。研究发现，以下方式可以锻炼大脑和增强记忆力。

1. 学习新的知识。每天花15分钟来培养一个新的爱好，进行一项新的活动，或者研究一个问题。爱因斯坦曾说过，人们只要坚持每天花15分钟学习新的知识，一年之内就会成为专家。这与在校学习和在商业界打拼一样，要想获得成果，投入是很关键的。

2. 要下定决心开展认知训练。研究发现，与没有接受过认知训练的社区老年人相比，接受过几周认知训练的老年人在推理能力和信息处理速度上有了大幅提升，而且10年后在日常生活中面临的困难也更少。在我们的门户网站——"大脑健康生活（Brain Fit Life）"（www.mybrainfitlife.com）上，我们有专门针对这方面的大脑训练，可以通过玩游戏来提高认知功能。

3. 通过上课学习一些新的有趣的知识。社区大学和线上平台都提供了很多主题的学习内容，而且学费也不高。你可以选择参加一个与自己的工作和日常生活都不相干的课程，挑战自己的大脑，去学习一些新的有趣的知识。例如，你可以去跳方块舞（很好的锻炼方式），学说西班牙语，学习下棋，学习打太极，钻研天文学，学习雕塑等。玩软陶或培乐多彩泥有助于儿童和成年人大脑内形成新的神经连接，提高灵活性和手脑协调性。

4. 交叉工作。了解别人的工作，或者用几周来轮岗，可以提高员工的技能水平，改善他们的大脑功能，同时让他们在工作中有更多的灵活性。例如，杂货店员工可以学习如何收银、摆货架、采购产品，以及轮流在农产品区、杂货区、奶制品区学习如何做导购。

5. 儿童和成年人都要少看电视。研究发现，每天看电视的时间在两个小时及以上的成年人患阿尔茨海默病的风险明显更高。看电视一般来说是一个不需要动脑的过程。当然，这些研究也没有明确指出，观看能够学到知识的电视节目（比如，我在公共电视台上所做的节目），是否会产生与情景喜剧和体育节目一样的效果。

6. 打破日常生活习惯，刺激大脑内不活跃的区域。做一些打破常规的事情，来刺激大脑的另一侧区域，开发两个大脑半球。例如，你可以用不常用的那只手来写字、穿衣、刷牙、摆餐具、投篮、打乒乓球、操作鼠标等。这种改变虽然会让你的大脑感觉不适，但是实际上打破了你固有的生活习惯，促进新的连接在大脑内形成。

7. 去新的、有趣的地方旅行。让大脑有不同的体验，接触不同的气味、风景和人群，有助于增强大脑的功能。看地图找路可以在多方面刺激大脑，同时锻炼顶叶（大脑内负责引导视觉和空间感的区域）。

8. 与聪明的人交朋友。正所谓"近朱者赤"。与优秀的人在一起，你可以与他们交流思想，获得新的观点，挑战自己的大脑。我们绝大多数人都知道，要想玩好游戏，就要与那些比我们玩得好的人一起玩。同样，与优秀的人在一起可以不断突破我们大脑的上限。所以，我们要多与能够挑战自己的人在一起。

9. 用音乐来强化大脑。大量研究表明，学习奏乐和听音乐（尤其是古典音乐）能够增强记忆力、改善情绪。古典音乐还可以增强记忆力和认知功能。研究发现，仅仅听25分钟的莫扎特或施特劳斯的音乐就可以降低血压和压力激素氢化可的松的水平，听阿巴合唱团（ABBA）的歌曲也有降低氢化可的松水平的作用。听舒缓和欢快的音乐有助于缓解焦虑和抑郁。学习奏乐则有助于增大海马体的大小。拿起你的吉他弹起来吧！史提夫·汪达（Stevie Wonder）曾说过："音乐带给我们的实际上是回忆。"研究发现，听欢快或舒缓的音乐能够让我们回忆起过去的美好，而听惊悚或悲伤的音乐一般会让我们回忆起不堪的过往。所以说，音乐可以发挥很大作用。

10. 解决学习问题。大量研究表明，受过良好教育的人患阿尔茨海默病和认知功能减退的风险更低。然而现如今，数以百万计的儿童、青少年和成年人都存在学习困难，尽管他们的智商处于正常水平甚至超出正常水平。这些困难往往是由注意缺陷障碍或其他学习问题所造成。只有意识到这些问题并解决它们，才有可能实现"终身学习"。你可以做一个在线测试，看看自己是否有注意缺陷障碍，网址是：www.amenclinics.com。

记忆方法

虽然本书介绍了很多关于拯救大脑的知识，但是你可能还是会问：有没有什么增强记忆力的具体做法？答案是：当然有！智脑计划就是其中之一。智脑计划可以说是一种记忆术，或者说就是一种增强记忆的方式。通过智脑计划的训练，我可以很快记住所有11个风险因素，所以，每当我要在电视上做节目去说这些风险因素的时候，我可以在不需要笔记的情况下，轻松地记住非常复杂的材料。智脑计划的设计花费了我和同事们不少精力，不过还是很值得的。

除了智脑计划之外，我还推荐其他3种神奇的记忆方法。我和我的父母都用过这3种记忆方法来提高我们存储和保留信息的能力。吉姆·卡罗尔和其他记忆运动员也用它们来增强过记忆力。

记忆方法一：韵律。很多人都会利用韵律去记住语句的规则和组织。相信我们绝大多数人小的时候都应该学过一些常用的顺口溜，来辅助我们记单词、记住春秋季的季节更替，还有每个月的天数。

"i要放在e前面，除非前面有个c。"（I before e except after c）

"一年之计在于春，落叶归根知秋至。"（Spring ahead in spring; fall

back in fall.）

"十一四六九三十，除了一个二月份，剩下全是三十一。"（Thirty days hath September, April, June, and November; all the rest have thirty-one, except February, which stands alone.）

韵律有助于将那些看起来可能完全不相干的信息有序地连接起来，形成一种既定的信息模式。而一旦其中出现任何差错，韵律也就不复存在。下面，以一首有韵律的童谣（比如"1是面包，2是鞋。"）为例来具体说明如何进行记忆。

根据这一记忆方法，首先选择10件你需要以精确顺序记住的事情，然后在脑海中想象每件事情与其对应数字对象之间的关联。只需要短短几分钟，你就会很容易地记住它们的顺序。你可以试试用这种方法来记一些毫无关联的事情，看看它是否对你有用。

就以我的日常生活为例。假设我要去商店买以下食品。

1. 沙丁鱼

2. 火鸡

3. 无糖杏仁奶

4. 鸡蛋

5. 甜叶菊

6. 羽衣甘蓝

7. 香槟

8. 菠菜、橄榄油

9. 橘子

10. 椰子

我大概要花两分钟在脑海中构建以下关系。

1是面包：想象有一只沙丁鱼想从面包中跳出来。

2是鞋子：一只火鸡踏着一双漂亮的高跟鞋四处走动。

3是树：一棵树上滴着杏仁奶，树下是号啕大哭的孩子们。

4是一扇门：有人朝门上扔了鸡蛋，我很生气。

5是蜂巢：蜜蜂围绕着一株甜叶菊飞来飞去。

6是棍子：一个小孩儿在集市上用一根棍子挑起了一捆有机羽衣甘蓝，而不是去拿棉花糖，因为他不想吃棉花糖。

7是天堂：在天堂，有人递给了我一瓶冒着气泡的香槟。

8是大门：大力水手站在我家的大门前，一只手拿着菠菜在啃，另一只手拎着奥利佛·奥尔（《大力水手》中的女主角，英文名谐音"橄榄油"）。

9是一条线：橘子排成了几千米长。

10是母鸡：一只母鸡的头上顶着一个椰子，在院子里跑来跑去，发出"咯咯咯"的叫声。

到了商店后，我的脑海里就会迅速闪现出这些画面，方便我记起要买的东西，而不需要事先写成清单。你用得越多，就越能够灵活运用这种方法，你的海马体也会生长得越大。

记忆方法二：用你需要记住的单词的第一个字母造句或组成短语，智脑（Bright Minds）就是一个例子。如果需要记一连串的事情，我会很快地先记下每件事情所对应的单词的首字母，看看能否将它们组合成一个有关联的单词或句子。

"在古老的奥林匹斯山山顶，一个芬兰人和德国人在眺望风景。"（On old Olympus' towering top, a Finn and german viewed a hop.）

这是我在医学院读书的时候学到的一首押韵的字母诗。每个单词的首字母都对应着人体十二对颅神经名称的首字母：嗅神经（olfactory）、视神经（optic）、动眼神经（ocular）、滑车神经（trochlear）、三叉神经（trigeminal）、外展神经（abduceus）、面神经（facial）、前庭神经（acoustic）、舌咽神经（glossal pharyngeal）、迷走神经（vagus）、副神经（accessory）、舌下神经（hypoglossal）。

射击手一般会用"BRASS"来记住射击的步骤：呼吸（breathe）、放松（relax）、瞄准（aim）、稳定（stabilize）、扣动扳机（squeeze）。

记忆方法三：用位置来辅助记忆。据说，古希腊诗人西摩尼得斯有一次参加宴会，恰好在屋顶倒塌之前离开了宴会，结果除了他以外其他人全死了。虽然很多尸体都已经面目全非，但是西摩尼得斯还是能够根据他们各自在餐桌前的位置将尸体辨认出来。西摩尼得斯所用的方法就是先想象在某个特定的位置将记忆对象形象化，然后在脑海中回到这个位置的时候，记忆对象就会回来找你。比如，当记忆一篇你整理好的演讲稿的时候，你要先将观点或主体内容挑出来，然后以某种方式将它们与你家里的不同房间联系起来。在发表演讲的时候，想象自己在家里从一个房间走到另一个房间，不断地去寻找已经构建好了的联系。

为了让你能够有效使用这种记忆方法，这里给出两点小建议。

1. 要有动态性：大脑的思考方式不是静态图像的呈现，所以动作越多，你就能够在某个场景中加入更多细节。

2. 要让想象的画面尽可能的夸张：如果你要用想象的画面去记住一些陌生或特殊的事情，那么画面越夸张，就越容易记住这些事情的细节。

在运用这种方法的过程中，你的联想能力只会受到你所能想象到的位置数量的限制。我可以想象自己先走到大门前，然后再去客厅、餐厅、厨房、家庭活动室等。你可以将好几百种物品和想法与家里的各种空间构造联系起来。

随时随地用你的记忆去感受美好

很多人感到焦虑和抑郁的原因是他们都难以忘记过去经历的恐惧、沮丧或生活中不好的事情。他们的大脑往往不自觉地就想到了愤怒、悔恨和悲伤。为此，我开发了一种记忆方法，通过寻找关联和位置对应，让人们在任何时间、任何地点都能开心起来。我们可以通过记忆方法排遣负面情绪，强化正面情绪。

首先，选择10～30段人生中最美好的回忆（要不断将一些美好的经历补充进去），然后将它们与自己家里或别的某个地方的具体位置对应起来。下面，以我的人生经历为例来详细说明。

截至目前，我人生中最美好的回忆是以下12段经历。

1. 娶了塔纳，一起度蜜月，我们的蜜月期一直持续到现在。

2. 完全爱上了我们的小狗阿斯兰和小猫米索。

3. 帮助我的父亲在他87岁时恢复了健康，然后向全世界分享了这段神奇的经历。

4. 《发现》（Discover）杂志将我们关于脑成像的研究列入"2015年最佳百部科学故事"排行榜。

5. 与我十几岁的女儿布里安娜一起吃饭时，她对我说："爸爸，我今天在辩论赛上把对手虐得很惨。"

6. 在我的儿子安东尼还小的时候（现在他已经49岁了）与他一起在餐桌前玩战略类游戏，他还时不时地把我打败。

7. 拥有这个世界上最可爱和最有爱心的母亲。

8. 在我4岁的时候与爷爷一起站在炉子边烤火。

9. 与牧师里克·沃伦及医学博士马克·海曼一起发起"丹尼尔计划"，该计划的目的是通过全世界的教堂改善所有人的健康，目前已经在全世界组织了数千场活动。

10. 看着我上二年级的女儿凯特琳（现在30岁）在电视里播放《风中奇缘》（Pocahontas）的时候跟着手舞足蹈。

11. 两岁的女儿克洛伊（现在14岁）坐在我的肩上看洛杉矶湖人队的比赛时吻了吻我的脑袋，然后告诉我她爱我。

12. 在1999年举行的全美乒乓球锦标赛中参赛。

接下来就是用动作和夸张的想象画面来将以上这12段经历与我家里的空间联系起来。

1. 大门：塔纳求我不要丢下她，我拽着她跨进大门。（当我们在结婚的前一天晚上排练要在第二天婚礼现场跳的舞蹈时，我差点儿把她摔在地上。现在每次提起这件事，我们都开怀大笑。）

2. 门厅：每当我回家时，阿斯兰和米索总是会在这儿迎接我，等着我宠爱它们。阿斯兰总是会在那儿摇着尾巴，而至于米索，你永远都不知道它会干什么。

3. 从客厅到门厅右侧：我88岁的父亲穿着运动服，做着跳爆竹的运动，准备去健身房做负重训练。他曾经完成6分钟的平板支撑，完全碾压了我，我做3分钟就坚持不下去了，所以，我非常佩服他。

4. 客厅（放有一棵圣诞树）：我的朋友、研究伙伴、医学博士赛勒斯·拉吉送给了我一期装裱过的《发现》杂志。这一期杂志公布了"2015年最佳百部科学故事"，我们的研究也位列其中，排名第十九。我还看到有一辆迷你特斯拉小车在客厅乱跑（特斯拉排名第十八），后面有一种新的素食恐龙（排名第二十）在追赶着。

5. 挨着客厅的餐厅：我的女儿布里安娜（现在34岁，两个孩子的母亲）在餐桌上眨着眼睛对我说："爸爸，我今天在辩论赛上把对手虐得很惨。"没想到读高中的时候，她从一个害羞的小姑娘变得充满了自信，着实让我大吃一惊。

6. 餐厅的餐桌上：我的儿子安东尼在和我一起玩战略类游戏，那时他还很小。现在他是一个非常善于谋划的人，也很聪明。毕竟，他在那么小的时候就能够在游戏中打败我了。

7. 飘着香味的厨房：母亲正在做一份香甜可口的沙拉，还有柠檬、橄榄油、新鲜的蒜泥、从父亲的农场里摘回来的鳄梨、烤羊肉、芦笋等。听到我分享一天干的事情，她非常开心。

8. 厨房里炉子旁：4岁的我挨着爷爷笑嘻嘻地站在梯凳上，在我成长的过程中，爷爷一直是我最好的朋友。他系上了白色的围裙，然后我们开始制作杯装的无糖黄油巧克力腰果糖。我会经常一起制作这种健康又可口的糖果，这样我也有更多时间与爷爷在一起。

9. 厨房里水槽旁：柜台上放了一本《丹尼尔计划》和附带的一本食谱。书上有好几万个小小的人挥舞着西蓝花花球四处跑动着，象征着所有参加过我们计划的人。

10. 挨着厨房的家庭活动室：电视机播放着动画电影《风中奇缘》，7岁的凯特琳在电视机前手舞足蹈。那时的她很喜欢表演，从来没注意到自己在电视机前挡住了我们的视线。

11. 上楼的楼梯上：看到克洛伊的房间，就能想象到她穿着带有斑马帽的毛衣坐在我的肩膀上看着湖人队的比赛，然后吻着我的头告诉我说，她爱我。

12. 楼上的书房：有一台乒乓球桌，勾起了我当年参加全美乒乓球锦标赛的回忆。在我还小的时候，母亲就教我打乒乓球，我玩得很开心。

你可以试一试这种记忆方法。当你感到难过或心烦意乱时，你可以在脑海里勾勒出一幅自己在家里走来走去的画面，翻出过去那些美好的回忆，促使大脑释放有利的化学物质，从而让自己的心情变好。

 选择一个有助于增强记忆力的健康的习惯，从今天开始就坚持下去。

1. 每天花15分钟学习新的知识。

2. 打破常规，找一些新鲜的、有挑战性的而且自己也热爱的事情去做：有助于增大海马体。

3. 做一些能够开发整体大脑的运动：包括玩语言类和战略类游戏、祈祷、冥想（能够锻炼前额皮质），玩记忆类游戏、学习音乐（能够锻炼颞叶），玩数字类游戏、打高尔夫、同时处理多项事务（能够锻炼顶叶），打乒乓球、跳舞等协调性运动（能够锻炼小脑）。

4. 报名去听一节课或参加一次会议，主题是自己不熟悉而又感兴趣的内容。

5. 用另一只平常不怎么用的手刷牙一周。

6. 与聪明的人交朋友。

7. 听古典音乐和（或）学习奏乐。

8. 尽快解决任何学习方面的问题。

9. 善于用各种记忆方法或记忆术（尤其是注重运用韵律的记忆方法和位置联想记忆法）来增强记忆力，要学以致用。

10. 把你人生中最美好的10～30段经历写下来，将它们与你家里的各个空间联系起来，让你能够随时随地保持积极的情绪。

第十八章

与记忆力相关的药物：何时考虑用药
以及如何用药

"如果将药物与其他辅助措施结合使用，用药的效果一般会
更好。"

——穆罕默德·奥兹，医学博士

说到解决记忆问题，现在的药物一般都难以让人满意。没有哪一种药物能够治愈记忆问题，只是在服药期间能够起到一定的效果。造成记忆问题的原因有很多，所以根本就不可能有什么灵丹妙药。然而，制药企业仍在新药研发上投入数十亿美元，希望能够研制出下一个百忧解（Prozac）或万艾可（Viagra）。如果能够将同样的资金和科学力量投入到预防和生活方式的干预上，我们就会走得更远。但是不管怎么说，药物的存在还是有一定道理的，也是值得一试的。如果一些简单的干预措施对解决你的记忆问题不起作用，那么你应该去找专业的医师开药。本章将介绍几种最常见的有助于治疗记忆问题的药物，以及我们在亚曼诊所如何使用这些药物。

美金刚（盐酸美金刚胺）

美金刚是经批准用于治疗中度和重度阿尔茨海默病的药物。研究表明，美金刚可以增加前额皮质的血流量，而且在某些情况下还能够延缓中期阿尔茨海默病的继续发展。

美金刚可以调节或在一定程度上阻断N-甲基-D-天冬氨酸（NMDA）受体，从而调节神经递质谷氨酸的释放。这一点很重要，因为谷氨酸产生过量会导致过多的钙进入细胞，从而激活编码杀死神经元的基因（注：补钙千万不要补多了）。

美金刚有时会给痴呆症患者带来很大的好处。减少痉挛就是其中一个较为显著的效果。痉挛会让人失去平衡、跌倒、行走困难。美金刚还有助于提高语言表达能力和运动技能精细化，同时减少尿失禁。如果美金刚疗效不错，可能会带来很大改变，减轻护理人员的压力和负担。一般来说，美金刚前两周的剂量是5mg/d，然后慢慢增加到最大剂量（一般是20mg，有时可能会达到40mg）。

我还见过美金刚对行动困难和有语言障碍的年轻人有很好的疗效。拉尔夫是我们在亚曼诊所接诊过的一个年轻人，自从童年时他的大脑被病毒感染以后，他的记忆力和学习能力一直很差。除此之外，他还做不了协调性动作，表达不清晰，在工作和社交场合也难以做到举止得体。他还因为"态度不端正"而被解雇过好几次。

从其大脑SPECT扫描图上看［参见图18-1（a）］，他的小脑几乎没有什么活动，前额皮质活跃度较低（影响判断力、冲动控制和注意力），右颞叶活跃度也较低（影响社交能力），前扣带回活跃度较高（通常与注意力难以转移、认知灵活性差、行为对抗和行为困难有关）。在我们用美金刚对他治疗了3个月后，他的家人反馈，拉尔夫的协调能力、语言表达能力、行为以及工作表现都有了改善。他第二次来做的大脑SPECT扫描图［参见图18-1（b）］也显示有很明显的改善迹象。

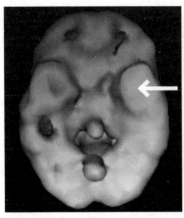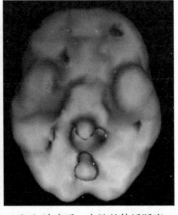

（a）治疗前：前额皮质和右
　　颞叶的活跃度较低

（b）治疗后：大脑整体活跃度
　　增加，右颞叶的活跃度较低

**图18-1　在用美金刚治疗前后拉尔夫的大脑SPECT
扫描图（底部表面视图）**

胆碱酯酶抑制剂（艾斯能、加兰他敏、安理申）

随着我们年龄的增长，乙酰胆碱这种往往与记忆力有关的神经递质会慢慢减少。研究发现，提高乙酰胆碱在大脑中的可用性有助于保持记忆力。有一种方法是通过药物抑制分解乙酰胆碱的酶。这类药物被称为乙酰胆碱酯酶（AChE）抑制剂或胆碱酯酶抑制剂，可以增加前额皮质和颞叶的血流量。艾斯能、加兰他敏、安理申是最常用的3种胆碱酯酶抑制剂。

了解不同胆碱酯酶抑制剂的主要差异性，对如何利用它们来有效治疗有严重记忆问题的患者可能很关键。研究发现，乙酰胆碱神经元遍布大脑皮质，所以，增加乙酰胆碱有助于增强很多能力。这类药物不仅可以减少行为问题，而且可以在阿尔茨海默病的早期阶段提高患者的注意力、短期记忆力、理解力、交流能力，以及识别人和物体的能力。

早期治疗非常关键，因为如果等到患者的能力严重受损后再去治疗，改善的余地就不会很大。在我治疗的很多有严重记忆问题的患者中，他们的症状持续时间一般没有超过6个月，所以他们的短期记忆力一般都得到了改善。

很多患者都是在问题出现后才去就医。然而，延缓或阻止疾病的发展同样也很重要。艾斯能、加兰他敏、安理申这三者的主要区别就在于延缓疾病发展的方式上。

1. 艾斯能（卡巴拉汀）。虽然以上三种药物都有抑制AChE的作用，但是只有艾斯能可以阻断丁酰胆碱酯酶（BuChE）——另一种能够分解乙酰胆碱的酶。在正常衰老的人体内，约80%的胆碱酯酶都是AChE，剩下的20%是BuChE。而随着阿尔茨海默病的发展，AChE会减少，BuChE会增加，最后两者含量几乎持平。因此，必须同时阻断AChE和BuChE，才能阻止阿尔茨海默病的进一步发展。目前，能够实现这一点的药物只有艾斯能。所以，我在开药时往往会首选艾斯能，尤其在给记忆问题处于晚期的患者开药时。

2. 加兰他敏。虽然加兰他敏无法像艾斯能那样阻断BuChE从而增加乙酰胆碱的含量，但是加兰他敏可以增加很多其他神经递质的含量，从而能够从整体上提升大脑的活跃程度。

3. 安理申（多奈哌齐）。安理申是在美国生产的首个耐受性良好的胆碱酯酶抑制剂，现已成为最常用的胆碱酯酶抑制剂（虽然他克林是首个获得美国食品药品监督管理局批准的胆碱酯酶抑制剂，但是由于其会产生很多令人难以忍受的不良反应，现在在美国已不再使用）。安理申对轻度阿尔茨海默病患者的治疗尤其有效，而且据报道，安理申的不良反应小于艾斯能和加兰他敏。另外，每日只需服用一次安理申即可。正因为这些优势，安理申变成了一款常用的药物，医务繁忙的内科医生尤其喜欢给患者开安理申。但与此同时，它也存在着一系列显著的问题，所以很多神经科医生和精神科医生在开药时并不会将它作为首选药物。

由于安理申（与加兰他敏一样）无法阻断BuChE，所以它对于阻止β–淀粉样蛋白斑块沉积不是很有效。安理申（与艾斯能一样）无法与烟碱型受体相结合，所以它不能像加兰他敏那样有效提升大脑的整体活跃度，而且可能也无法阻止细胞程序性死亡。

我的一位同事已经将几百名有记忆力问题的患者的用药从安理申调整为

艾斯能。此前，他们在服用安理申期间病情不断恶化。而在换药后，几乎一半的患者都有了明显的改善。在一项研究中，大约300名轻中度痴呆症患者在服用安理申未见疗效后，转而服用艾斯能，服用了6个月以后，一半的患者在日常活动、行为和（或）心智能力方面都有所改善。

胆碱酯酶抑制剂的不良反应

大约10%～20%服用过胆碱酯酶抑制剂的患者会产生不良反应。例如，有些患者在服用胆碱酯酶抑制剂以后会变得有攻击性，但是与此同时其心智能力往往会出现改善。好在这种攻击性一般会在两周内消失，而且在很多情况下，由于患者的状况愈来愈好，其家属一般不倾向于停药或减少用药。

艾斯能和加兰他敏的不良反应主要有恶心、呕吐、食欲不振、眩晕、头晕、昏厥、全身乏力、肌肉疼痛。这些不良反应的产生与胃和心脏没有关系，而是由脑干中乙酰胆碱的活动增加所致。脑干神经元能够控制呕吐（防止机体摄入有害物质），调节呼吸、心率、血压以及控制新陈代谢。乙酰胆碱会减慢心率，从而导致血压下降。艾斯能和加兰他敏所致的昏厥、头晕、眩晕等不良反应一般不会危及生命，而且可以通过减少艾斯能或加兰他敏的剂量予以避免。

安理申的不良反应与艾斯能和加兰他敏类似，只是出现的不是很频繁。一些睡前服用安理申的患者还会有梦魇。不过，只要把服用安理申的时间调整为早晨，一般就可以避免这个问题。

兴奋性药物

刺激性药物，比如利他林（哌甲酯）和阿德拉（苯丙胺盐），一直都被用来增强专注力、记忆力，提高积极性和学习能力。它们一般用于治疗有注意缺陷障碍（或注意缺陷多动障碍）的儿童，但是我用它们治疗过各个年龄段的患者，而且疗效还不错。这类药物是通过促进基底神经节中多巴胺的产生而起作用，并能增加前额皮质和颞叶的血流量。如果你有注意缺陷障碍或注意缺陷多动障碍的症状（比如注意力持续时间短暂、注意力易分散、缺乏组织性、焦躁不安、易冲动），可以考虑服用这类药物。

刺激性药物一般用于治疗那些创伤性脑损伤、霉菌暴露、感染后前额皮质功能低下的患者。研究发现，这类药物还可以提高痴呆症患者的决策能力和积极性。

由于利他林和阿德拉可能会使患者上瘾并产生不良反应，所以我们在治疗有记忆问题的患者时往往不会将它们作为首选药物，只有在自然疗法不起作用时才会考虑使用它们。

莫达非尼和阿莫达非尼常用于治疗嗜睡症。很多研究发现，它们还可以提高人的警觉性和高级认知能力。从我的经验来看，它们有助于提高人的精力，增强专注力和记忆力。与利他林和阿德拉相比，这两种药物的不良反应更少而且药效更温和。我接诊过的一名注意缺陷障碍患者对利他林和阿德拉都不耐受（他不仅没有食欲，而且心跳很快），而他在服用莫达非尼以后顺利攻读完博士学位。他说，莫达非尼可以让他保持6~8个小时的注意力。

像司来吉兰（一种抗抑郁药）等其他药物，据称可以产生神经营养性作用，而且有助于增强大脑功能，但是相关研究结果一直无法证明这一点。

我经常对患者说的一句话是，他们要考虑的问题不是应该停药还是用药，而是什么对他们才是最有效的。如果药物可以帮到他们，那么我会鼓励他们去用药。

第十九章

强脑治疗：增强记忆力的创新型方法

"虽然世界多苦难，但是苦难总是能被战胜的。"

——海伦·凯勒（Helen Keller）

在观察大脑的过程中，我收获了不少经验。其中一个最令人振奋的经验就是，我们其实有很多方法都可以用来增强大脑功能。特莉的经历是我最喜欢的例证之一。她的经历说明，当一位家庭成员对自己的生活方式做出重要的调整时，其他家庭成员一般都会效仿。

特莉现在是亚曼诊所的CEO。在加入我们之前，她在汽车地带（Auto Zone）、好莱坞弗雷德里克（Frederick's of Hollywood）以及其他很多知名企业担任过CEO。那么，她身上到底发生了什么呢？她在生孩子的时候，正好赶上一次很关键的谈判，而那次谈判关系到一家市值高达数十亿美元的企业的生死存亡和25000个人的工作。特莉现在63岁，有两个孩子，一个19岁，另一个20岁，两个孩子现在还依靠着她，特莉和她的家人如图19-1。

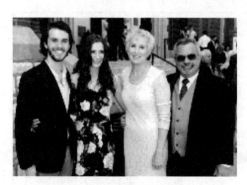

图19-1　特莉和她的家人

她的女儿上学时，成绩不理想。于是，特莉就带女儿来亚曼诊所找我们，从此改变了她的人生轨迹。也就是从那时起，特莉爱上了我们的工作。出于好奇，她决定对自己的大脑也做一次扫描。在此之前，她曾在赛车时遭受过8次脑震荡，在漏电的电梯

317

里经历过触电，还有一次，在加入美国和平队在海地执行任务的过程中，在治疗热带口炎性腹泻时接触过砷。

特莉的大脑看上去有损伤的迹象。长期的工作压力、失眠、头部创伤和中毒留下的损伤，在她的大脑扫描图上清晰可见。其大脑上的各种孔洞和沟壑说明整体血流量较少（参见图19-2）。

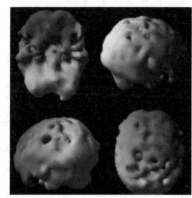 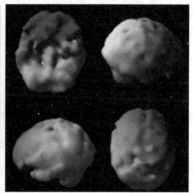

治疗前：血流量严重减少　　　　治疗后：整体活跃度和血流量
　　　　　　　　　　　　　　　　　　　均大幅增加

图19-2　治疗前特莉的大脑　　　图19-3　治疗后特莉的大脑
　　　　SPECT扫描图　　　　　　　　　　SPECT扫描图

针对特莉的智脑风险因素，我们为她制订了干预措施，参见表19-1。

表19-1　特莉的智脑风险因素和干预措施

BRIGHT MINDS	特莉的风险因素	干预措施
血流量	SPECT检查显示血流量偏低	锻炼；改变饮食习惯；摄入银杏提取物及其他补充剂
退休/衰老	60岁出头	持续学习新的知识
炎症		
遗传		
头部创伤	8次脑震荡，触电	摄入保健营养品；高压氧治疗
毒素	砷暴露	促进所有器官排毒
精神健康	担任CEO带来的长期工作压力	采用压力管理工具

BRIGHT MINDS	特莉的风险因素	干预措施
免疫性/感染性疾病	维生素D含量偏低	摄入维生素D_3补充剂
缺乏神经激素		
糖胖症		
睡眠问题	慢性失眠	保证良好的睡眠卫生习惯；摄入褪黑素和镁；采取催眠措施

　　大脑扫描结果出来后，特莉开始担心起自己的大脑来。她一辈子都在照顾别人，现在是时候照顾自己了。她开始实施我们的计划，包括运用各种智脑方法，尤其是大幅调整饮食，有针对性地摄入补充剂，用高压氧舱进行了40次高压氧治疗，还卖掉了自己的杜卡迪摩托车。11个月以后，特莉的大脑扫描图看起来比以前健康了很多，整体活跃度也有了提升（如图19-3）。随着专注力和执行力的提升，特莉的工作变得更高效。现在，她不仅不会成为孩子们的负担，还有可能会在未来几十年里给他们带来源源不断的积极影响。

　　值得反复强调的是：即使你过去不爱护大脑，它还是有机会重新变得健康，而有了健康的大脑，生活也会变得更好。

　　本章将介绍增强大脑功能的4种创新型疗法：

　　1. 高压氧疗法（HBOT）

　　2. 经颅磁刺激（TMS）疗法

　　3. 脑神经反馈疗法

　　4. 视听夹带（AVE）疗法

　　除此之外，本章还将介绍每种方法都能帮助解决哪些健康问题。根据自己面对的风险因素，你可以看看哪种治疗方法与你的拯救记忆计划是相匹配的。

高压氧疗法：高压氧舱治疗

　　20世纪90年代，我在加利福尼亚州大学洛杉矶分校听了核医学医生、医学博士迈克尔·伍兹勒（Michael Uszler）的一场关于高压氧疗法的讲座。自那以后，我开始对高压氧疗法（HBOT）产生了兴趣。在20世纪80年代，迈克尔是最早运用大脑SPECT扫描的医生之一。他在那场讲座上分别展示了患者在接受HBOT治疗前后的大脑扫描图。在经过HBOT治疗后的患者的大脑中，血流量明显增加。当我开始向患者推荐这种治疗方法时，我发现许多血流量低的患者也出现了同样的改善。

我们的机体需要适量的氧气才能自我治愈。HBOT的工作机制是，利用氧气在体内创造一种再生的环境，加速治愈过程，同时减少炎症。HBOT的治疗需要患者平躺或坐在氧舱里，氧舱内的气压是正常气压的1.3~2倍。这种增加的压力使肺能够收集更多的氧气，它使得更多的氧气进入血管和组织，从而促进生长因子和干细胞的产生，加速治愈过程。

在正常情况下，只有红细胞才能将氧气输送到全身各处。在HBOT治疗过程中，氧气会溶解在血浆等其他体液中，然后被输送至血液循环不足或受损的区域。例如，如果某人有血管问题、脑卒中或尚未痊愈的伤口，受损区域无法获得充足的氧气，机体的自然治愈能力就会受限。而如果受损区域能够获得充足的氧气，治愈过程就会加速。研究人员发现，增加氧气有助于增强白细胞杀死细菌的能力，减少肿胀，还可以使受损区域生长出新的血管。HBOT疗法不但简单易做，而且不会给患者带来创伤和疼痛，它的不良反应也极小。

台湾地区的一项研究发现，因一氧化碳中毒而导致有严重神经性问题的患者在接受HBOT治疗后，大脑损伤得到修复。在常规药物不起作用的时候，HBOT可以用来提升生活质量。一些研究还发现，如果有以下疾病或问题，HBOT治疗有可能会有一定的疗效。

1. 头部创伤

2. 脑卒中

3. 纤维肌痛

4. 莱姆病（HBOT可以作为辅助性治疗）

5. 烧伤

6. 糖尿病溃疡和并发症

7. 创伤愈合

8. 多发性硬化

9. 炎症性肠病

10. 手术后康复

11. 自闭症

12. 脑瘫

军人接受HBOT治疗提高军人素质

2011年，我和医学博士保罗·哈奇（Paul Harch）以及一些同事共同发表了一项研究。研究对象是16名患有爆炸诱发的创伤性脑损伤的军人。在对他们进行HBOT治疗前后，我们给他们做了大脑SPECT扫描和神经心理测验。在经过40次HBOT治疗后，他们的症状、全量表智商（代表整体认知能力）、延迟记忆和工作记忆得分，以及冲动性、情绪、焦虑和生活质量的测验得分均出现了大幅提高。从他们的大脑SPECT扫描图来看，整体血流量出现大幅增加，参见图19-4。

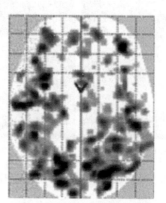

图中暗黑部分代表患者在接受40次
HBOT治疗后大脑血流量增加

**图19-4　16名军人接受HBOT治疗
前后的大脑扫描合成图**

提高NFL和NHL球员的素质

很多在亚曼诊所接受过HBOT治疗的美国国家橄榄球联盟（NFL）和美国国家冰球联盟（NHL）球员，他们的状况也得到了改善。马文·弗莱明（Marvin Fleming）是NFL历史上第一位连续5次参加"超级碗"大赛的球员。他的经历就是一个很好的例子。马文当了12年的边锋，先是在绿湾包装工队（Green Bay Packers）当边锋，后来又为迈阿密海豚队（Miami Dolphins）效力，包括在1972年迈阿密海豚队最辉煌的赛季。67岁的时候，马文因大脑问题第一次过来找我们。所有来找我们的球员都做过大量认知测验，马文也不例外。马文的认知测验结果整体上较差，于是他完全按照我们的要求去进行每一次健康的改变，包括减肥、合理饮食、摄入补充剂、完成40次HBOT治疗。两年后，他瘦了9kg，大脑看起来年轻了很多（他的外表看起来也年轻了不少），认知测验得分相较于过去提高了300%（马文在治疗前后的大脑SPECT扫描结果如图19-5）。

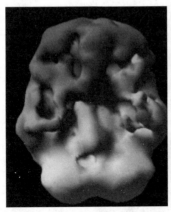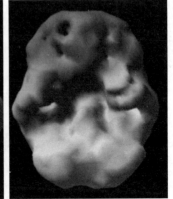

前额皮质和颞叶受损的大脑　　　　显著改善后的大脑

图19-5　马文在治疗前后的大脑SPECT扫描图

经颅磁刺激疗法：脉冲治疗

经颅磁刺激（TMS）疗法是一种"大脑刺激"式治疗方法，主要用于治疗通过传统治疗方法而没有得到改善的某些精神性和神经性障碍。TMS的治疗原理是利用一种无创式高度聚焦的短暂磁脉冲来刺激大脑中调节情绪的区域的活动，而不会产生服药带来的不良反应。美国食品药品监督管理局已批准TMS可以用于治疗顽固性抑郁症。此外，最新研究发现，TMS还可以增强记忆力，而且有助于改善一系列与大脑相关的其他问题。

1. 焦虑

2. 上瘾

3. 戒烟

4. 创伤后应激障碍（PTSD）

5. 强迫症（OCD）

6. 认知问题，记忆力差，痴呆症

7. 耳鸣

8. 脑卒中

电刺激治疗已经有好几百年的历史。目前已知人类最早应用电刺激治疗是在2000多年前，当时埃及人发现，某些鱼（例如电鳐）能够产生电脉冲，这种电脉冲可以用于治疗疼痛和痛风。后来，古希腊人和古罗马人掌握了这种治疗方法。18世纪80年代，意大利医生和物理学家路易吉·伽尔瓦尼（Luigi Galvani）在一次实验中将电流导入青蛙的脊柱后发现，青蛙的肌肉出现了收缩。因此，他得出结论：神经并非像勒内·笛卡尔（Rene Descartes）所想象的那样如水管一般，而是在神经系统内运载信息的电导体。玛丽·雪莱（Mary Shelley）最著名的小说——《科学怪人》（*Frankenstein*）就是在她年轻时从伽尔瓦尼的研究中获得灵感后所创作的。大概50年后，迈克尔·法拉第（Michael Faraday）做了神经刺激和大脑刺激实验，为1985年TMS的首次应用奠定了基础。1997年，TMS的应用在加拿大获得批准。2008年，美国食品药品监督管理局批准TMS可以用于治疗抑郁症。

2015年，巴西圣保罗大学的研究人员将34名患有轻度认知障碍的老年男性和女性分为两组，对一组患者运用10次TMS来刺激其大脑左前方区域，将另一组作为对照组，以此研究TMS对这些患者记忆力的影响。患者在进行TMS治疗前后所做的认知测验的结果表明，与对照组患者相比，治疗组患者的日常记忆力有了明显改善。研究人员指出，他们的研究结果说明，TMS对治疗轻度认知障碍可能是有效的，而且"很有可能可以用于延缓（轻度认知障碍患者）病情的恶化"。

TMS是一种靶向治疗，与药物治疗不同，不会产生系统性不良反应（因为它不会像药物那样进入血液）。它还是一种耐受性良好的无创疗法，但是体内有特定移植物（尤其是金属类移植物）的患者可能无法使用TMS疗法。TMS的不良反应一般呈轻中度，可能包括头痛、刺激部位头皮不适、刺痛、痉挛、面部肌肉抽搐、头晕。在一次TMS治疗后不久，这些症状就会减轻，而且随着后续治疗的进行，症状会慢慢减少。一般很少发生比较严重的不良反应，可能包括癫痫和狂躁，尤其是双相障碍症患者容易有这种表现。TMS治疗一般持续40分钟左右，而且每次治疗结束后患者都可以立即恢复正常活动。一个完整的疗程通常是16～30次治疗。经过一个完整的疗程治疗后，很大一部分患者的症状都明显减轻，生活质量也得到了提升。

苏珊：走出抑郁的阴影

为了治疗严重的抑郁症，58岁的苏珊曾到亚曼诊所科斯塔梅萨办事处就诊，在精神病医生、医学博士加勒特·哈尔沃格（Garrett Halweg）的指导下接受了治疗。后来，她在自己的治疗计划中对TMS疗法的作用和好处进行了如下简单的总结。

2016年1月，我在情感上遭受了一次毁灭性打击。我连续好几周都处于麻木状态，而且开始陷入到一种深深的抑郁状态中。两年前，亚曼诊所帮助我的孩子解决过情感问题，那次治疗非常成功，给我留下了很深刻的印象。当我意识到自己开始陷入抑郁的时候，我就给亚曼诊所的哈尔沃格医生打了电话。他给我做了3次抑郁治疗。虽然每一次治疗都有效果，但是我的问题仍然没有解决。那段时间，我每天晚上只能睡差不多两个小时，短期记忆几乎为零，长期记忆能力也很差，甚至还失去了方向感，我只想把门锁上后整天躺在床上。

我不得不请假，在家照顾孩子。当时，我不知道怎么才能让自己好起来，感觉自己完全没救了。过了几周以后，我很清楚自己需要继续接受治疗。当时，哈尔沃格医生给我做了一次大脑SPECT扫描，以此给我制订最好的治疗方案。他对我说，我的大脑SPECT扫描图显示我患有严重的创伤后应激障碍，焦虑和抑郁反复发生，我的大脑难以承受。他建议我不要再服用抗抑郁药，而是进行TMS治疗。我在心里祈祷，希望这种治疗方式能够管用。在第四次TMS治疗后，我开始感觉到一些变化，我的短期记忆开始逐渐好转。在第八次TMS治疗后，我感觉自己的记忆力比以前好多了，方向感恢复了，晚上睡眠质量也提高了。在第十二次TMS治疗后，我开始对自己能够好转起来感到有一些信心了。在整个疗程结束后，我的记忆力达到了前所未有的水平，我对自己的健康状况和未来也充满了信心，而且我能够重返工作岗位了。在我慢慢恢复的这段时间里，哈尔沃格医生一直与我保持着密切联系。如果没有他的帮助，我想我根本不可能恢复健康，也不可能回归到正常的生活轨道上来。我现在感觉很好，会跟着收音机唱歌，也能够像一个职场妈妈那样忙着去处理各种事情了。TMS治疗真的改变了我的人生（苏珊在接受TMS治疗前后的大脑SPECT扫描结果如图19-6）。

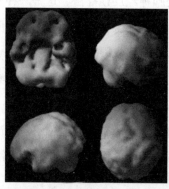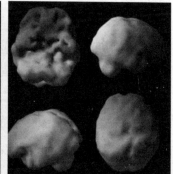

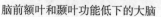

脑前额叶和颞叶功能低下的大脑　　脑前额叶和颞叶功能改善后的大脑

图19-6　苏珊在接受TMS治疗前后的大脑SPECT扫描图

脑神经反馈疗法：控制脑电波

1987年，我在莫哈韦沙漠的欧文堡美军训练中心担任首席精神病医生。那是一个与世隔绝的地方，军队要在这种沙漠环境中训练如何执行具有挑战性的任务，而我需要想办法为他们减轻压力。由于当时军队里抑郁症、焦虑症、吸毒、暴力事件的发生率很高，我开始采取"生物反馈疗法"来对他们进行治疗，即通过各种工具来检测手温、汗腺活动、呼吸、心率、肌张力和脑电波模式。此疗法的原理是：一旦人们了解自己的手温或呼吸情况后，他们就可以通过集中注意力和脑力训练来做出改变，比如，让手变得暖和起来，学会用腹部呼吸，减少汗腺活动等。当时，我希望能够用这种疗法来帮助士兵们调节压力。

依然是在那一年，我去旧金山参加了一次为期10天的培训，主要是学习如何使用生物反馈仪器。那一次培训改变了我的职业生涯。我常常说，人的生理功能是可以改变的。我在面对患者时始终都坚持一个原则：不要只给患者开药，而要教他们如何去管控自己的情绪和思想。

授人以鱼不如授人以渔

在那次培训中，令我非常震撼的是脑神经反馈疗法，这是一种专门针对大脑的生物反馈疗法，也可以被称为"脑电波生物反馈疗法"或"脑电图生物反馈疗法"。在20世纪80年代，大脑在很多人眼里仍然是"黑匣子"一般的存在。而当时教授们却让我和其他同学们了解到，我们是可以观察到脑电波形态的，还可以教别人怎么去改变自己的脑电波。这在当时还是一个全新的领域。在仅仅几年后，我就能够用SPECT扫描去观察大脑了。那次培训让我第一次萌生了这个想法，这个想法后来成为了我职业生涯的座右铭：

"你的大脑不是一成不变的，你完全可以改变它！
你的大脑和人生掌控在你自己手中！"

在欧文堡推行脑神经反馈疗法后，我发现患者冲动的次数和焦虑减少了，他们的注意力、学习能力提高了，情绪也得到了改善。如今，将近30年过去了，已有1000多项科学研究表明，脑神经反馈疗法有助于解决以下众多精神健康问题和与大脑相关的问题。

1. 健康人的记忆问题

2. 脑卒中后的记忆问题

3. 注意缺陷多动障碍

4. 强迫症

5. 抑郁症

6. 创伤性脑损伤

7. 上瘾

8. 癫痫

9. 疼痛

10. 帕金森病患者的平衡问题

除此之外，脑神经反馈疗法还有以下好处。

1. 提高高尔夫推杆水平

2. 增加在表演和工作中的创造性

以下是5种常见的脑电波波段，还有1种不常见的脑电波波段。

δ波（每秒1～4次）：频率极慢的脑电波，主要出现在睡眠状态，在患有创伤性脑损伤和记忆力差的时候容易出现。

θ波（每秒5～7次）：频率较慢的脑电波，主要出现在有创造性思维的时刻、白日梦和蒙眬状态，患有注意缺陷多动障碍、易冲动、记忆力差和有脑雾的人更容易出现θ波。

α波（每秒8～12次）：频率正常的脑电波，主要出现在放松状态。

β波（每秒13～20次）：频率较快的脑电波，主要出现在集中精力思考和分析的状态，在感到焦虑时较易出现。

高β波（每秒21～40次）：频率很快的脑电波，主要出现在精神高度集中或焦虑状态。

γ波（每秒40次以上）：频率极快的脑电波，主要出现在冥想和有创造性思维的状态。

健康的大脑在任何状态下都会产生适宜的脑电波。脑神经反馈疗法就是通过强化行为来帮助患者改变脑电波波段。例如，越集中精力，大脑就会产生频率较快的β波，就可以得到更多的"奖赏"。在亚曼诊所，我们有脑神经反馈仪器，儿童或成年人只需要坐在电脑显示器前玩与生物反馈相关的游戏即可。如果他（或她）的β波增多或θ波减少，游戏就会继续进行下去。而如果他（或她）无法将脑电波维持在理想状态，游戏就会停止。一方面，患者会觉得很有意思；另一方面，我们可以逐渐调整他们的脑电波，使之向更加有益于健康和更理想的状态稳定下来。当然，此疗法不是一蹴而就的，患者往往需要持续进行20～60次这种生物反馈治疗才能看到效果。不过，从结果来看，这种疗法还是很值得一试的。

视听夹带疗法：声光节律

想象自己戴着护目镜和耳机坐在家里的一个房间里，闪光灯闪烁着穿过护目镜，跳动的节奏通过耳机传进耳朵，你的大脑接受着光线和声音的刺激。我们的大脑会在一定的脑电波频率下"思考"。而脑电波频率的改变取决于大脑的活跃程度。在受到光脉冲和声脉冲（视听）刺激时，大脑开始模仿或遵循同样的频率。这就是所谓的"夹带"。从某种意义上说，视听夹带（AVE）疗法是通过能够产生光线和声音的特殊设备，用自己的语言（有节律的频率语言）来与大脑对话。脑波夹带，实际上就是大脑与环境中的节律进行同步的过程，是大脑功能增强领域发展最快的技术之一。

20项临床研究得出了一个结论：AVE可以帮助有认知功能障碍、压力、焦虑、经前期综合征和行为问题的患者。其他研究发现，AVE还有助于提升大脑的整体活跃程度，解决大脑血流量少、睡眠困难、疼痛、压力、偏头痛、抑郁等其他严重问题。

下面，以罗杰为例来进行说明。62岁的罗杰是一名牧师，患有帕金森病。在被失眠折磨了很多年后，他来到了亚曼诊所进行治疗。在第一次进行AVE治疗后，他的睡眠质量就开始有所好转。现在，为了减轻压力、改善情绪、提高专注力，他每周做好几次AVE治疗。

自然界中的一切都在以一定的节律振动和移动。在具有相同振动频率的音叉附近敲击一个音叉，其他音叉也会跟着发出声音。不同的摆钟挂在同一面墙上，过一段时间后指针运动会趋于同步。如果人行天桥有轻微摇晃，在人行天桥上行走的人群的脚步会不自觉地同步起来。在音乐厅，我们常常会看到，观众的掌声很容易同步起来，变得有节奏感。如果夫妻挨着坐在一起，他们的心跳和呼吸频率甚至也会趋同。在医院，医生一般会用高频振荡通气机来制造立体声扬声器般的振动，帮助婴儿呼吸。这种振动和同步的现象无处不在，我们的大脑就有自己的振动频率。当大量神经元在有节律的同步振动时放电，释放出来的微小电振动（脑电波）可以改变我们的感觉。

利用节律和频率来改变大脑的想法并不新鲜。长期以来，声音和光线在塑造人类意识方面一直发挥着重要作用，音乐和日光就是很好的例子。当我们听音乐时，有的歌曲会让我们开心，有的会让我们难过，还有的会让我们愤怒。快节奏一般会加速脑电波，而慢节奏则一般会减缓脑电波。通过AVE疗法，我们可以利用特定频率的节律性光脉冲和声脉冲来刺激大脑，从而有意识地改变大脑的脑电波。

我之所以喜欢AVE疗法，是因为它真的简单易用而且经济实惠。你可以在家里随时进行治疗。如果你正在寻找一种不需要用药而且经过临床证明有效的方式来改善生活，如果你想进一步了解AVE疗法，请登录网站：www.brainmdhealth.com/mind-alive。

现在正是增强大脑功能的疗法（包括上述4种疗法）大放异彩的时候。外太空曾被认为是人类研究的新前沿。而如今，我们的大脑就是人类研究的新前沿。

第二十章

轻松拯救记忆：关于海马双胞胎、斯佳丽、山姆的20个小故事

　　本书自始至终都围绕着一个核心展开：增强记忆力、降低罹患阿尔茨海默病的风险、防止记忆力减退的最好方式就是避免所有对大脑有害的风险因素。尽管这一核心看似简单，但是却得到了大量神经科学研究的支撑。本书后面尾注部分的1000多条引用就是证明！

　　本书里的知识点不难掌握。为了让你能够更容易掌握这些知识点，我和我的团队发明了智脑记忆术。除此之外，通过讲故事的方式也可以帮助你记住这些知识点，而且你也可以将这些故事分享给家人，任何年龄段的人听了都会受益。为此，我整理了关于斯佳丽、山姆这对海马双胞胎的20个小故事，在讲故事之前，我想先问你几个关于马的问题（初看，你可能会觉得这些问题似乎与本文的内容格格不入，但是请耐心看下去，你最后会明白的）。

　　问题一：如果你有一匹价值好几百万的赛马（如图20-1），你会给它饲喂垃圾食品吗？

　　问题二：你会灌醉它或者朝它扔石头吗？

　　问题三：你会忽视它、虐待它，让它整晚不睡觉吗？

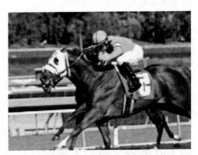

图20-1　赛手和宝马

　　问题四：你会阻止它锻炼，让它呼吸受污染的空气、饮用受污染的水吗？

当然不会，除非你想输掉每场比赛。如果你是一个有思想的、聪明的、懂得体贴的人，你也不会做上述这些事情。

难道你自己不比一匹马更有价值吗？事实上，很多人从来没有像对待一匹贵重的纯种马那样对待过自己，这就是为什么他们赢不了人生中的很多比赛，不管是在上学时，工作中，人际交往中，还是在健康问题上。

我们在第二章中讲过，在大脑的颞叶内部，有一对特殊的结构，外形上与海马相似，尺寸上如拇指般大小。很多人甚至不知道它们的存在，也从来没有意识到其重要性，这种结构被称为海马体。

现在，我们在这章介绍与斯佳丽、山姆这对海马明星有关的重点内容。海马体与大脑的情绪调节有关，它们影响着我们的喜怒哀乐以及人际关系。海马体还是大脑中参与调节记忆力的主要结构之一，让我们能够记起来自己把钥匙放在哪里或者出门时有没有锁门。我们的记忆还成就了现在的自己，给我们一个身份、一个家庭，还有一种自我价值感和使命感，还让我们能够铭记重要的人生经验并从错误中总结教训。

既然海马体对实现人生成功如此重要，那么如何才能最好地照顾斯佳丽和山姆这对孪生海马呢？看完下面的小故事以后，你就会明白什么会导致海马体变得虚弱、衰老和脆弱了，也会明白如何才能让海马体保持强大、有活力和健康。我将再次用智脑框架来讲下面的故事。

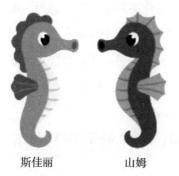

斯佳丽　　　　山姆

图20-2　斯佳丽和山姆

什么会伤害斯佳丽和山姆（如图20-2）？什么又会帮助他们

B代表血流量：血流量低是罹患阿尔茨海默病的头号征兆。

1.山姆和斯佳丽明白，要想坚持去健身房锻炼，最好的办法就是，每天早上一起来就去健身房，兄妹俩也可以相互监督。但是后来山姆迷上了一个深夜电视节目。他给自己找的理由是：跟着搞笑的主持人和嘉宾们一起大笑后，他会睡得更好。很快，山姆几乎每天早上都要打瞌睡。这成为了一个问题，不仅仅是因为山姆不去锻炼让斯佳丽感到恼火，而且因为山姆需要坚持锻炼才能保持体型和力量。在山姆意识到深夜捧腹大笑只会消耗他的精力以后，他又回到了过去的日子：每周去几次健身房散步、跑步、做做负重练习。他还定期做一些有助于增强协调性的运动，比如跳舞、打乒乓球。没过多久，山姆就感觉自己变得年轻了，也更有活力了，而且这种感觉是多年来从未有过的。

2. 某天早上，健身房大厅有一个小贩正在免费发放能量饮料样品。山姆去领了一份，喝完后感觉口味不错。所以，他下一次路过杂货店的时候拿了一箱能量饮料。自此，在每次锻炼完以后，他不再喝水了，而是几罐几罐地喝能量饮料。但是很快，他感觉自己的思维不如以前清晰了，而且还找不到原因。另一边，斯佳丽正在想方设法地戒掉摄入咖啡因的习惯。她对山姆说，她最近才了解到咖啡因（还有尼古丁）会减少大脑血流量，这意味着如果摄入过多的咖啡因，他们俩（海马）就会缩小，也就没法像过去那样去学习和记忆了。这让他们感到非常害怕。于是，他们戒了含咖啡因的饮料，开始饮用大量新鲜干净的水，和不含咖啡因的绿茶。这些水和绿茶中含有很多能够增加大脑血流量的物质。

3. 斯佳丽去看医生，医生艾米·达拉告诉她，她有高血压。一开始斯佳丽没有意识到高血压这个问题的严重性，所以并没有按照医生的吩咐去做。而当山姆得知这件事情以后，他非常生气。"难道你不知道血压升高后，流向大脑和我们（海马）的血流量就会减少吗？"他说。"你要重视这个问题！"斯佳丽能够感受到山姆的语气里透露着一种紧迫感，于是她决定多锻炼，同时提高饮食质量（不再吃薯条及其他咸味小吃）。坚持了一段时间后，在没有服药的情况下，她的血压水平就被控制住了。

R代表退休/衰老：从你停止学习的那一刻起，你的大脑就已经开始走向死亡了。

4. 斯佳丽和山姆在海马游乐园已工作多年。他们干的是同样的工作：管理游乐园秩序、检票、修理游乐设施。除了工作之外，他们没有学习新的知识，这导致他们（海马）日渐缩小和虚弱。当他们称体重、量身高时发现无趣的生活正在慢慢地将他们的躯体消磨殆尽。于是，他们决定在游乐园寻找新的工作。斯佳丽开始在游乐园组织的戏剧里唱歌和表演，而山姆则弹起了吉他，这样他就可以加入乐队了。当他们开始学习新的技能、开始做一些富有挑战性而自己也感到有激情的事情的时候，他们开始变得强大，也比以前更加快乐。

5. 在一场家庭悲剧发生后，斯佳丽和山姆与朋友们疏远了。他们就是不喜欢与其他海马在一起。然而，越是疏远朋友，他们就发现自己缩得越来越小。这引起了他们的注意。于是，他们开始在当地的一所学校当志愿者，教小海马们如何阅读。有了使命感和社会联系以后，他们又开始变得强大了。

6. 随着年龄的增长，斯佳丽和山姆过上了慢节奏的生活。他们不再去锻炼了，开始抱怨身体酸痛，宅在家里的时间也更多了。山姆经常对他们的孩子说，他年龄太大了，做不了锻炼了，改不了不健康的饮食习惯了，也不能去跳舞了（之前他非常喜欢跳舞）。山姆的儿子是一名内科医生。有一天，他的儿子开始劝他和姨妈斯佳丽多活动起来。他告诉他们，如果他们不重视照顾自己，随着年龄的增长他们会慢慢缩小。山姆和斯佳丽当然不想看到自己变成虚弱无力的样子，他们害怕自己最后成为孩子们的负担。于是，他们开始更用心地照顾自己。现在，他们常常一起去跳舞。

I代表炎症：炎症来源于拉丁语"点火"，它会摧毁器官，使海马体变小。

7. 山姆的胃部不适问题已经有很多年了。他喜欢吃比萨，但是对小麦和奶制品过敏。只要吃比萨，他就会肚子痛，而且有腹胀的感觉。在山姆小的时候，他的耳朵受到过很多次感染，医生给他开过很多抗生素。斯佳丽在书中了解到，童年时期抗生素使用过多以及对小麦和奶制品过敏的表现往往与肠漏症有关。也就是说，肠道内膜的通透性增加，导致外部入侵物质进入体内，引起炎症。她让山姆不要再吃比萨以及其他含有小麦的食品和奶制品了，而且建议他开始服用益生菌，为胃肠道补充健康的细菌。做了这些改变一个月以后，山姆感觉好多了，这帮助他记得要合理饮食了。

8. 斯佳丽工作很忙，平时会吃很多富含廉价油的快餐食品、面包、土豆和糖。她常常抱怨自己有脑雾和关节痛。在从山姆那里得知有一种叫作ω−3指数的新的检测以后，斯佳丽去找了医生，并做了检测，结果发现她的ω−3指数很低。后来，斯佳丽慢慢改变了饮食习惯，开始摄入虾（海马食用的天然食物）、奇亚籽、鳄梨、坚果、种子等更多富含ω−3脂肪酸的食物，她的问题慢慢消失了。

9. 山姆的朋友兼同事西摩是一条小丑鱼，他总是忙到没有时间去护理自己的牙齿。他笑起来很好看，所以认为牙齿护理没有那么重要。慢慢地，他每次刷牙时牙龈都会出血。他很奇怪为什么他最喜欢的雌性小丑鱼从来没有接受过他的约会邀请。山姆终于向他这位有趣的朋友道出实情：他有口臭。然后他补充道："难道你不知道牙龈病会引起体内发炎，损害心脏和大脑吗？"西摩了解后开始每天晚上用牙线清理牙齿，并定期去看牙医。

G代表遗传学： 如果你的家族有人出现过记忆问题，一定要尽快对大脑健康重视起来。这一点很重要。

10. 随着年龄的增长，斯佳丽和山姆的父亲以及祖母都丧失了记忆力。这让整个家庭感到非常为难。斯佳丽和山姆担心自己也会丧失记忆力。他们没有像堂妹南希那样焦虑不安，而是决定尽一切努力来保持他们的记忆力，包括锻炼身体、学习新的知识、食用健康美味的食物等。

H代表头部创伤： 大脑非常柔软并被包裹在一个很坚硬的颅骨里。海马体在颞叶内部，周边是锋利的骨嵴，所以很容易受伤。

11. 山姆很喜欢踢足球。他小时候就开始踢足球了，长大后每个周末都会去参加足球比赛。他尤其擅长用头击球，尽管有时候用头击球后他会感到头晕头痛。斯佳丽很为他担心，因为她了解到像踢足球、打橄榄球等接触性运动可能会给大脑带来长期性影响。一开始，山姆还嘲笑她说："不然我上哪儿找乐子去？难道你想让我去打羽毛球或乒乓球吗？"出于对山姆的关心，斯佳丽鼓起勇气说道："那你觉得谁过得更快活？是大脑健康的海马还是大脑受损的海马？我想你应该能明白其中的道理。做球拍类运动的海马比做其他运动的海马更长寿。把乒乓球拍拿起来，看看你能不能赢我。我估计你赢不了。"聪明的海马懂得保护自己的大脑。

T代表毒素：大脑在有毒的环境中是无法生长或自愈的。

12. 斯佳丽注意到，自从她家附近发生漏油事件以后，自己起皮疹的次数越来越多，而且感觉脑袋晕乎乎的。她的孩子也有皮疹，而且成绩开始下滑。然而住在几千米之外的山姆却没有这些问题。于是，斯佳丽带着孩子们搬到了山姆的家里。几周以后，她们的状况就有了好转。

13. 在漏油事件之后，山姆开始研究起毒素对自己大脑的影响。他发现自己使用的美容产品可能含有毒素，而且这些毒素的名字听起来还挺有意思，比如邻苯二甲酸酯、对羟基苯甲酸酯。于是，他在自己的智能手机里下载了一款有趣的应用程序，通过应用程序扫描肥皂、除臭剂、牙膏等产品上的条形码，获取产品的成分信息。扫了一圈以后，他惊呆了，因为绝大多数他正在使用的产品都对身体有害。他对斯佳丽说："抹在身上的东西会进入体内的！"于是，两人都使用这款应用给自己和家人重新购买了毒害作用较小的产品。

14. 斯佳丽的大儿子弗里斯科在学校一直都表现很好，只是常常会感到焦虑和紧张。弗里斯科的朋友告诉他，大麻可以治疗他的焦虑问题。在朋友的怂恿下，弗里斯科开始学起了抽大麻。几周后，弗里斯科的成绩开始下滑，他变得更加健忘，体型也变得瘦小。他的情绪发生了变化，而且与斯佳丽的争吵也变得更加频繁。当得知儿子在抽大麻时，斯佳丽惊慌失措地把他带到他的叔叔山姆那里。山姆给弗里斯科展示了某医学期刊上发表的研究报告中抽大麻的海马的大脑扫描图。这一看可把弗里斯科给吓坏了。于是，他戒了大麻。山姆叔叔还教他怎么通过药物和锻炼来缓解焦虑。慢慢地，弗里斯科恢复了体力和活力。

M代表精神健康：精神健康、大脑健康与记忆力息息相关。

15. 在斯佳丽的儿子弗里斯科抽大麻的那段时间里，她非常紧张担忧，出现了紧张性头痛，睡眠困难，而且变得比较孤僻。压力让斯佳丽变得越来越弱小。作为孪生兄妹，每当斯佳丽不开心的时候，山姆总是能感受到。他告诉她压力会给大脑和身体带来什么影响。他不仅像教弗里斯科一样教她冥想和锻炼，还鼓励她去找理疗师，学习应对压力的技巧。斯佳丽开始照顾自己，慢慢地，她感觉自己越来越放松，也越来越有力气了。

16. 山姆之所以知道怎么才能帮助弗里斯科和斯佳丽，是因为多年前自己的前妻丧命于一只螃蟹后，他经历了一段时间的抑郁。这件事情发生在他怀孕期间（雌性海马会将卵子输送给雄性海马，雄性海马则对卵子进行受精，然后生出海马宝宝。雄性海马一次最多可生育1500个海马宝宝）。丧妻之痛和怀孕的压力对山姆来说简直无比煎熬。连续几周，他都以泪洗面，满脑子胡思乱想，无精打采，而且一度怀疑自己是否还有必要活下去。最后，他终于想通了，他还有孩子要抚养，于是他去找理疗师治疗。在理疗师的指导下，他开始进行冥想，加强锻炼，摄入健康的食物。慢慢地，他开始感觉有所好转。他清楚地知道，如果妻子在世，她也希望孩子们能够健康成长。

I代表免疫性/感染性疾病：只有保护好了你的防御系统，它们才能保护好你。

17. 那是一个冬天，斯佳丽和山姆生活在某片海上，那是他们的家。海水很冷，他们已经有好几周都没有见到阳光了。他们注意到彼此变得更易怒，更容易生病，而且身体开始变得越来越瘦小，越来越虚弱。于是，他们去看医生。医生艾米·达拉发现，他们体内的维生素D含量都很低。达拉医生解释说，维生素D是一种非常特殊的营养物质，可以通过晒太阳、食用鳕鱼肝油和波特贝勒菇等富含维生素D的食物、摄入补充剂等获得。维生素D可以强健骨骼，使免疫系统处于健康状态，改善情绪和增强记忆力。当维生素D含量较低时，海马就会变得弱小。医生给他们注射了一针维生素D溶液，还开了一些日服营养品。几周过后，他们开始感觉有所好转。

N代表缺乏神经激素：激素可以让大脑保持年轻和强大。

18. 随着年龄的增长，山姆和斯佳丽越来越感到无力和无精打采，尽管他们努力保持健康的饮食和锻炼。他们的皮肤变得越来越松弛，对一些关键信息的记忆也不如年轻时那样好了。达拉医生检查了他们的一些重要指标，结果发现他们体内的睾酮等几种激素水平都偏低，斯佳丽体内的雌激素也偏低。增加纤维的摄入量，减少糖的摄入量，负重训练，以及服用补充剂和药物对调节激素水平，确保他们的激素保持在健康水平上，有助于海马恢复体型和力量。

D代表糖胖病：随着体重增加和血糖升高，大脑会逐渐萎缩，功能也会慢慢减弱。

19. 在海马游乐园工作的时候，斯佳丽和山姆都吃了不少虽然美味可口但是极不健康的食品，比如玉米热狗（含有29种物质）、比萨、炸薯条、苏打水、棉花糖等。虽然这些食品吃起来很享受，但是吃完后往往很痛苦。慢慢地，他们还注意到对方的肚子都在慢慢变大，而身体却在不断缩小，也日益虚弱。他们的血糖水平也上升了。达拉医生对他们说，现在他们已处于肥胖状态和糖尿病前期，要想大脑长期健康，就必须改变饮食习惯。他们开始重视起来，戒掉了快餐食品，带着午餐去上班，还提醒对方对吃进去的食物要加倍小心。慢慢地，他们的肚子不再鼓胀了，他们也变得越来越强大了。

S代表睡眠问题：睡眠时大脑会清理垃圾，睡眠质量差会导致垃圾在大脑内堆积，从而损害记忆力。

20. 山姆的第二任妻子索菲亚和斯佳丽会相约一起去买绿茶和蓝莓。斯佳丽很开心，因为哥哥在失去了前妻之后找到了新的妻子。索菲亚是一个很特别的海马，斯佳丽非常喜欢她。所以，当斯佳丽从索菲亚那儿得知她有失眠问题的时候，她非常担忧。原来，山姆睡觉时鼾声很大，索菲亚经常被吵醒。索菲亚很担心山姆，因为他睡觉时好像经常会停止呼吸。斯佳丽意识到自己的哥哥应该是得了睡眠呼吸暂停综合征，于是跟他商量去找达拉医生做一个睡眠检查。检查结果显示，山姆果然患有严重的睡眠呼吸暂停综合征。经过治疗后，他和索菲亚的睡眠都好了很多。现在，他们俩比以前更开心、更健康、也更强大了。

看到了吧？是不是很容易？所以，一定要照顾好自己的海马体和大脑，因为它们决定着你的生活质量。

后记：在本书将要完稿之际，我给自己的大脑做了一个MRI检查，既是为了测试我们在亚曼诊所正在使用的一款新的量化软件，也是为了看看自己的大脑有没有什么潜在的问题。检查发现，我的大脑颞叶（海马体所在区域）居然排到了95%。也就是说，我的大脑颞叶比95%的同龄人的大脑颞叶都要大。这对斯佳丽和山姆这对孪生海马来说是一个好消息。我还检测了端粒（染色体末端的一种物质）的长度。我们在第六章讲过这一部分内容。虽然我现在60岁出头，但是我的端粒年龄才40岁出头。这让我很开心。

保持健康很难吗？我认为，比起保持健康，生病要困难得多。1991年，当我第一次给自己做大脑扫描时，我的大脑和身体状况可没有现在这么健康。但是通过运用本书里介绍的这些方法，我让自己的大脑和身体变得越来越好了。你也可以做到。

第二十一章
如何制订个人拯救记忆计划

"你要保守你心，胜过保守一切，因为一生的效果，是由心发出……你的眼睛要正视前方，正视美好的事物。"

——《箴言》《圣经新世界译本》

祝贺你！你已经在增强和恢复记忆力、改善大脑及整体健康，以及提高幸福指数的路上迈出了巨大的第一步。如果你刚看到这本书的时候还在担心自己的记忆力没有以前好了，那么现在你应该可以感到宽慰了，因为到目前为止，你已经掌握了数十种增强记忆力的方法。从今天起，你就可以开启拯救记忆之路了。

我在本书开篇中曾讲过，脑雾和记忆力差并不罕见，但你可以为此做些什么。我们的大脑也不是一成不变的。很多带有与记忆力相关的健康问题的患者来到亚曼诊所后，对改善大脑健康非常重视。他们在克服巨大困难上表现出来的决心和付出的努力激励了我，他们的成功让我坚信，你也可以解决好自己的健康问题，拯救你的记忆。

本章将教你如何制订个人拯救记忆计划，帮助你把学到的新知识转化为实际行动。下一步就看你自己了。当你逐渐改掉熟悉的行为时，新的习惯接受起来可能会比较困难，但是你千万不要止步于此（我们会让这些新的习惯尽可能地易于接受，请参见"第四步"），而是要把注意力放在你会收获什么：记忆力更好，身体更加健康。以下是我对你下一步应该怎么做的建议：

第一步：评估风险因素

首先，你需要了解造成你目前记忆问题的原因是什么。也就是说，你需要确定自己的身体和大脑的现状。以下评估方法可以帮助你完成。本书前面几个章节已经介绍过这些方法。

1. 靠谱的认知测验。现在的认知测验有很多，但是我们在亚曼诊所使用的是一种叫作"大脑健康–网络神经（Brain Fit WebNeuro）"的线上测验。整个测验流程大约需要35分钟完成，它会从17个方面来对大脑进行客观评估。你可以通过我们的线上平台"大脑健康生活（Brain Fit Life）"来做认知测验，网址是：www.mybrainfitlife.com。首次测验后你会得到一个基础分数，以便与后续的测验得分进行比较，从而判断你的大脑功能是在改善还是在退化。

2. 智脑风险因素评估。这个评估为你提供了两个分数：智脑风险总数和相对风险的数量。得到这两个评估分数后，将它们填在表21–1中。

3. 重要健康指标。以下指标可以反映你的健康状态。了解自己的哪些指标过高或过低，有助于判断哪些智脑风险是你需要当即应对的。如果你不知道自己的这些指标，现在就可以去找医师。我建议你去找研究整合医学的医师，因为他们一般会比较了解本书里介绍的很多测验方法、保健营养品以及脑神经反馈等其他治疗方法。

常规指标

1. 身体质量指数（BMI）。
2. 腰高比值（WHtR）。
3. 血压。

血检指标

1. 全血细胞计数（CBC）。
2. 综合代谢检查（肾功能和肝功能检查）。

3. 血脂检查。

4. 空腹血糖。

5. 糖化血红蛋白（HbA1c）。

6. 空腹胰岛素。

7. 同型半胱氨酸。

8. C反应蛋白（CRP）。

9. 铁蛋白水平含量（铁储量指标）。

10. 甲状腺激素检查。

11. 睾酮水平。

12. 脱氢表雄酮（DHEA）水平。

13. 维生素D。

14. 叶酸。

15. 维生素B_{12}水平。

16. 血浆锌浓度。

17. 血清铜。

18. 镁。

19. ω-3指数。

20. *APOE*基因型。

第二步：判断需要优先应对的智脑风险因素

在对大脑健康和身体健康状况进行评估后，你就可以判断哪些智脑风险因素需要优先应对。第五章至第十五章介绍了所有的风险因素，以及每一个风险因素与记忆问题之间的联系。每一章都列出了一系列检测方法，介绍了与某一风险因素相关的问题，推荐了一系列能够消除这一风险因素的方法、保健营养品和（建议少摄入和多摄入的）食物，最后还介绍了健康的习惯。第十六章介绍了"拯救记忆的饮食"，包括针对每一种风险因素的健康食物，而且我还建议每一个有记忆问题的人都要以"拯救记忆的饮食"的原则来摄取更加健康的饮食。我在前面讲过，合理补充营养是保持健康的一种重要方法。第十七章至第十九章则概述了大脑训练方式和记忆术、增强记忆力的药物，以及HBOT和AVE等增强记忆力的工具。

无论你有一个还是有多个风险因素，你都可以将其记在一张标题为"智脑风险因素和干预措施"的表上（参见表21-1的模板），还可以将相应的治疗方法记录进去。例如，关于"血流量"，你可以在"已知风险因素/评估日期"下方写上"高血压，总胆固醇水平偏高，2018.07.01"，在"干预措施"下方写上"每周3次有氧运动，减肥，每日祈祷"。一旦开始实施消除风险因素的计划，一定要在12周以后再做一次后续检测，以追踪自己的进度。（如果不知道怎么填写这种表格，可以参考前文我们在亚曼诊所给患者制作的"智脑风险因素和干预措施"表格。比如，可以参考前文里成功企业家吉姆和冲浪冠军肖恩·多拉尔的"智脑风险因素和干预措施"的表格。）

你还可以将自己健康的行动或活动记录下来，然后在每天结束时或每周末进行一次回顾。这样做有助于你掌握干预措施的实施情况，评估效果，同时更清楚地追踪进展。研究表明，这种记录方式有助于实现目标。

不管你是想提高整体健康水平，还是只想在等待体检或体检结果的时候采取行动，下面的方法都可以让你快速而又有针对性地降低智脑风险。

血流量

1. 不要摄入咖啡因、尼古丁等任何不利于血管健康的食物。

2. 多喝水。

3. 多做运动，尤其是球拍类运动。

退休/衰老

1. 每天花15分钟学习新的知识，比如学习音乐、跳舞或者一门新的语言。

2. 做志愿者。

3. 尝试每天禁食12～16小时。

炎　症

1. 每天用牙线清理牙齿，护理牙龈。

2. 消除反式脂肪。

3. 多摄入富含 ω‒3 脂肪酸和益生菌的食物或补充剂。

遗　传

1. 如果你有痴呆症家族史，那么从现在起就要重视大脑健康，要尽早检查记忆问题。

2. 检查是否携带 *APOE*‒e4 型基因。

3. 多食用有机蓝莓。

头部创伤

1. 不要在走路和开车的时候发信息。

2. 上下楼梯要小心，要扶着扶手。

3. 不管是开车还是坐车，都要系好安全带。

毒　素

1. 每周饮酒不要超过两杯。

2. 用"排查污渍（Think Dirty）"等应用程序来扫描个人产品。

3. 多摄入十字花科蔬菜，增强解毒能力。

精神健康

1. 每天写下三件让自己感恩的事情。

2. 在贴近自然的环境中散步。

3. 祈祷——缓解担忧情绪，用美好的事物来取悦自己。

免疫性/感染性疾病

1.开始实施食物排除疗法，坚持一个月看看对哪些食物过敏。

2.多看喜剧，增强免疫力。

3.将维生素D调节到理想水平。

缺乏神经激素

1.多摄入纤维。

2.多做负重练习，促进睾酮分泌。

3.避免接触双酚A、邻苯二甲酸酯、对羟基苯甲酸酯、杀虫剂等激素干扰物。

糖胖病

1.计算自己的身体质量指数（BMI），如果超过25，说明该减肥了。

2.启动拯救记忆的饮食计划。

3.不要饮用富含能量的饮料。

睡眠问题

1.如果你有打鼾的习惯，去检查看看有没有睡眠呼吸暂停综合征。

2.入睡前一小时关掉所有电子产品。

3.听一些有助于睡眠的音频。

表21-1　智脑风险因素和干预措施

BRIGHT MINDS	已知风险因素/评估日期	干预措施	进展情况/评估日期
血流量			
退休/衰老			

BRIGHT MINDS	已知风险因素/评估日期	干预措施	进展情况/评估日期
炎症			
遗传			
头部创伤			
毒素			
精神健康			
免疫性/感染性疾病			
缺乏神经激素			
糖胖病			
睡眠问题			

智脑风险因素数量：

相对风险数量：

第三步：启动拯救记忆计划

为了保证大脑健康和身体健康，我们每个人每天都应该摄入一些基本的补充剂，包括100%的复合维生素、无机盐、维生素B_6、维生素B_{12}、叶酸、维生素D_3，以及EPA和DHA等ω-3脂肪酸。除了这些基本的补充剂之外，我还建议你根据自己的智脑需求，有针对性地摄入保健营养品（在我看来就是具有药用价值的补充剂）。

然而，如果你的风险因素较多，我给你推荐的保健营养品也会多一些，相应的成本也就会增加，而这种成本一般是不包括在健康保险范围内的。基于这些原因，再加上有些读者可能会问："亚曼博士，这些保健营养品里，哪些对恢复记忆力最有效呢？"为此，我的团队设计了图21-1（图中的那一对海马就是我们在第二十章中提到的山姆和斯佳丽，这对孪生海马代表着我们大脑内的海马体——大脑中记忆输入的"关口式"结构。图注是每种保健营养品的全称）。

根据众多能够相互佐证的高质量科学研究，保健营养品可以分为三类："经充分证实的保健营养品""经一定程度证实的保健营养品""有潜力被证实的保健营养品"。所以，如果你出于任何原因需要限制摄入有助于解决脑雾和记忆问题的保健营养品，要先从六种"经充分证实的保健营养品"中进行选择（其中已经包含了两种基本的补充剂），其次从"经一定程度证实的保健营养品"中进行选择，最后从"有潜力被证实的保健营养品"中进行选择。此外，正如前文所述，我强烈建议你去咨询一位研究整合医学的医师，让他（或她）指导你如何根据自己的需要和目前的服药情况来选择保健营养品。虽然保健营养品一般要比处方药安全，但是它们也是有风险的，因为它们有可能会造成不良后果，比如，保健营养品会与药物发生相互作用，导致药效降低。

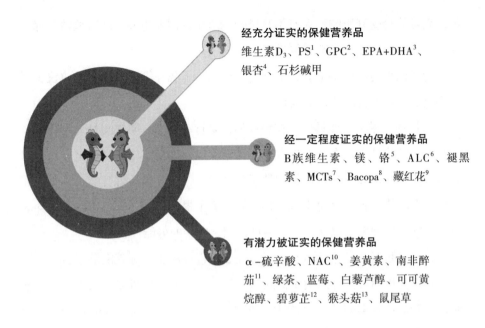

经充分证实的保健营养品
维生素D₃、PS[1]、GPC[2]、EPA+DHA[3]、银杏[4]、石杉碱甲

经一定程度证实的保健营养品
B族维生素、镁、铬[5]、ALC[6]、褪黑素、MCTs[7]、Bacopa[8]、藏红花[9]

有潜力被证实的保健营养品
α-硫辛酸、NAC[10]、姜黄素、南非醉茄[11]、绿茶、蓝莓、白藜芦醇、可可黄烷醇、碧萝芷[12]、猴头菇[13]、鼠尾草

PS[1]：磷脂酰丝氨酸；GPC[2]：甘油磷酰胆碱；EPA+DHA[3]：二十碳五烯酸+二十二碳六烯酸（属于ω–3脂肪酸）；银杏[4]：标准银杏提取物；铬[5]：吡啶甲酸铬；ALC[6]：乙酰左旋肉碱；MCTs[7]：中链甘油三酯；Bacopa[8]：标准假马齿苋提取物SynapsaTM；藏红花[9]：标准藏红花提取物；NAC[10]：N-乙酰半胱氨酸；南非醉茄[11]：标准南非醉茄提取物Sensoril®；碧萝芷[12]：标准海岸松提取物；猴头菇[13]：标准猴头菇提取物

图21-1　智脑记忆保健营养品

第四步：做出改变，持之以恒

对于我们而言，做出大的改变可能会比较困难。结合自己的风险因素，你可能会发现自己需要改变现有的生活方式。如果你觉得自己受到了这一挑战的激励而且也感到了一丝忧虑，那么你应该认识到，这是一个庞大的计划，是需要投入时间和精力的，也是需要下定决心的。这种想法有助于你制订一个适合自己的计划。

然而，正所谓计划赶不上变化。例如，你设定了一个每周锻炼三次的目标，但是当你计划去户外散步的时候却下雨了。在你的最爱——草莓派的诱惑下，你拒绝甜食的决心会动摇。工作忙的时候，你每晚至少要睡7个小时的计划可能会受到影响。天有不测风云，所以我们要想办法随时调整目标，在实现目标的过程中不断取得进步。

为了让你能够坚持下去，下面简单回顾一下我在第四章给出的建议，同时再增加几点有科学依据的建议。

1. 计划要尽早、要具体。在将计划付诸行动之前，要先想好计划什么、什么时候实施计划、在什么地方实施计划，以及如何实施计划。这样目标比较容易实现。例如，如果你长期处于久坐状态，想开始锻炼身体，你可能需要每天在吃完早餐后绕着小区走15分钟。为了提醒自己，你可以在早上穿衣时顺便穿上休闲鞋。以这种方式制订计划，成功的可能性会很大。

2. 先从可量化的小事做起。通过完成一件件小事，你就能够对自己最终实现目标充满信心。你想尝试健康饮食吗？第一周，你可以在第十六章里介绍的某种风险因素对应的食物中，选择不吃3种"不建议摄入的食物"，同时再选择多吃3种"建议摄入的食物"。在此期间，记下你每一次没有吃或者多吃的食物，然后在周末为自己庆祝实现目标。

3. 记录下来。把目标记在纸上（或电脑上）可以让自己更加坚定地做出改变。把它们放在你能够看见的地方，这样可以提醒（激励）自己坚持下去。

4. 形成习惯。在同样的环境中不断重复同一个行动或行为，直至达到一种无意识状态（即形成习惯），有助于让自己坚持下去（上车系好安全带就是一个典型的例子）。有一个很大的好处是，一旦行动变成了习惯，我们就不会刻意地去思考它，我们的大脑就能够自然而然地去关注其他事情。习惯就是你会在早上喝酸奶时加入浆果，会在刷牙后立即用牙线清洁牙齿，会在下楼梯时握住扶手等。你需要有耐心，研究发现，一般可能需要10周才能将行动变成习惯。

5. 向家人和朋友求助。将自己的想法告诉家人和朋友，让他们帮助你渡过难关，陪你庆祝成功。当你的积极性减退或者想打退堂鼓的时候，一定要联系他们。

6. 记日志（或者用app记录）。记下你计划采取的行动，而且在每次行动完成后都做上记号。这样有助于你实现目标。可以考虑使用app，比如Momentum Habit Tracker（一款支持iOS系统的免费应用）。

7. 在日历上做标记。改变生活方式往往需要我们做好备忘。不管是打算去一家新的商店购买健康食品，还是每天服用保健营养品，我们都需要提前做好备忘准备。你可以在手机日历上输入要办的事项，然后设置通知来提醒自己。让家人也了解你要做的事情，以便他们可以给你提提建议并提供必要的帮助。

8. 在受到诱惑时，不要说"我不能吃"，而要说"我不吃"。自我对话很重要，因为它可以让我们继续坚持下去。研究发现，当一个人面对诱惑的时候，比如，面前有一块釉面甜甜圈，对自己说"我不吃甜甜圈"要比"我不能吃甜甜圈"更好。"我不吃"体现的是一种有自制力的感觉，"我不能吃"则反映的是一种受外部力量所限而没有办法的心态。所以，多对自己说"我不吃"更有可能使人能够长期抵抗住诱惑。

9. 既要接受成功，也要接受失败。要不断回顾自己已取得的成绩，以此激励自己继续坚持下去。这比展望未来还需要做什么更有用。另外，如果你中途停下来了，要原谅自己，然后尽快调整自己，重新出发。只有一点一滴地积累小小的改变，长期坚持下去，才能最终克服风险因素，拯救记忆。

改变生活方式是智脑拯救记忆计划的核心，原因主要有两点。首先，处方药在预防阿尔茨海默病及其他痴呆症方面的效果不好。其次，经过精心设计的科学研究，包括我自己所做的研究，都得出了一个结论：改变生活方式的确有助于预防阿尔茨海默病及其他痴呆症。在此仅举一例，为期两年的"芬兰预防老年人认知损伤与认知障碍的干预研究（FINGER研究）"发现，在健康饮食、身体活动、认知训练、社交活动的综合作用下，1260名有认知风险的老年人成功预防了认知功能的减退。目前，类似研究也在进行之中。我相信，等研究结束后，结论还会是一样的，即健康的生活方式不但能够保护记忆力，而且能够预防阿尔茨海默病及其他痴呆症。

别再等了，从今天起，从即刻起，用智脑方法去拯救你的记忆吧！

作者简介

《华盛顿邮报》曾将丹尼尔·亚曼博士评为全美最受欢迎的精神病医生。互联网健康管理公司Sharecare也曾将他评为全网最具影响力的精神健康专家和代言人。

亚曼博士既是一名内科医生，又是一名经美国医学专业委员会双认证的精神病医生，还是《纽约时报》畅销书作家（十次上榜）和国际演讲者。亚曼博士创立了亚曼诊所，在加利福尼亚州科斯塔梅萨和旧金山、华盛顿贝尔维尤、弗吉尼亚州雷斯顿、亚特兰大、纽约以及芝加哥，均设有亚曼诊所。在治疗复杂的精神病问题上，亚曼诊所的成功率在已报道的排名中一直比较靠前。亚曼诊所建立了全世界最大的大脑功能性扫描数据库，存储着来自111个国家的患者的135000多个大脑扫描图。

亚曼博士现任全球规模最大的职业橄榄球球员脑成像和脑康复研究的首席研究员。其研究不仅揭示了职业橄榄球球员患有的严重性脑损伤问题，而且证明了在其工作原则的指导下很多职业橄榄球球员脑损伤显著恢复的可能性。

亚曼博士与牧师里克·沃伦以及医学博士马克·海曼共同设计了马鞍峰教会丹尼尔计划，旨在通过宗教组织[A182]促进全人类健康。

亚曼博士是70余篇专著、7本章节体书籍、30余本保健图书的作者或合著者，其中包括《纽约时报》最佳畅销书《丹尼尔计划》（*The Daniel Plan*）和《改变大脑，改变人生》（*Change Your Brain，Change Your Life*），《纽约时报》畅销书《史上最强的大脑书》（*Magnificent Mind at Any Age*）、《改变大脑，改变身体》（*Change Your Brain，Change Your Body*）、《简养脑》（*Use Your Brain to Change Your Age*）、《治愈注意缺陷障碍》（*Healing ADD*）、《大脑战士之路》（*The Brain Warrior's Way*），以及《大脑战士之路食谱》（*The Brain Warrior's Way Cookbook*）。

亚曼博士所著的科学文章刊登在一系列知名期刊上，包括《脑成像与行为》（"Brain Imaging and Behavior"）、《自然》杂志子刊《分子精神病学》（Molecular Psychiatry）、《公共科学图书馆·综合》（PLOS ONE）、《自然》杂志子刊《转化精神病学》（Translational Psychiatry）、《自然》杂志子刊《肥胖症》（Obesity）、《神经精神病学与临床神经科学杂志》（Journal of Neuropsychiatry and Clinical Neurosciences）、《密涅瓦精神病学》（Minerva Psichiatrica）、《神经创伤杂志》（Journal of Neurotrauma）、《美国精神病学杂志》（American Journal of Psychiatry）、《核医学通信》（Nuclear Medicine Communications）、《神经学研究》（Neurological Research）、《美国儿童及青少年精神病学会杂志》（Journal of the American Academy of Child & Adolescent Psychiatry）、《基础精神病学》（Primary Psychiatry）、《军事医学》（Military Medicine）、《综合医院精神病学》（General Hospital Psychiatry）。亚曼博士对创伤后应激障碍和创伤性脑损伤的研究，还在《发现》杂志的一期《年度科学回顾》中被列入"2015年最佳百部科学故事"排行榜。

亚曼博士编写、制作、主持了12个在公共电视台播出的关于大脑的热门电视节目。他曾出演过《最后一轮后》（After the Last Round）、《坠毁的卷轴》（The Crash Reel）等电影，以及"饮酒的真相（The Truth about Drinking）"、"奥兹医生秀（The Dr.Oz Show）"等艾美奖获奖电视节目，还在威尔·史密斯主演的电影《脑震荡》（Concussion）中饰演过一名顾问。亚曼博士曾为美国国家安全局、美国国家科学基金会、哈佛大学学习与大脑会议、美国内政部、美国全国青少年与家庭法院法官委员会，以及美国特拉华州、俄亥俄州、怀俄明州最高法院等担任过代言人。亚曼博士的研究成果还得到了众多媒体、杂志、报纸的重点报道，包括《新闻周刊》《时代周刊》《赫芬顿邮报》、英国广播公司、《卫报》《游行》（Parade）杂志、《纽约时报》《纽约时报杂志》《华盛顿邮报》《洛杉矶时报》《男士健康》《大都会》杂志。

亚曼博士的妻子是塔纳，两人共有4个子女和4个孙子女（伊莱亚斯、艾米、利亚姆、路易）。亚曼博士还非常热衷于打乒乓球。

致　谢

在制订拯救记忆计划和撰写本书的过程中，很多人都参与进来。在此，感谢所有人的支持，尤其是数万名来亚曼诊所接受治疗并走上康复之路的患者及其家人。

感谢每天都在努力服务患者的亚曼诊所全体员工，他们非常出色。感谢我们的创意团队，包括CJ·拉莫斯（CJ Ramos）和莎伯娜姆·阿加希（Shabnam Agahi），他们设计了本书中的很多插图。特别感谢珍妮·库克（Jenny Cook），她对本书进行了润色，让它变得通俗易懂。我希望你在读完后也认为如此。还要感谢我们无所畏惧的CEO特里·韦伯（Terry Weber）以及帕里斯·基德（Parris Kidd）博士、罗伯·约翰逊（Rob Johnson）博士、洛伦佐·塞维利亚（Lorenzo Sevilla）、娜塔莉·布乔兹（Natalie Buchoz）等同事，他们对本书进行了逐字校正，保证读起来通顺连贯。

感谢廷代尔（Tyndale）出版社负责人简·朗·哈里斯（Jan Long Harris）对本书的认可——他认为本书会帮助很多人，也感谢我的编辑金·米勒（Kim Miller），她帮助我把本书做到最好。

感谢美国各大公共电视台的朋友们和同事们，包括我的这些导师们和朋友们：艾伦·福斯特（Alan Foster）、巴贝特·戴维森（Babette Davidson）、艾丽西娅·斯蒂尔（Alicia Steele）、库尔特·门德尔松（Kurt Mendelsohn）、格雷格·舍伍德（Greg Sherwood）、卡米尔·迪克森（Camille Dixon）、史黛丝·威金斯（Stacey Wiggins）、莫拉·菲尼（Maura Phinney）、亨利·布罗德森（Henry Brodersen）、杰瑞·里瓦纳格（Jerry Liwanag）、苏珊娜·菲斯克（Suzanne Fiske）、克莱尔·奥康纳–所罗门（Claire O'Connor-Solomon）。公共电视台是一个很好的传媒平台，我们很感激能够有机会与电视台合作，给数百万人带来希望和健康的信息。

当然，还要感谢我了不起的妻子塔纳一直全程支持着我的事业，也感谢我的家人能够容忍我在研究大脑健康上的执着，尤其是我的孩子们——安东尼、布里安娜、凯特琳和克洛伊，我的孙子女们，还有塔纳的母亲玛丽·米克斯以及我的父母路易·亚曼和多丽·亚曼。

参考资料

亚曼诊所

www.amenclinics.com

亚曼诊所公司（ACI）由医学博士丹尼尔·亚曼（Daniel Amen）在1989年成立，专注于为儿童、青少年、成年人在行为、学习、情绪、认知、体重等方面面临的各种问题设计创造性诊疗方案。在评估注意缺陷障碍/注意缺陷多动障碍、抑郁症、焦虑症、学业失败、创伤性脑损伤和脑震荡、强迫症、攻击性、婚姻冲突、认知功能减退、吸毒或饮酒引起的脑中毒、肥胖症等大脑–行为问题上，ACI享有国际声誉。除此之外，ACI还致力于为患者优化脑功能，降低罹患阿尔茨海默病及其他与年龄相关的疾病的风险。

ACI使用的主要诊断工具之一是SPECT脑成像。ACI拥有全球最大的大脑扫描数据库，相关数据主要涉及情绪、认知和行为方面的问题。我们欢迎内科医生、心理医生、社会工作者、婚姻与家庭治疗师、毒品和酒精问题咨询师、患者及其家属等将患者转诊至ACI。

联系方式：（888）288-9834（来电免费）。

亚曼诊所（洛杉矶）

加利福尼亚州恩西诺市巴尔博亚大道5363号100室

邮编：91316

亚曼诊所（加利福尼亚州奥兰治县）

加利福尼亚州科斯塔梅萨市布里斯托尔大街3150号400室

邮编：92626

亚曼诊所（北加利福尼亚州）

加利福尼亚州核桃溪市维基特北巷350号

邮编：94598

亚曼诊所（美国西北部）

华盛顿州贝尔维尤市东北120大道616号C100室

邮编：98005

亚曼诊所（华盛顿哥伦比亚特区）

弗吉尼亚州雷斯顿市帕克里奇大道10701号110室

邮编：20191

亚曼诊所（纽约）

纽约州纽约市东40街16号9层

邮编：10016

亚曼诊所（亚特兰大）

佐治亚州亚特兰大市东北皮奇特雷·邓伍迪路5901-C号65室

邮编：30328

亚曼诊所（芝加哥）

伊利诺伊州班诺克本市沃基根路2333号150室

邮编：60015

"amenclinics.com"是一个面向精神健康和医疗专家、教育工作者、学生以及公众的交互式教育网站，此网站提供了与优化大脑相关的大量信息和资源，包括300多张彩色大脑SPECT扫描图、数千份基于SPECT脑成像的精神病学研究摘要，还有一个用于评估大脑健康的免费平台等。

大脑健康生活

www.mybrainfitlife.com

亚曼博士在总结自己35年的临床精神病经验的基础上，与妻子塔纳共同创建了一个成熟的线上社群，其宗旨是让所有人都能够变得更聪明、更快乐和更年轻，其主要内容如下。

1. 详细的调查问卷：帮助你了解自己的大脑类型，并针对自己的需求制订个性化的计划。

2. "网络神经（WebNeuro）"测验：一种高级的神经心理测验工具，可用于评估大脑健康。

3. 有趣的益脑游戏和益脑方法：提高积极性。

4. 独家获奖大脑健身会员：每周7天、每天24小时都开放。

5. 塔纳指导的身体锻炼和健身教程。

6. 塔纳推荐的数百种有益于大脑健康的美食。

7. 消除自动消极想法（ANTs）的运动。

8. 冥想和催眠曲：有助于催眠、缓解焦虑、解决体重问题、减轻疼痛，以及将自身调整到最佳状态。

9. 格莱美奖获奖音乐制作人巴里·戈德斯坦（Barrygoldstein）的益脑音乐。

10. 在线问答论坛和支持社区。

11. 每月与丹尼尔和塔纳通话、亲自接受他们指导的机会。

Brainmd Health

www.brainmdhealth.com

此网站提供最优质的与大脑健康相关的补充剂、课程、书籍以及资讯。